Wissenschaftliche Taschenbücher

Biologie

Detlef Gröger

Siegfried Johne

Mikrobielle Gewinnung von Arzneistoffen

Pharmazeutische Mikrobiologie

Akademie-Verlag · Berlin

Dieter Leuschner
Grundbegriffe der Thermodynamik

V. S. Letochow
Laserspektroskopie

Wolfgang Meiling
Digitalrechner in der elektronischen Meßtechnik
Teil 1: Meßmethodik
Teil 2: Gerätetechnik und Anwendungen

Dieter Michel
Grundlagen und Methoden der kernmagnetischen Resonanz

L. I. Miroschnitschenko
Kosmische Strahlung im interplanetaren Raum

Volker Nollau
Semi-Markovsche Prozesse

Peter Paufler
Gustav E. R. Schulze
Physikalische Grundlagen mechanischer Festkörpereigenschaften
Teil I und II

Ulrich Röseberg
Quantenmechanik und Philosophie

Albrecht Rost
Messung dielektrischer Stoffeigenschaften

J. V. Sačkov
Wahrscheinlichkeit und Struktur

E. M. Sawizki
Perspektiven der Metallforschung

Wolfgang Schäfer
Theoretische Grundlagen der Stabilität technischer Systeme

Volkmar Schuricht
Fusionsreaktoren und Umwelt

Volkmar Schuricht
Kernexplosionen für friedliche Zwecke

Hubertus Stolz
Supraleitung

Festkörperphysik
Entwicklungstendenzen und Anwendungsmöglichkeiten

Das Neutron
Eine Artikelsammlung

Hans-Georg Schöpf
Von Kirchhoff bis Planck

Die Schöpfer der physikalischen Optik
Eine Artikelsammlung

Horst Melcher
Albert Einstein wider Vorurteile und Denkgewohnheiten

Renate Wahsner
Mensch und Kosmos
Die copernicanische Wende

Helmut Friemel / Josef Brock
Grundlagen der Immunologie

Eberhard Hofmann
Funktionelle Biochemie des Menschen
Band 1 und 2

Lothar Jäger
Grundlagen der Klinischen Immunologie

Karlheinz Lohs
Dieter Martinetz
Entgiftung — Mittel, Methoden und Probleme

Joachim Nitschmann
Entwicklung bei Mensch und Tier

Dieter Spaar
Helmut Kleinhempel
Hans Joachim Müller
Klaus Naumann
Bakteriosen der Kulturpflanzen

Eberhard Teuscher
Pharmakognosie
Teil I—III

HEINRICH BREMER
KLAUS-PETER WENDLANDT
Heterogene Katalyse

KLAUS BUDDE / HELMUT BULLE
HELMUT RÜCKAUF
Stöchiometrie chemisch-technologischer Prozesse

WERNER DÖPKE
Dynamische Aspekte der Stereochemie organischer Verbindungen

GERHARD GEISELER / HEINZ SEIDEL
Die Wasserstoffbrückenbindung

FALKO H. HERRMANN
MARINA CH. HERRMANN
Das Hämoglobin des Menschen

HANS LUPPA
Grundlagen der Histochemie
Teil I und II

JOACHIM SCHUPPAN
Theorie und Meßmethoden der Konduktometrie

JOACHIM SCHUPPAN
Anwendungen der Konduktometrie

KURT SCHWABE
pH-Messung

Vorschau auf die nächsten Bände:

KLAUS DITTRICH
Atomabsorptionsspektroskopie

CHRISTIAN EDELMANN
Druckmessung und Druckerzeugung

NINA HAGER
Modelle in der Physik

KLAUS-DIETER JENTZSCH
Regulation des Wachstums und der Zellvermehrung

HANS NEUMANN / KLAUS SCHÄFER
Elektrische und elektronische Meßtechnik

S. SAKATA / M. TAKETANI
Philosophische und methodologische Probleme der Physik

ERNST SCHMITZ
Organische Zwischenprodukte

WOLFGANG WAGNER
Chemische Thermodynamik

WTB

BAND 274

Detlef Gröger
Siegfried Johne

Mikrobielle Gewinnung von Arzneistoffen

Pharmazeutische Mikrobiologie

Mit 51 Abbildungen und 10 Tabellen

AKADEMIE-VERLAG · BERLIN

Reihe BIOLOGIE

Herausgeber:

Prof. Dr. H. Bochow, Berlin
Prof. Dr. H. Böhme, Gatersleben
Prof. Dr. H. Borriss, Greifswald
Prof. Dr. E. Hofmann, Leipzig
Prof. Dr. J. O. Hüsing, Rerik
Prof. Dr. U. Taubeneck, Jena

Verantwortlicher Herausgeber dieses Bandes

Prof. Dr. U. Taubeneck

Verfasser:

Prof. Dr. Detlef Gröger
Prof. Dr. Siegfried Johne
Halle/Saale

1982
Erschienen im Akademie-Verlag,
DDR-1086 Berlin, Leipziger Str. 3—4
Lektor: Christiane Grunow

Lizenznummer: 202 · 100/475/82
Herstellung: VEB Druckhaus „Maxim Gorki", 7400 Altenburg
Bestellnummer: 762 874 3 (7274) · LSV 1344
Printed in GDR
DDR 12,50 M
ISSN 0084-0963

Vorwort

In allen Kulturkreisen lernten die Menschen frühzeitig bestimmte Pflanzen für Heilzwecke zu nutzen. Der jeweilige Kenntnisstand ist uns in vielfältiger Weise überliefert. Es sind kulturgeschichtliche Dokumente von hohem Rang wie etwa der Papyrus EBERS der Alten Ägypter, die Schriften eines GALEN und DIOSCURIDES sowie die Kräuterbücher des Mittelalters.

Lange Zeit war „Arzneipflanze“ synonym mit Blütenpflanze, und die Bildung der sekundären Pflanzenstoffe galt als eine spezifische Leistung der höheren Pflanze. Noch Karl PAECH (1950) hat den Mikroorganismen die Fähigkeit zur Sekundärstoffbildung weitgehend abgesprochen.

Hier ist nun seit Beginn der Antibiotica-Ära ein entscheidender Wandel eingetreten. Die morphologisch wenig differenzierten Mikroorganismen werden in steigendem Maße als Produzenten biogener Arzneistoffe herangezogen. Der Anteil der Antibiotica am jährlichen Weltumsatz aller Arzneimittel beträgt heute 23% und nimmt unter den verschiedenen therapeutischen Klassen den ersten Platz ein.

Als Ergebnis intensiver, interdisziplinärer Zusammenarbeit zwischen Biologen, Chemikern, Pharmazeuten und Medizinern sind heute über 150 Arten pharmazeutisch genutzter Mikroorganismen bekannt, und jährlich kommen neue hinzu.

Gemäß der enormen Bedeutung der Mikroorganismen für die Gewinnung von Arzneistoffen ist die pharmazeutische Mikrobiologie im Schrifttum zweifellos unterrepräsentiert. Diesen Mangel hoffen die Autoren mit dem vorliegenden Band zu mindern.

Die pharmazeutische Mikrobiologie ist kein abgeschlossenes Lehrgebäude, sondern die Grenzen sind fließend.

In erster Linie kam es uns darauf an, die außerordentlichen synthetischen Fähigkeiten der Mikroorganismen aufzuzeigen. Neben Angaben zur Produktion pharmazeutisch wichtiger, mikrobieller Sekundärmetabolite werden besonders biosynthetische Aspekte behandelt. Ferner haben wir versucht, auf die in der pharmazeutischen Mikrobiologie gut erkennbaren Wechselbeziehungen zwischen Grundlagenforschung und pharmazeutischer Praxis hinzuweisen.

Bei der gebotenen Kürze sind manche Bereiche sicherlich nicht ihrer Bedeutung gemäß dargestellt worden. Fragen der Konservierung, Sterilisation sowie mikrobiologische Untersuchungsmethoden wurden nur am Rande behandelt. Wir danken den Mitarbeitern des Akademie-Verlages, insbesondere Frau Chr. Grunow, für die gute Zusammenarbeit.

Allen Fachkollegen sind wir für kritische Hinweise und Anregungen sehr dankbar.

Halle/Saale, April 1980

D. Gröger
S. Johne

Inhalt

1. Überblick über die Mikroorganismen

Die erste Beschreibung von Mikroorganismen um 1680 geht auf den holländischen Naturforscher A. van Leeuwenhoek zurück. Bis zur Mitte des vorigen Jahrhunderts hat man diesen Organismen wenig Aufmerksamkeit geschenkt, und ihre systematische Stellung war umstritten.

Entscheidende Impulse zur Entwicklung der Mikrobiologie als eigenständige Wissenschaft brachte ab Mitte des 19. Jh. die Entdeckung, daß bestimmte Mikroorganismen Krankheiten auslösen können. Als Wegbereiter der modernen Mikrobiologie sind L. Pasteur (1822—1895) und R. Koch (1843—1910) anzusehen.

E. Haeckel hat etwa zur gleichen Zeit die nur eine geringe morphologische Differenzierung aufweisenden Organismen, die „Protisten", den Pflanzen und Tieren gleichberechtigt zur Seite gestellt.

Mikroorganismen zeigen niemals die anatomische Gewebedifferenzierung der Kormophyten. Hier sind zu nennen: Bakterien, Pilze, Algen sowie Flechten und die Protozoen. Häufig wird die Virologie als ein Teilgebiet der Mikrobiologie betrachtet. Es ist dabei zu beachten, daß Viren keine zellulären Partikel sind und zur Reproduktion der lebenden Zelle bedürfen. Tiefgreifende Unterschiede ergab die spätere Untersuchung der Zellstruktur. Bakterien und Blaualgen sind sogenannte Prokaryonten. Sie besitzen Kernäquivalente, die aus DNA bestehen. Die übrigen Organismen (Pflanzen und Tiere) haben einen echten Zellkern (Eukaryonten), der durch eine Membran vom Cytoplasma getrennt ist. Die Ribosomen der Prokaryonten und Eukaryonten zeigen tiefgreifende Unterschiede. Chloroplasten lassen sich nur bei Eukaryonten nachweisen.

Mikroorganismen sind also keine scharf definierte Gruppe von Lebewesen, sondern zeigen beträchtliche morphologische und physiologische Unterschiede. Die „Mikrobiologie" beschäftigt sich mit bestimmten Typen von Organismen. Eine Reihe von Gründen rechtfertigt das eigenständige Fachgebiet Mikrobiologie neben der Botanik und Zoologie: Viele Vertreter der Mikroorganismen — so alle Bakterien und Blaualgen — sind mikroskopisch klein. Die morphologische Differenzierung ist meist wenig ausgeprägt. Zahlreiche Mikroorganismen zeigen einen hohen Stoffumsatz und eine erstaunliche stoffwechselphysiologische Flexibilität. Die Arbeitstechniken zur Untersuchung aller Mikroorganismengruppen weisen zahlreiche Gemeinsamkeiten auf (Steril- und Nährbodentechnik). Ferner sei auf die außerordentliche ökologische Bedeutung der Mikroorganismen am Kreislauf der Stoffe, der Mineralisation der organischen Substanzen, hingewiesen.

1.1. Bakterien

Bakterien sind überwiegend chlorophyllfreie, einzellige Organismen, denen typische Plastiden und ein echter Zellkern fehlen. Sie vermehren sich meist durch Querteilung und werden daher auch als Spaltpilze = Schizomyceten bezeichnet. Der Name „bacteria" wurde 1872 von Cohen für die Schizomyceten vorgeschlagen und hat sich heute durchgesetzt.

Die Länge der Bakterien kann zwischen 0,2 μm—10μm schwanken. Der Durchmesser beträgt etwa 0,5—2 μm. Die Bakterien sind also nur im Licht- oder Elektronenmikroskop sichtbar.

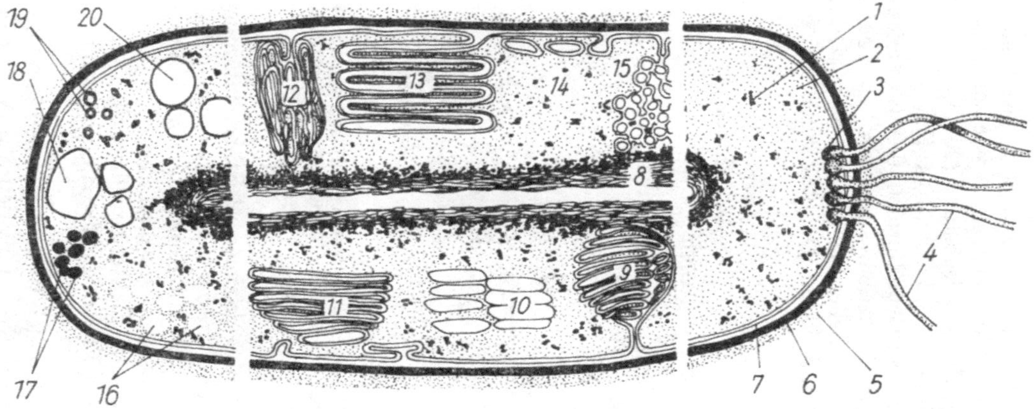

Abb. 1. Kombinierter schematischer Querschnitt einer prokaryontischen Zelle; rechts: Grundstrukturen einer begeißelten Bakterienzelle; mittlerer Teil: die bei phototrophen und nicht-phototrophen Bakterien zusätzlich vorhandenen Membranstrukturen; links: die Reservestoffeinschlüsse;

1 Ribosomen, 2 Zytoplasma, 3 Basalkörper, 4 Geißeln, 5 Kapsel, 6 Zellwand, 7 Zellmembran, 8 Zellkern, 9 Mesosom, 10 Gasvakuolen, 11 Lamellenkörper, 12 tubuläre Thylakoide, 13 lammelläre Thylakoide, 14 Vesikel, 15 Chromatophoren, 16 Polysaccharidgrana, 17 Polyphosphate, 18 Poly-β-hydroxybuttersäure-Grana, 19 Lipidtropfen, 20 Schwefeleinschlüsse.

(Aus: Kleine Enzyklopädie Leben; VEB Bibliographisches Institut, Leipzig 1978)

Die Bakterienzelle besteht zu etwa 80% aus Wasser und 20% Trockenmasse. Die letztere setzt sich zusammen aus Proteinen (50%); Zellwandsubstanz (20%), Lipiden (etwa 10%); RNA (10–20%), DNA (3–4%).

Man unterscheidet drei Grundformen der Bakterienzelle 1. kugelförmige Bakterien = Kokken. Je nach Lagerung der einzelnen Zellen lassen sie sich weiter unterteilen in Staphylokokken, Streptokokken, Diplo-

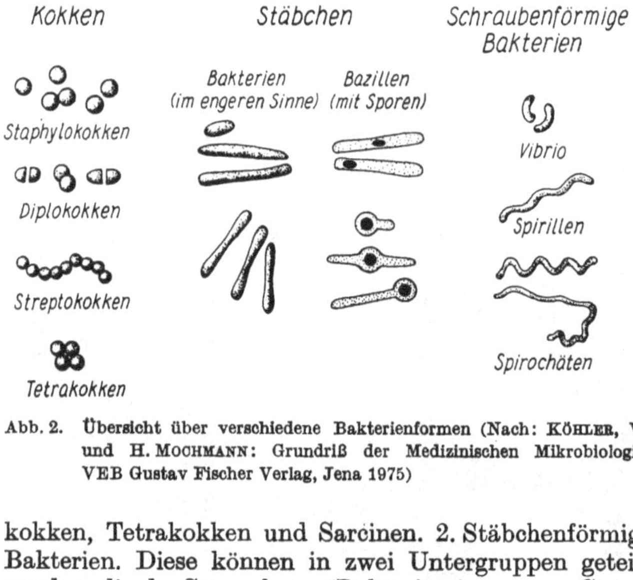

Abb. 2. Übersicht über verschiedene Bakterienformen (Nach: KÖHLER, W. und H. MOCHMANN: Grundriß der Medizinischen Mikrobiologie; VEB Gustav Fischer Verlag, Jena 1975)

kokken, Tetrakokken und Sarcinen. 2. Stäbchenförmige Bakterien. Diese können in zwei Untergruppen geteilt werden, die der Sporenlosen (Bakterien in engeren Sinne) und die der Sporenbildenden (Bazillen und Clostridien), 3. Die schraubenförmigen Bakterien gliedert man in drei Untergruppen: die Vibrionen, die Spirillen und die Spirochäten.

Das Cytosol wird von der Cytoplasmamembran umschlossen. Es enthält die Kernäquivalente = Nukleoide, Plasmide, die Ribosomen, membranöse Struktureinheiten, Speicherstoffe und Plasmaeinschlüsse. So finden sich als

Einschlüsse Kohlenhydrate, fettartige Substanzen (Poly-β-hydroxybuttersäure, Polyphosphate „Volutin") sowie Schwefel. Die Cytoplasmamembran umgibt das Cytoplasma und schließt das Zellinnere zur Zellwand hin ab. Zahlreiche Bakterien sind von Kapseln und Schleimhüllen umgeben. Die Kapseln können aus Homo- oder Heteropolysacchariden bestehen.

Eine Reihe von Eubakterien sind beweglich. Für die Bewegung verantwortlich sind die Geißeln. Die Anordnung der Geißeln an der Bakterienzelle ist ein charakteristisches Merkmal und wird taxonomisch genutzt.

Die Zellwand der Bakterien umgibt den Protoplasten. Sie besteht aus mehreren Komponenten. Ihr Anteil am Gesamtgewicht der Zelle kann 10—40% betragen. Das Peptidoglykan Murein ist meist die unterste der Cytoplasmamembran unmittelbar aufliegende Zellwandschicht. Murein ist die eigentliche Stützmembran der Zellwand. Dieses Biopolymer besteht aus Ketten, in denen N-Acetylglucosamin und ein Milchsäureether dieser Verbindung, die N-Acetylmuraminsäure in alternierender Folge β-1,4 glykosidisch miteinander verknüpft sind. Die Muraminsäureglieder sind über die Lactylgruppe mit Aminosäuren peptidisch verknüpft. Typische Mureinaminosäuren sind: L-Alanin, D-Alanin, D-Glutaminsäure, L-Lysin, Ornithin, m-Diaminopimelinsäure und Diaminobuttersäure. Diaminosäuren spielen bei intramolekularen Vernetzungen eine große Rolle. Bei *St. aureus* sind die Tetrapeptidseitenketten durch Pentaglycinketten verknüpft.

Weiterhin sind am Zellwandaufbau Proteine, Lipoproteine, Lipopolysaccharide und Phospholipide beteiligt. Häufig finden sich bei grampositiven Bakterien Teichonsäuren. Das sind Polymere der Ribitphosphorsäure und der Glycerophosphorsäure.

Unterschiede im Aufbau der Zellwand sind für die Gram-Färbung verantwortlich. Nach GRAM (1884) werden die Bakterien mit Kristallviolett und anschließend mit Jod behandelt. Läßt sich der Farbstoff-Jod-Komplex

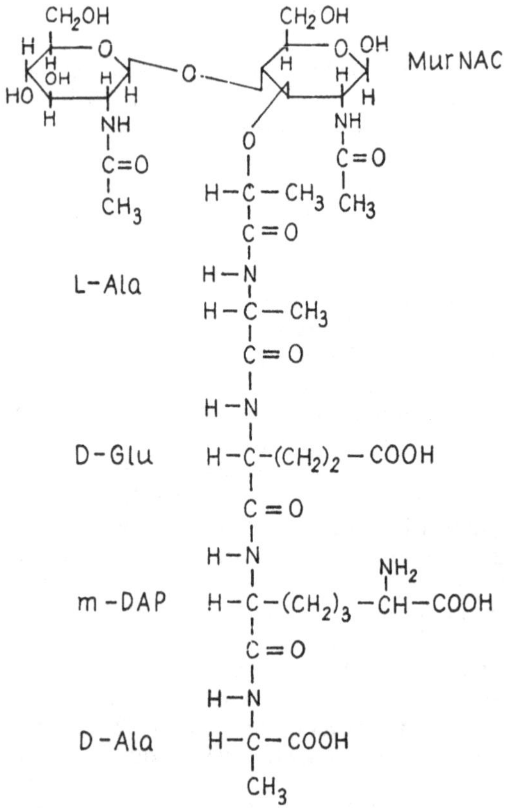

Abb. 3. Hypothetische Struktur des Mureins von *E. coli* (Ausschnitt)

N-Acetylglucosamin (GlcNAc) und ein Milchsäureäther des GlcNAc, die N-Acetyl-muraminsäure (MurNAc), sind alternierend β-1,4-glykosidisch miteinander verknüpft. Diese Muropolysaccharidketten sind gerade und unverzweigt. Die einzelnen Ketten sind untereinander peptidisch verknüpft.

unter den vorgegebenen Versuchsbedingungen durch Aceton oder Alkohol nicht auswaschen und die Zellen bleiben blau gefärbt, spricht man von grampositiven Bakterien. Gramnegative Organismen hingegen werden durch Alkohol entfärbt. Das Mureinnetz der gramnegativen Bakterien ist im Gegensatz zum vielschichtigen Sacculus der grampositiven Bakterien einschichtig.

Das erste die Bakterienzellwand spaltende Enzym, das Lysozym, wurde 1922 von A. FLEMING entdeckt.
Lysozym baut die Muropolysacharidkette ab. Als L-Formen werden Varianten von Bakterien bezeichnet, die Zellwanddefekte aufweisen und gegenüber osmotischem Druck sehr labil sind. Die L-Formen der Bakterien, die keine konstante Form besitzen, können durch Antibiotica oder Lysozymeinwirkung hervorgerufen werden.

Für die Bezeichnung der einzelnen Bakterien-Arten hat sich die binäre Nomenklatur durchgesetzt. Ein wichtiges international anerkanntes Standardwerk für die Klassifikation ist BERGEY's Manual of Determinative Bacteriology, 8. Auflage 1974. Zur Klassifikation der Bakterien werden insbesondere morphologische Merkmale (Stäbchen, Kokken, Spirillen, Endosporenbildung), Verhalten bei der Färbung (Gramfärbung und andere), stoffwechselphysiologische Parameter (Zucker-, Protein-, Nitratverwertung) und vorhandene pathogene Eigenschaften herangezogen.

1.2. Actinomyceten

Eine vielgestaltige Gruppe von Organismen sind die Actinomyceten. Sie sind zum großen Teil in der Lage, echt verzweigtes Mycel auszubilden und erinnern so an Pilze. Der Durchmesser der Hyphen ist jedoch wesentlich geringer als der der echten Pilze, und sie besitzen kein Chitin als Zellwandbestandteil. Actinomyceten sind grampositive Prokaryonten. Ihre Zellwände enthalten Muraminsäure und Diaminopimelinsäure. Von vielen Autoren werden sie deshalb den echten Bakterien zugeordnet.

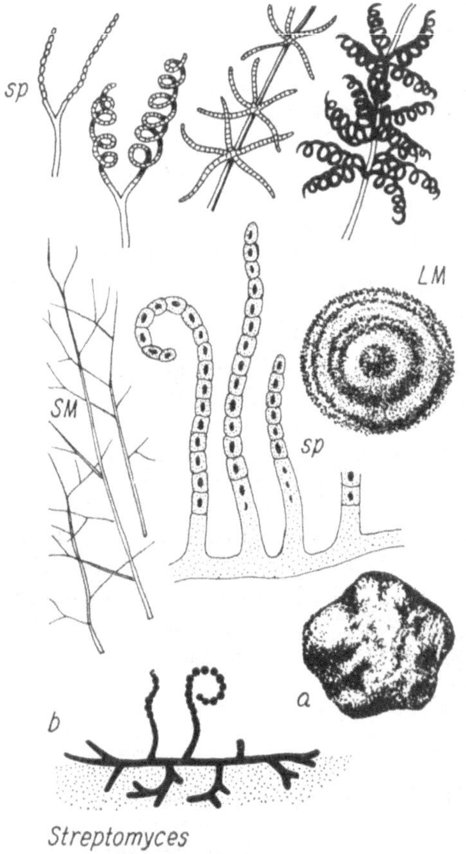

Abb. 4. Wuchsformen der Actinomyceten-Gattung *Streptomyces* a) Kolonieform auf der Agaroberfläche, b) Wuchsformen des Substratmycels (SM) und des Luftmycels (LM), Sporophoren (sp) (Aus: SCHLEGEL, H. G.: Allgemeine Mikrobiologie, Georg Thieme Verlag, Stuttgart, 1976)

Es sind Parasiten und Saprophyten, die vorwiegend im Boden vorkommen und maßgeblich an der Humusbildung beteiligt sind. Sie sind für den typischen Erdgeruch verantwortlich. Einige Vertreter sind in der Lage schwer assimilierbare Kohlenstoffverbindungen, wie Lignin, Cellulose, Wachse und Phenol abzubauen. Das große Interesse an den Actinomyceten, ausgelöst durch die Entdeckung des Streptomycins im Arbeitskreis von WAKSMAN (1944), hält unvermindert an.

Die Gattung *Mycobacterium* umfaßt säurefeste stäbchenförmige Bakterien, die morphologisch den Corynebakterien sehr ähnlich sind. Nur in jungen Kulturen kommt es zur Hyphenbildung, die dann in Stäbchen zerfallen. Wichtig ist die Art *M. tuberculosis* als Erreger der Tuberkulose, die als *var. hominis* und *var. bovis* auftritt.

Actinomyces lebt strikt anaerob und *Nocardia* aerob. *Nocardia*-Arten sind zur mikrobiellen Umwandlung von Steroiden eingesetzt worden.

Am deutlichsten ausgebildet ist das Mycel bei der industriell wichtigen Familie der *Streptomycetaceae*. Luftmycel ist bei den Streptomyceten stark entwickelt. An besonderen Hyphen, den Sporophoren, schnüren sich die sog. Konidien kettenförmig ab. Die Struktur der Sporophoren (spiralig, gewellt, gerade usw.), Kolonieform und -größe so wie die oft zu beobachtende Pigmentierung und der Geruch der Kolonien werden zur Klassifizierung herangezogen. Die Systematik der Streptomyceten wird weltweit intensiv bearbeitet und ist nicht frei von Kontroversen, nicht zuletzt aus patentrechtlichen Gründen. Zahlreiche *Streptomyces*-Arten bzw. -Stämme sind Antibioticaproduzenten.

1.3. Pilze

Die Pilze (Mycota, Fungi) sind chlorophyllfreie heterotrophe Thallophyten ohne Plastiden. Sie besitzen einen echten Zellkern, Zellwände, zellsaftgefüllte Vakuolen und sind weitgehend bewegungsunfähig. Es sind Eukaryonten. Die einzelnen Pilzfäden oder Hyphen können querwandlos oder gegliedert sein (Septenbildung). Die Gesamtheit des Pilzgeflechtes wird als Mycel bezeichnet. Der Durchmesser der Pilzfäden beträgt etwa 5 μm. Typische Zellwandbestandteile der Pilze sind Chitin, Glucane und Mannane. Als Reservestoffe sind Glykogen und Fett, aber auch Mannit verbreitet.

Die Hyphen können sich entweder zu Scheingeweben zusammenlagern, die noch die fädige Form erkennen lassen und als Plektenchym oder, wenn sie parenchymähnlich sind, als Pseudoparenchym bezeichnet werden. Harte, hornartige Strukturen, die zur Überwinterung dienen, bezeichnet man als Sklerotien (Mutterkorn).

Pilze kommen ubiquitär vor, sie leben parasitisch oder saprophytisch und können Symbiosen eingehen. Bisher sind 60000 Arten von Pilzen bekannt. Das Hyphenwachstum findet unmittelbar in einer Zone hinter der Spitze statt (apikales Wachstum).

Zur ungeschlechtlichen Fortpflanzung kann man von Mycelbruchstücken oder Sklerotien ausgehen. Sehr verbreitet ist die asexuelle Vermehrung durch Sporenbildung. Konidiosporen werden am Ende einer Hyphe abgeschnürt. Endosporen entstehen im Innern von Behältnissen. Arthrosporenbildung (Oidien) erfolgt durch Zerbrechen der Hyphen in Einzelzellen. Chlamydosporen besitzen verstärkte Zellwände. Die geschlechtliche Vermehrung kann durch Kopulation von Gameten, Gametangien oder somatischen Zellen erfolgen. Die einzelnen Phasen der sexuellen Fortpflanzung können bei zahlreichen Pilzen zeitlich und räumlich unterschiedlich verlaufen. Nach der Vereinigung der Protoplasten, der Plasmogamie, kommt es zur Kernverschmelzung (Karyogamie), der sich die Meiose anschließt. Bei homothallischen Pilzen befinden sich weibliche und männliche Gametangien auf einem Vegetationskörper. Bei heterothallischen Pilzen befinden sich jeweils weibliche und männliche Geschlechtsorgane auf verschiedenen Thalli (diözisch). Wenn eine

Selbstbefruchtung bei homothallischen Pilzen nicht möglich ist, spricht man von Inkompatibilität. Die Befruchtung ist dann nur zwischen unterschiedlichen Paarungstypen (+ und −) möglich. Als Heterokaryonten bezeichnet man mehrkernige Pilzzellen, deren Kerne häufig genetisch verschieden sind.

Nach ihrer systematischen Stellung werden die Archimyceten (Urpilze) und Phycomyceten als „niedere" Pilze von den „höheren" Pilzen (Eumycotae), den Ascomyceten und Basidiomyceten unterschieden.

Phycomyceten wurden früher als Algenpilze bezeichnet. Sie zeichnen sich durch ein querwandloses coenocytisches Mycel aus. Die Hyphen sind in der Regel vielkernig. Auffällig ist die enge zeitliche Kopplung zwischen Plasmo- und Karyogamie. Hierher gehört die Familie der *Peronosporaceae*, deren Vertreter für eine Vielzahl von Pflanzenkrankheiten rund um die Erde verantwortlich sind. Erwähnt sei der Erreger der Kartoffelfäule, *Phytophtora infestans*. Aus der Familie der *Mucoraceae* seien der physiologisch diözische Köpfchenschimmel *Mucor mucedo* und die ebenfalls industriell bedeutsamen Gattungen *Phycomyces*, *Rhizopus* und *Absidia* erwähnt.

Eine große Pilzgruppe bilden die Ascomyceten, von denen etwa 20000 Arten bekannt sind. Die Mehrzahl von ihnen besitzt ein reich verzweigtes, septiertes Mycel. Der Thallus ist haploid. Chitin ist ein typischer Zellwandbestandteil.

Die generativen Sporen entwickeln sich in einem Ascus. Ein Ascus ist ein schlauchförmiges Sporangium. Im Ascus findet die Kernverschmelzung und nachfolgend die Reduktionsteilung statt. Im allgemeinen werden acht Ascosporen gebildet. Das Ascus- oder perfekte Stadium wird als Hauptfruchtform bezeichnet. Daneben können sich viele Ascomyceten asexuell durch Konidien vermehren (Nebenfruchtform). Im Fruchtkörper (Ascocarp) sind die Asci vereinigt. Sie bilden zusammen mit den Paraphysen das Hymenium. Man unterscheidet drei

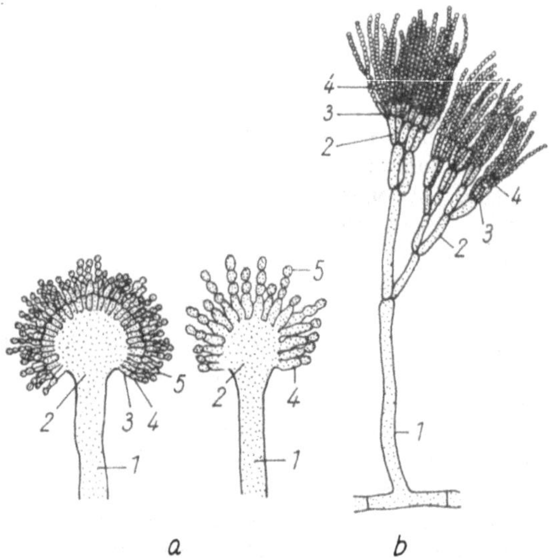

Abb. 5. Konidienträger verschiedener Ascomyceten

a) *Aspergillus:* 1 Traghyphe, 2 Blase, 3 Metulae, 4 Phialiden, 5 Konidien
b) *Penicillium:* 1 Traghyphe, 2 Metulae, 3 Phialiden, 4 Konidien.

(nach: GÄUMANN, E.: Die Pilze, Verlag Birkhäuser, Basel, 1949)

Fruchtkörpertypen: Kleistothecium, Perithecium und Apothecium.

Zahlreiche Vertreter der Gattungen *Aspergillus* und *Penicillium* sind industriell wichtige Schimmelpilze. *Aspergilli* und *Penicillien* zeichnen sich durch eine starke Konidienbildung aus. Bei *Aspergillus* sitzen auf einem kugelig angeschwollenen Träger strahlig angeordnete Sterigmen. Diese schnüren perlschnurförmig angeordnete Konidien ab. Bei *Penicillium* entstehen die kettenförmig angeordneten Konidien auf verzweigten Trägern.

Zu den Pyrenomyceten, die flaschenförmige Fruchtkörper ausbilden (Perithecien), gehören die wichtigen Mutterkornpilze (*Claviceps*-Arten).

Von etwa 30% aller Pilze ist die Hauptfruchtform unbekannt. Man kennt von ihnen nur die asexuelle Vermehrung durch Konidien. Daher werden sie als Fungi imperfecti oder Deuteromyceten zusammengefaßt. Bekannte Gattungen sind u. a. *Alternaria*, *Gibberella* und *Helminthosporium*.

Eine industriell wichtige Pilzgruppe sind die Hefen oder Sproßpilze. Die echten Hefen gehören zu den Asco-

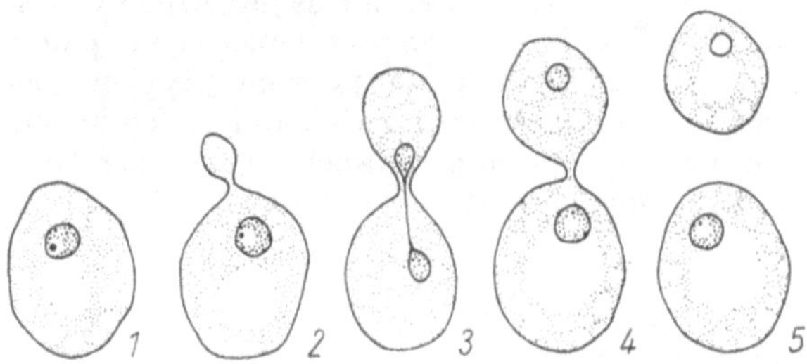

Abb. 6. **Zellsprossung bei der Hefe *Saccharomyces cerevisiae* (Aus: GÄUMANN E.: Die Pilze, Verlag Birkhäuser, Basel, 1949)**

myceten. Man unterscheidet im allgemeinen zwei ascosporenbildende Familien: *Endomycetaceae* und *Saccharomycetaceae* (eigentliche Hefen). Viele Hefen sind in der Lage, Zucker in Alkohol und CO_2 umzuwandeln. Bei Hefen fehlt die Farbstoffbildung, und es gibt keine Fruchtkörper, sondern nur einzeln stehende Asci (WINDISCH, 1960). Für alle Hefen typisch ist die asexuelle Vermehrung durch Zellsprossung (Mutter- und Tochterzelle). Wichtige Gattungen sind *Endomycopsis*, *Pichia*, *Hansenula* und *Saccharomyces*. Bei einer Reihe von Hefen ist die Hauptfruchtform unbekannt. Bedeutsame Gattungen dieser asporogenen hefeähnlichen Pilze sind: *Candida*, *Pullularia*, *Rhodotorula* und *Torulopsis*. Einige typische Eigenschaften der Hefen seien erwähnt. Viele Hefen können eine dichte, auf der Flüssigkeit schwimmende Haut, die Kahmhaut, bilden. Auf Agarnährböden kommt es oft zur Ausbildung von Riesenkolonien. Sammelt sich am Boden des Gefäßes nach der Gärung ein Sediment, spricht man von untergäriger Hefe. Schwimmt dagegen die Hefe nach der Gärung an der Oberfläche und bildet eine mehr oder weniger zusammenhängende Schicht, so handelt es sich um obergärige Hefen.

Die am höchsten entwickelte Pilzklasse sind die Basidiomyceten (= Ständerpilze), von denen etwa 15000 Arten beschrieben sind. Charakteristisch für diese Pilze ist die endständige Basidie, die mit dem Ascus der Ascomyceten vergleichbar ist. Von ihr werden vier einkernige haploide Sporen abgeschnürt. Das aus septierten Hyphen bestehende Mycel ist dikaryotisch. Es kann zu besonders gestalteten Fruchtkörpern heranwachsen, die als Hutpilze, Porlinge, Boviste usw. bekannt sind.

1.4. Algen und Flechten

Algen (Phycophyta) gehören zu den ältesten Eukaryonten unseres Planeten. Es sind ein- bis vielzellige Organismen, die man auf Grund ihrer Plastidenfarbstoffe und ihrer Reservestoffe in verschiedene Klassen einteilt. Als Farbstoffe treten Chlorophylle, Phycobiline, Carotine und Xanthophylle auf. Als Reservestoffe sind Stärke, Mannit und fettes Öl vorhanden.

Die Algenzellwände können Zellulose enthalten. Algen sind autotrophe Organismen und ganz überwiegend an das Leben im Wasser gebunden. Niedere Algen sind oft begeißelt. Die morphologische Mannigfaltigkeit der Algen ist außerordentlich groß. Viele sind mikroskopisch klein, gewisse Vertreter der Rot- und Braunalgen erreichen dagegen eine Länge von 100 und mehr Metern.

In Flechten = (Lichenes) bilden Pilzhyphen und bestimmte Algen einen einheitlichen Thallus. Beide Partner leben in einer morphologisch-physiologischen Lebensgemeinschaft (Symbiose). Man kennt etwa 20000 Flechten, von denen viele in der Lage sind, extreme Standorte zu besiedeln. Die in den Flechten vorkommenden Algen, Phycobionten, sind Vertreter der Cyanophyceen und Chlorophyceen. Als Mycobionten sind bestimmte Ascomyceten an der Flechtenbildung beteiligt. Für die taxonomische Gliederung wird der Pilz herangezogen. Nach der Form des Thallus unterscheidet man Krustenflechten, Laubflechten und Strauchflechten. Flechten bilden eine Vielzahl strukturell unterschiedlicher sekundärer Naturstoffe. In jüngster Zeit ist es gelungen, die beiden an der Symbiose beteiligten Partner zu trennen und isoliert im Laboratorium zu kultivieren.

1.5. Viren

Im Jahre 1892 konnte IVANOVSKI zeigen, daß die Mosaiksymptome bei gesunden Tabakpflanzen durch Reiben der Blätter mit dem Saft erkrankter Blätter ausgelöst werden können. Für derartige infizierende Agenzien wurde später der Begriff Virus = Gift allgemein gebräuchlich. Ein glanzvoller Höhepunkt der Virologie war die Isolation des Tabakmosaik-Virus in kristalliner Form durch STANLEY (1935). Man fand, daß Viren nicht durch Bakterienfilter zurückgehalten werden, d. h., sie sind ultrafiltrierbar, und daß sie nicht im Lichtmikroskop sichtbar sind.

Viren sind potentiell pathogene Einheiten, die nicht in der Lage sind zu wachsen und sich durch Teilung zu vermehren. Sie besitzen keinen Energiestoffwechsel. Viren bedienen sich stets lebender Zellen zur Vermehrung. Im Laboratorium werden zur Virusvermehrung Versuchstiere, angebrütete Hühnereier oder Gewebekulturen herangezogen.

Viren können verschiedene Organismen befallen. So unterscheidet man pflanzliche Viren und tierische Viren sowie die Bakteriophagen (bakterienspezifische Viren). In jüngster Zeit hat man auch bei bestimmten Pilzen Viren nachgewiesen.

Als Viroide bezeichnet man eine Gruppe von Krankheitserregern, die im Gegensatz zu Viren kein Protein enthalten. Sie bestehen aus einem extrem kleinen RNA-Molekül und sind die bislang kleinsten selbstvermehrungsfähigen Einheiten.

Viren enthalten nur einen Typ von Nucleinsäure, entweder DNA oder RNA. Das genetische Material der pflanzlichen Viren ist RNA, während tierische Viren DNA oder RNA enthalten können.

In der Regel liegt die Virus-DNA als Doppelstrang und die Virus-RNA als Einzelstrang vor. Ausnahmen kommen jedoch vor, d. h., vereinzelt wurde auch doppelsträngige RNA nachgewiesen. Die Nucleinsäure kann linear oder ringförmig geschlossen vorliegen und aus einigen Tausend bis 250000 Nucleotid-Einheiten aufgebaut sein.

Ein Virusteilchen = Virion besteht aus dem genetischen Material (DNA oder RNA), das von einer Proteinhülle, dem Capsid, umgeben ist. Die Untereinheiten des Capsids heißen Capsomere. Das Nucleocapsid kann von einer weiteren Hülle umgeben sein. Viren treten in verschiedener Gestalt und Größe auf (u. a. stäbchenförmig, Polyeder). Kompliziert gebaute Bakteriophagen lassen einen „Kopf“- und „Schwanz“-Teil erkennen. Picorna-Viren haben eine Größe von 17—30 nm, während das Vaccinia-Virus eine quaderförmige Gestalt von 250 × 300 nm besitzt. Häufig werden Viren nach ihrem Wirt und den Krankheitssymptomen, die sie hervorrufen, benannt. Verschiedene Stämme sind meist durch Buchstaben und Zahlen gekennzeichnet.

Bei der Virusreplikation wird das genetische Material in die Wirtszelle eingebracht und die Zelle zur Produktion von virus-spezifischem Material umprogrammiert. Je nach Virusart und Zelltyp können pro Zelle 100—10000 neue Virionen gebildet werden. Dabei wird die Zelle geschädigt oder geht an der Virusproduktion zugrunde.

Bei der Virusvermehrung lassen sich verschiedene Stadien erkennen: Adsorption, Penetration, Eklipse,

Reifung, Ausschleusung. Der bei den verschiedenen Virusarten ablaufende Replikationsmechanismus richtet sich nach der Art der Nucleinsäure. Offenbar wird die doppelsträngige DNA der Viren in gleicher Weise repliziert wie die zelleigene DNA. Einsträngige DNA bildet

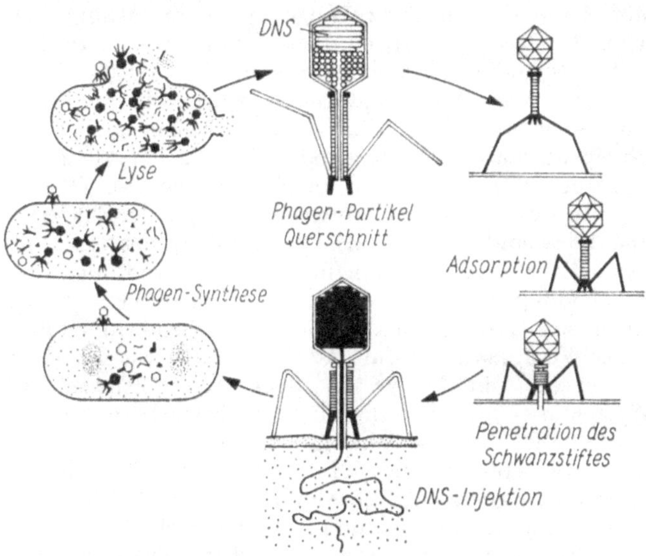

Abb. 7. **Vermehrungszyklus des virulenten Bakteriophagen T 4 in Zellen von *Escherichia coli*.**
(Aus: KAUDEWITZ, F.: Molekular- und Mikrobengenetik, Springer Verlag, Berlin—Heidelberg—New York, 1973)

in der Zelle zunächst eine doppelsträngige DNA aus. RNA-Viren bilden ihre Nucleinsäure entweder über eine RNA-Replikase oder über eine komplementäre DNA. Derartige sog. Retro-Viren besitzen ein Enzym, welches für die Transkription der RNA in DNA verantwortlich ist: eine RNA-abhängige DNA-Polymerase oder *reverse Transskriptase.*

1.6. Wachstum der Mikroorganismen

1.6.1. Ernährung der Mikroorganismen

Mikroorganismen benötigen zum Wachstum Nährstoffe, die sie aus ihrer Umgebung (Nährlösung) aufnehmen. Diese Substanzen dienen zum Aufbau des Zellmaterials und zur Energiegewinnung. Die verschiedenen Gruppen von Mikroorganismen zeigen beträchtliche Unterschiede in ihren Nährstoffansprüchen, so daß die Bereitung eines „Universalnährbodens", der allen Anforderungen gerecht wird, nicht möglich ist. Genaue Kenntnisse über die Ernährungsbedingungen der Bakterien und Pilze sind z. B. für die Diagnostik in der medizinischen Mikrobiologie sowie für die Optimierung der Produktbildung im industriellen Bereich unerläßlich. Einige allgemeine Gesichtspunkte sind nachstehend aufgeführt.

Die Voraussetzung für das Wachstum ist das Vorhandensein von Wasser. In quantitativer Hinsicht ist Wasser als „Hauptnährstoff" zu betrachten. Ferner werden alle Elemente benötigt, die am Aufbau der Zellsubstanz beteiligt sind. *Makronährstoffe:* Kohlenstoff, Stickstoff, Sauerstoff, Wasserstoff, Schwefel, Phosphor, Eisen, Magnesium, Kalium. Der Bedarf an Spurenelementen = *Mikronährstoffe* variiert von Organismus zu Organismus. Hierher gehören u. a. Zink, Mangan, Molybdän, Kupfer, Cobalt, Bor, Chlor, Natrium. Bestimmte Mikroorganismen benötigen Wachstumsfaktoren, die sie nicht selbst synthetisieren können und die deshalb von außen zugeführt werden müssen (Aminosäuren, Purine, Pyrimidine, Vitamine). Derartige, auf Wachstumsfaktoren angewiesene Organismen , bezeichnet man als auxotroph. Ist die Auxotrophie auf Mutation zurückzuführen, so wird die Ausgangsform, der Wildstamm, als prototroph bezeichnet.

1.6.2. Ernährungstypen

Zur Klassifizierung unterschiedlicher Ernährungsweisen bei Mikroorganismen, insbesondere bei Bakterien, werden einige Parameter, wie die Energiequelle, Hauptkohlenstoffquelle und H-Donator herangezogen: Phototrophe Organismen können als Energiequelle elektromagnetische Strahlung (Licht) verwenden. Werden zur Energiegewinnung Oxidations/Reduktions-Reaktionen an Nährstoffen herangezogen, spricht man von Chemotrophie.

Die Fähigkeit, anorganische H-Donatoren (H_2, H_2S, H_2O, NH_3) zu nutzen, besitzen lithotrophe Organismen; organotroph sind alle Organismen, die organische Verbindungen als H-Donatoren verwenden. Die Termini „autotroph" und „heterotroph" im engeren Sinne beziehen sich auf die Herkunft des Kohlenstoffs der Zelle. Mikroorganismen sind autotroph, wenn sie den Kohlenstoffbedarf durch Fixierung von CO_2 (Calvin-Cyclus) decken, oder heterotroph, wenn sie den Zellkohlenstoff aus organischen Verbindungen beziehen.

Zahlreiche Mikroorganismen leben mit anderen Mikroorganismen oder Pflanzen und Tieren in engen Beziehungen, z. B. aus ernährungsphysiologischen Gründen. Wenn beide Partner aus diesen Beziehungen Nutzen ziehen, spricht man von Symbiose, z. B. bei Flechten oder in Form der Mykorrhiza (Symbiose zwischen Pilz und höherer Pflanze). Ist ein gegenseitiger Nutzen aus dem Zusammenleben artverschiedener Organismen nicht zu erkennen, spricht man von Kommensalismus (Darmflora, Bakterien des Munds und der Atemwege). Bei der parasitischen Lebensweise zieht der eine Partner (Parasit) auf Kosten des Wirts Nutzen aus dem Zusammenleben. Viele pathogene Organismen gelten als obligate Parasiten, die ohne einen spezifischen Wirt nicht wachstums- und vermehrungsfähig sind. Der „Saprophyt" nutzt zur Ernährung totes organisches Material, es handelt sich also um einen besonderen Fall heterotropher Lebensweise.

1.6.3. Zusammensetzung der Nährböden

Nährböden für Mikroorganismen lassen sich nach verschiedenen Gesichtspunkten einteilen. Allgemeine oder kollektive Nährböden eignen sich für die Anzucht einer Vielzahl unterschiedlicher Organismen. Allgemeine Nährböden für die Bakteriologie enthalten als Grundsubstrate z. B. Peptonwasser, Fleischwasser, Fleischbouillon oder Hefeextrakt. Spezialnährböden eignen sich für die Kultivation ausgewählter Mikroben. Kommt nur eine ernährungsphysiologisch eng begrenzte Gruppe von Organismen, z. B. Nitritbakterien, zum Wachstum, spricht man von Elektivnährböden.

Bei den künstlichen oder synthetischen Nährböden ist die chemische Zusammensetzung genau definiert. Bei den komplexen oder natürlichen Nährböden kommen Substrate aus dem Tier- und Pflanzenreich zum Einsatz, deren genaue chemische Zusammensetzung unbekannt ist (Melasse, Pepton, Hefeextrakt).

Nährmedien lassen sich in flüssiger oder fester Form verwenden. Zur Verfestigung der Nährlösungen kommen meist Agar oder Gelatine zum Einsatz. Agar wird aus Schleim gewisser Rotalgen (*Gelidium*- und *Gracilaria*-Arten) gewonnen. Agar besteht zu 90% aus Polysacchariden (Agarose und Agaropektin). Die beste Ware kommt aus Japan. Der Agarzusatz beträgt meist 1,5—3%. Der Erstarrungspunkt der Agarnährmedien liegt bei 45 °C. Gelatine wird aus Knochen, Knorpeln oder Häuten gewonnen. Der Gelatinezusatz schwankt zwischen 10—15%. Gelatinenährböden sind nur bei Temperaturen unter 25 °C. fest. Manche Bakterien besitzen proteolytische Fermente und bauen Gelatine ab. Diese „Verflüssigung“ der Gelatine ist ein wichtiges diagnostisches Merkmal in der medizinischen Mikrobiologie.

Als C-Quellen werden in Nährböden einfache Zucker (Glucose, Saccharose) oder andere Substrate wie Zuckeralkohole, organische Säuren, Aminosäuren, Proteine und in jüngster Zeit Kohlenwasserstoffe eingesetzt.

Reine Zucker sind für den industriellen Bereich zu teuer. Man greift deshalb häufig auf billige zuckerhaltige Rohstoffe wie Melasse, Molke, Sulfitablauge, Maisquellwasser usw. zurück. Stärkehaltige Produkte sowie andere Polysaccharide enthaltende Rohstoffe werden vor der Nutzung hydrolysiert.

Als N-Quellen verwendet man organische, Stickstoff enthaltende Verbindungen, u. a. Aminosäuren und Harnstoff. Auch Ammoniumsalze und Nitrate werden eingesetzt. Gewisse Prokaryonten sind in der Lage, atmosphärischen Stickstoff zu nutzen. Bei der Stickstoff-Fixierung wird N_2 zunächst zu Ammoniak reduziert. Typische N-Quellen für die Fermentationsindustrie sind Maisquellwasser, Peptone, Hefeextrakt, Malzextrakt sowie Sojabohnen- und Baumwollsamenmehl. Vielfach genutzte Mineralstoffe sind KH_2PO_4, $MgSO_4$ und $FeSO_4$.

Die Zusammensetzung der Nährmedien für die Anzucht (Vorkultur) unterscheidet sich meist vom eigentlichen Fermentationsmedium, in dem die Produktbildung stattfindet.

Weitere wachstumsbeeinflussende Faktoren

Neben einem ausreichenden Nährstoffangebot sind noch weitere Faktoren wachstumsbestimmend. Wichtig sind die Sauerstoffzufuhr, die Temperatur, die Wasserstoffionenkonzentration sowie der osmotische Druck der Nährlösung. Aerobe Organismen benötigen Sauerstoff zum Wachstum. Hier ist O_2 der Elektronen-Acceptor. Streng anaerobe oder obligat anaerobe Organismen wachsen nur unter O_2-Ausschluß. Hier wirkt Sauerstoff toxisch. Fakultativ anaerobe Organismen können in Gegenwart von O_2 wie auch unter anaeroben Bedingungen wachsen.

Hinsichtlich der Bebrütungstemperatur unterscheidet man drei verschiedene Gruppen. Die mesophilen Organismen haben Temperaturoptima zwischen 20—45 °C. Die thermophilen Mikroben bevorzugen Temperaturen zwischen 40—60 °C. Bei psychrophilen Bakterien liegt das Temperaturoptimum unter 20°C. Pathogene Bakterien wachsen im allgemeinen am besten zwischen 35—37°C. Schimmelpilze bevorzugen Temperaturen zwischen 24—26°C.

Von entscheidender Bedeutung für die Entwicklung von Mikroorganismen ist ferner der pH-Wert der Nährlösung. Die meisten Bakterien gedeihen am besten in neutralem bzw. schwach alkalischem Milieu (pH 6,8—8,0). Die Pilze wachsen am besten in schwach sauren Lösungen mit einem pH-Wert zwischen 4.4—6,0. Während des Wachstums kann es zu erheblichen Verschiebungen des pH-Wertes und dadurch bedingt zu Wachstumsstörungen kommen. Zur „Abpufferung“ setzt man daher häufig Phosphate, $CaCO_3$ oder Natriumkarbonat den Nährlösungen zu. Der osmotische Druck der Nährlösung, u. a. bedingt durch unterschiedliche Salzkonzentration des Mediums, ist ebenfalls wachstumsbestimmend. Die zellwandlosen Protoplasten werden in hypotonischen Lösungen (der osmotischen Lyse) zum Platzen gebracht.

1.6.4. Sterilisationsmethoden

Eine wesentliche Voraussetzung für das Arbeiten mit mikrobiellen Reinkulturen ist die Keimfreimachung aller hierzu verwendeten Geräte und Materialien (Kulturgefäße, Arbeitsgeräte, Nährmedien). Nach dem Arzneibuch der DDR (2. AB — DDR) versteht man unter Sterilisation Abtötung oder Entfernung der in Stoffen, Zubereitungen und an Gegenständen vorkommenden lebensfähigen Formen von Mikroorganismen.
Als steril dürfen Stoffe, Zubereitungen und Gegenstände nur dann bezeichnet werden, wenn sie frei von lebensfähigen Formen von Mikroorganismen sind, die unter den unter „Prüfung auf Sterilität“ angegebenen Bedingungen nachgewiesen werden können.

Zuverlässige Sterilisationsmethoden nach dem 2. AB — DDR sind die Dampfsterilisation, die Heißluftsterilisation, die Strahlensterilisation sowie die Behandlung mit Äthylenoxid. Die Sterilisation mit gespanntem, gesättigtem Wasserdampf wird im Autoklaven durchgeführt. Meist wird zwischen 110—140°C, häufig bei 121°C während 14—30 min (abhängig von der

Nährbodenmenge) sterilisiert. Gegen Hitze unempfindliche Geräte und Materialien lassen sich auch durch trockene Hitze keimfrei machen. Die Behandlung erfolgt im Bereich von 160—200 °C. Die Entkeimzeit mittels erhitzter Luft beträgt bei 160 °C 2 h und bei 180 °C 15 min. Nach dem Arzneibuch werden zur Strahlensterilisation γ-Strahlen oder schnelle Elektronen bei einer Strahlendosis von mindestens 2,5 Mrad verwendet. Die Anwendung von UV-Strahlung eignet sich besonders zur Teilentkeimung von Räumen.

Kunststoffgegenstände, die hitzeempfindlich sind, kann man mit Äthylenoxid sterilisieren.

Die Methode der bakterienfreien Filtration empfiehlt sich beim Vorliegen von thermolabile Substanzen enthaltenden Lösungen. Als bakterienundurchlässige Filter dienen Glassinterplatten, Keramikfilter oder Membranfilter.

1.6.5. Physiologie des Wachstums

Unter Wachstum versteht man die irreversible Zunahme der lebenden Substanz. Dies ist meist mit einer Größenzunahme und Teilung der Zellen verbunden. Bei vielzelligen Organismen nimmt die Größe und bei einzelligen die Zahl zu. Die Wachstumsrate ist speciesspezifisch und in starkem Maße von den Milieubedingungen abhängig. Bakterien wachsen im allgemeinen schneller als Algen, Pilze und Hefen.

In einer statischen Bakterienkultur besteht zwischen Zunahme der Zellzahl und Zellmasse keine feste Beziehung. Die Bakterienkonzentration wird als Zellzahl/ml ausgedrückt. Zählt man unter dem Mikroskop aus (z. B. in einer „Zählkammer"), so werden lebende wie auch geschädigte und tote Bakterien erfaßt. Die Bakterienmasse läßt sich als Bakteriendichte in mg Trockengewicht/Volumeneinheit angeben. Die Teilungsrate gibt die Verdoppelung der ursprünglich in der Bakteriensuspension vorhandenen Zellzahl pro Stunde an. Der reziproke Wert davon ist die Generationszeit. Die Wachstumsrate μ gibt die Verdoppelung der Bakterienmasse pro Zeiteinheit an.

Bakterien vermehren sich durch Zweiteilung, ihre Vermehrung läßt sich als geometrische Progression auffassen: 2^0, 2^1, 2^2, $2^3 \ldots 2^n$. Das exponentielle Wachstum einer Bakterienkultur ist durch die lineare Beziehung zwischen der Zeit und dem Logarithmus der Zellzahl gekennzeichnet. Man spricht deshalb von logarithmischer Vermehrung. Bakterien wachsen in einer geeigneten Nährlösung, bis ein Nährstoff verbraucht ist und dadurch Wachstumsstillstand eintritt. Werden keine Nährstoffe zugeführt oder Stoffwechselprodukte aus dem System entfernt, spricht man von einer statischen Kultur. Will man das Wachstum einer statischen Kultur graphisch darstellen, so kann man die Logarithmen der Lebendzellzahl gegen die Zeit auftragen. Diese Wachstumskurve läßt mehrere Phasen erkennen: die Anlauf- (oder lag-) Phase, die exponentielle (logarithmische) Phase, stationäre Phase und Absterbephase (Abb. 8).

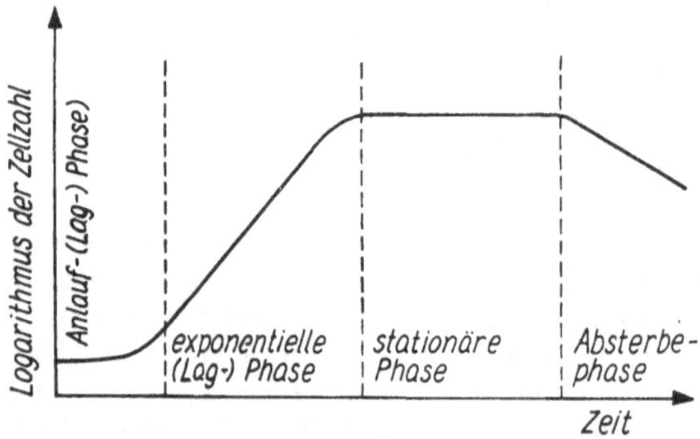

Abb. 8. **Wachstumskurve einer statischen Bakterienkultur**

Anlaufphase: Zeitintervall zwischen Beimpfung und Beginn des exponentiellen Wachstums. Es findet eine Adaption der Bakterien an die neuen Umweltbedingungen statt. In der lag-Phase ändert sich die normale quantitative Zusammensetzung der Bakterienzelle (Synthese von RNA. Ribosomen, Enzymen).
Exponentielle Phase: Hier wird die konstante und maximale Teilungsrate erreicht. Sie ist eine speciesspezifische und milieuabhängige Größe. *Escherichia coli* teilt sich etwa alle 20 min. Bei vielen Bakterien ist die Zellgröße und der Proteingehalt, während der log-Phase konstant.
Stationäre Phase: Die Zellteilungs- und Wachstumsrate verringern sich auf Grund des allmählichen Nährstoffmangels. Eine hohe Populationsdichte, zu geringer O_2-Partialdruck und toxische Stoffwechselprodukte mindern ebenfalls die Wachs-

tumsrate. Die in dieser Phase erreichte Bakterienmasse stellt den Ertrag dar. Die erzielte Ausbeute wird bestimmt durch die eingesetzten Nährstoffe und andere Kulturbedingungen.
Absterbephase: Die Zahl der absterbenden Zellen ist größer als die der neu gebildeten. Durch die Wirkung zelleigener Enzyme (Autolyse) verringert sich die Dichte der Kultur.

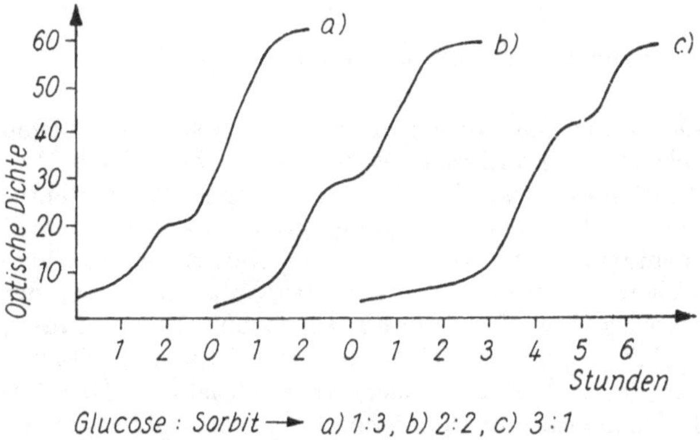

Abb. 9. **Zweiphasiges Wachstum (Diauxie) von *E. coli* in Nährlösungen, die Glucose und Sorbit in den angegebenen Verhältnissen enthalten. (Nach: MONOD, J.: Recherches sur la croissance des cultures bacteriennes; Hermann, Paris 1958)**

Ein zweiphasiges Wachstum = Diauxie beobachtet man in Nährlösungen, in denen Gemische von Hauptnährstoffen vorliegen. In einem klassischen Versuch (MONOD 1958) wurde *E. coli* in einem Gemisch aus Glucose und Sorbit kultiviert. Dabei wird Glucose zuerst genutzt und reprimiert gleichzeitig die Enzyme der Sorbitverwertung. Diese werden erst nach Verbrauch der Hexose durch das dann allein vorliegende Substrat Sorbit induziert. Dabei kommt es zu einer erneuten Anlaufphase

Zur Abklärung verschiedener metabolischer Prozesse ist es wünschenswert, eine Zellpopulation zu erhalten, die den gleichen physiologischen Zustand besitzt. Die Zellpopulation soll also die Stadien der Zellteilung synchron durchmachen. Eine derartige Synchronisation einer Zellsuspension läßt sich z. B. durch Lichteinwirkung, Temperaturschocks oder mechanische Selektion erreichen. Man muß dabei beachten, daß synchronisierte Kulturen nach wenigen phasengleichen Zellteilungen wieder zu asynchroner Teilung übergehen.

1.7. Grundlagen der Fermentation

Alle industriell durchgeführten Prozesse, bei denen mittels Mikroorganismen ökonomisch verwertbare Produkte gewonnen werden, bezeichnet man als Fermentationen. Früher wurden vorzugsweise mit dem Begriff Fermentation die durch Enzymeinwirkung hervorgerufenen Änderungen organischer Substanzen bei der Gewinnung und Veredelung (Aroma-Farbstoffbildung) von Nahrungs- und Genußmitteln (Alkohol, Stärkezucker, Tee, Kaffee, Tabak) gekennzeichnet. Der Begriff Fermentation der technischen Mikrobiologie ist scharf abzugrenzen vom biochemischen Begriff Gärung (Fermentation), bei dem es sich um einen anaeroben Prozeß der Energiegewinnung handelt! Das Wesen der Gärungen im strengen Sinn ist erstmals von Pasteur wie folgt definiert worden: Fermentation ist Leben ohne Sauerstoff.

Die Einteilung der verschiedenen Fermentationen kann nach unterschiedlichen Gesichtspunkten erfolgen: Bildung von Primärmetaboliten, Synthesen von Sekundärstoffen und Gewinnung von Zellmaterial der Mikroorganismen (Biomasseproduktion). Luedeking (1967) unterscheidet im wesentlichen drei Fermentationstypen:

Typ I: Das Produkt ist das Ergebnis des primären Energiestoffwechsels, meist durch direkte Oxidation der primär vorhandenen Kohlehydrate. Beispiele sind die Umsetzung von Glucose zu Ethanol oder zur Milchsäure. Auch die Bildung von Zellmasse (Hefe) gehört hierher.

Typ II: Das Fermentationsprodukt entsteht auf indirektem Wege aus dem Energiestoffwechsel (Citronensäure, Aminosäuren). Der Reaktionsablauf ist komplex.

Typ III: Das Hauptprodukt wird nicht im primären Energiestoffwechsel gebildet, sondern entsteht unabhängig davon bei weiteren Stoffwechselprozessen, z. B. viele Antibiotica. Wachstum der Zellen und der normale Stoffwechsel erreichen ihre Maxima in der ersten Phase der Kultivation. In einer zweiten Phase kommt es dann zur Produktbildung.

Bei der Bildung mikrobieller Sekundärmetabolite ist von Bu'Lock (1965) zwischen einer Wachstumsphase (Trophophase) und der Phase der Produktbildung (Idiophase) unterschieden worden.

Zur wirtschaftlichen Durchführung von Fermentationsprozessen sind eine Reihe von Voraussetzungen erforderlich, wie etwa

1. Gewinnung eines Produktionsstammes (Selektion, Mutation)
2. Ermittlung der günstigen Fermentationsbedingungen (Nährstoffe, Art und Dauer der Vor- und Hauptkultur)
3. Übertragung des Verfahrens in den Produktionsmaßstab (scale up) und Lösung der damit verbundenen technologischen Probleme (z. B. Sauerstoffzufuhr, Schaumbekänpfung, pH-Steuerung)
4. Abtrennung der Mikroorganismen vom Nährmedium und nachfolgend Isolation der Produkte.

1.7.1. *Anreicherungs- und Selektionsverfahren für Mikroorganismen*

Für biochemische Untersuchungen und diagnostische Zwecke in der Medizin sowie die meisten industriellen Fermentationen ist das Arbeiten mit Reinkulturen unerläßlich. Unter normalen Umweltbedingungen liegt immer eine Mischpopulation vor, aus der im ersten Schritt der gewünschte Organismus angereichert werden kann. Anreicherungsverfahren sind erstmals von WINOGRADSKY und BEIJERINCK Ende des vorigen Jahrunderts entwickelt worden. Man nutzt dabei das unterschiedliche Wuchsverhalten der einzelnen Species aus und stellt die für den gewünschten Mikroorganismen-Typ optimalen Umweltbedingungen her (C- und N-Quelle, pH-Wert, Temperatur, Licht usw.). Ferner kann man auch selektive Hemmstoffe einsetzen. Geht man von einer Boden- oder Wasserprobe aus, so wird der am besten angepaßte Organismus die Begleitflora überwachsen. Die Anreicherung kann auch durch Filtration bzw. Ultrafiltration sowie bei pathogenen Keimen durch Tierpassagen erfolgen, wenn die Versuchstiere für den Keim empfänglich sind.

In einem zweiten Schritt lassen sich aus Anreicherungskulturen Reinkulturen isolieren. Nach R. KOCH besteht das Prinzip der Reinkultur in der Gewinnung von Einzelzellen und der Vermehrung von Klonkulturen daraus, und zwar so, daß die Kolonie von anderen Zellen und Kolonien getrennt bleibt. Dies läßt sich z. B. mit dem KOCHschen Plattengußverfahren erreichen. Dabei werden die Keime in einem verflüssigten Nährboden verteilt. Durch rasches Erstarren werden die Organismen in der isolierten Lage fixiert und können sich bei geeigneter Verdünnung zur Einzelkolonie entwickeln. Die „Vereinzelung" der Zellen läßt sich auch so vornehmen, daß man sehr kleine Flüssigkeitsvolumina herstellt und mikroskopisch darauf achtet, daß pro Tropfen nur ein Keim vorhanden ist (Einzelkultur nach HANSEN, Tröpfchenverfahren nach LINDNER, Tuschepunktverfahren nach BURRI). Ferner kann ein Mikroorganismus auch mittels Mikromanipulator aus einer Mischpopulation isoliert werden.

Die so erhaltenen Reinkulturen sind meist nicht für eine industrielle Produktion geeignet. Der Grund liegt darin, daß der Zellstoffwechsel durch vielfältige Regulationsmechanismen so ausbalanciert und ökonomisch koordiniert ist, daß eine Überproduktion an Enzymen und Metaboliten vermieden wird. Die Zelle synthetisiert von einer Verbindung nur die dem jeweiligen Bedarf angepaßte Menge. In einer gegebenen Population ist der Anteil an Mutanten, die z. B. gewisse Stoffwechseldefekte aufweisen, außerordentlich gering. In Ausnahmefällen lassen sich die Mutanten durch Selektion isolieren. Meist wird jedoch die Mutationsrate durch künstliche Mutationsauslösung erhöht.

Zur Induzierung von Mutationen werden häufig UV- sowie Röntgenstrahlen eingesetzt. UV-Strahlen greifen vorwiegend an den Nucleinsäuren an, wobei der Bereich zwischen 250—270 nm am wirksamsten ist. Ferner werden chemische Mutagene verwendet, wie etwa Nitrit, Hydroxylamin sowie alkylierende Agenzien (Stickstoff- und Schwefellost, Methyl-nitro-nitroso-guanidin). Zur Anreicherung und Selektion von Mutanten sind verschiedene Techniken entwickelt worden. Die Anreicherung von Resistenzmutanten (Resistenz gegenüber Giften, Antibiotika, Antimetaboliten) beruht auf dem Zusatz des giftigen Agens zum Nährmedium, wobei die empfindlichen Wildtypzellen nicht wachsen, während sich die Resistenzmutanten entwickeln können.

Die Anreicherung auxotropher Mutanten beruht auf dem Prinzip, Bedingungen für eine Zellsuspension zu schaffen, unter denen die gesuchten Mutanten nicht wachsen und die sich entwickelnden prototrophen Wildformen abgetrennt oder abgetötet werden. Fries (1947) entwickelte ein Verfahren zur Isolation von Pilz-Mutanten. Bei Bakterien greift man häufig auf die Penicillin-Technik zur Mutantenanreicherung zurück. Dabei werden die in einem Minimalmedium wachsenden prototrophen Elternzellen durch Penicillineinwirkung abgetötet, das Antibioticum danach entfernt und die auxotrophen Mutanten auf einem entsprechend supplementierten Minimalmedium zur Entwicklung gebracht.

Zur schnellen Selektion von Mutanten aller Art hat

sich die replica-plating Methode von LEDERBERG (1952) besonders bewährt.

Eine Vielzahl industriell genutzter Mikroorganismen ist nach klassischen Methoden der Stamm-Selektion gewonnen worden. Dabei hat man die nach Mutagen-Behandlung sich entwickelnden Kolonien wahllos (willkürlich) getestet, z. B. auf Grund ihrer Pigmentierung oder morphologischen Abweichung von der Ausgangsform. Diese empirischen, sehr zeitaufwendigen Selektionen waren notwendig, da man nicht wußte, mit welchen Genmutationen die Überproduktion der einzelnen Metabolite verbunden ist.

In den letzten 20 Jahren sind unsere Kenntnisse über die Biosynthesewege, die entsprechenden Enzymsysteme sowie die Regulationsmechanismen, insbesondere der primären Stoffwechselprodukte erheblich angewachsen. Dadurch entstand die Möglichkeit, durch gezielte Eingriffe in die zellulären Kontrollmechanismen auf rationellem Wege Hochleistungsstämme zu selektieren, z. B. zur Aminosäuren- und Nucleotidproduktion. Die Regulation des Stoffwechsels kann im wesentlichen durch die Steuerung der Enzymsynthese oder die Veränderung der Enzymaktivität erfolgen.

Durch Enzyminduktion wird die Bildung katabolischer Enzyme geregelt. Enzyme zur Verwertung eines Nährstoffs werden nur dann gebildet, wenn der betreffende Nährstoff (z. B. eine C-Quelle) im Nährmedium vorliegt („Induktor"). Durch Enzymrepression wird die Synthese anabolischer Enzyme gesteuert. Liegt das Endprodukt einer Synthesekette im Überschuß vor, so werden einige oder alle zur Bausteinsynthese erforderlichen Enzyme nicht gebildet (reprimiert) = Endproduktrepression.

Bei der Regulation der Enzymaktivität werden im wesentlichen Schlüsselenzyme betroffen. Bei einer gegebenen Synthesekette ist jeweils die katalytische Aktivität eines Enzyms regelbar. Diese kann entweder durch einen positiven Effektor gesteigert oder durch negative Effektoren vermindert werden. Bei der Endprodukt-Hemmung (FEEDBACK-Hemmung) wirkt das Endprodukt hemmend auf das erste Enzym der Biosynthesekette. Dieses Schlüsselenzym ist ein allosterisches Enzym und kann in Gegenwart des Endprodukts seine Konformation so ändern, daß seine katalytische Aktivität sich verringert. Die FEEDBACK-Hemmung ist ein schnell wirksamer Mechanismus zur Steuerung metabolischer Vorgänge (Feinregulierung).

Zur Isolation regulationsdefekter Mutanten eignet sich z. B. die Antimetabolit-Methode. Antimetabolite der normalen Endprodukte von Biosyntheseketten können in Proteine und Nucleinsäuren eingebaut und zu funktionsgestörten Makromolekülen führen oder eine „falsche“ Endprodukt-Repression sowie „falsche“ Endprodukt-Hemmung bewirken. Dadurch wird das Wachstum der normalen Zellen unterbunden. Die regulationsgestörten Mutanten sind dagegen unempfindlich, wachsen auch in Gegenwart des Antimetaboliten und scheiden zum Teil große Mengen eines Antagonisten des Antimetaboliten in das Nährmedium aus.

1.7.2. Kulturverfahren

Die Kultivation von Mikroorganismen kann statisch = diskontinuierlich oder in kontinuierlichen Systemen erfolgen. Bei der statischen Kultur wachsen die Mikroorganismen in einem geschlossenen System. Das Wachstum kommt zum Stillstand, wenn ein wichtiger Nährbodenbestandteil verbraucht ist. Die Kulturbedingungen ändern sich ständig, da die Substratkonzentrationen absinken und die Zellmasse zunimmt. Der physiologische Zustand der Zellen ist ebenfalls im Kulturverlauf unterschiedlich. Die Produktbildung findet meist nur in einem bestimmten Entwicklungszustand statt. Viele industrielle Fermentationen werden diskontinuierlich (batch-Kultur) durchgeführt.

Bei der kontinuierlichen Kultur wird dem Kulturgefäß dauernd frische Nährlösung zugeführt, und gleichzeitig werden das verbrauchte Nährmedium und die Zellen entfernt.

Weiterhin lassen sich Oberflächen- und Submersverfahren unterscheiden. In der Oberflächen- oder Emerskultur werden Mikroorganismen auf der Oberfläche von flüssigen, halbfesten oder festen Substraten gezüchtet. Meist bildet sich an der Oberfläche eine zusammenhängende „Haut". Bei Pilzen spricht man von Myceldecke. Bei Pilzdecken werden die Nährstoffe von den in die Nährlösung eintauchenden Hyphen aufgenommen und in das Luftmycel transportiert. Die Emerstechnik (u. a. Agargußplatten, Schrägagarröhrchen) wird häufig im Laboratorium angewandt. Bei manchen industriellen Prozessen spielt sie auch heute noch eine beachtliche Rolle: Enzymproduktion, Citronensäurefermentation, Massenkultur für die Impfstoffgewinnung. Als Kulturgefäße im Laboratorium, die nur wenige l Nährmedium enthalten können, dienen Flaschen und Kolben aller Art. Besondere Kulturgefäße, sog. „Penicillin-Kolben" wurden in der Anfangsphase der Penicillinherstellung eingesetzt. Mehrere Hunderttausend „P.-Kolben" wurden manchmal gleichzeitig in einer Fabrik bebrütet. Bei Pilzdecken läßt sich die Nährlösung steril abziehen, und man kann frische Nährlösung unter das Mycel bringen. Die Bebrütungsdauer läßt sich dadurch beträchtlich senken. Für bestimmte Produkte hat sich in der Technik das Gärtassenverfahren (Schröder und Brandl, 1957) gut bewährt. Dabei werden flache Schalen (Gärtassen) übereinander in einem Metallbehälter angeordnet. Das ganze System wird dann mit beimpfter Nährlösung beschickt, steril belüftet und bebrütet. Zur Enzymgewinnung wird Weizen- oder Reiskleie in 2—3 cm hoher Schicht mit Sporen bestimmter Schimmelpilze beimpft und in Gärpfannen fermentiert.

Bedeutend ökonomischer als die Emerstechnik ist im allgemeinen die Kultivierung unter Submersbedingungen. Beim Submersverfahren werden die Zellen innerhalb eines Nährmediums gezüchtet. Ein einfaches, häufig im Laboratorium angewandtes Verfahren ist die Schüttelkultur. Dabei werden die meist aus Glas gefertigten Kulturgefäße auf Rundschüttlern kreisförmig oder auf Reziprokschüttlern linear bewegt. Die Schüttelfrequenz kann variiert werden. Die O_2-Versorgung geschieht dabei aus der Luft, die sich über der Oberfläche der meist mit Wattestopfen verschlossenen Gefäße befindet. In der Technik werden geschlossene Tanks = Fermenter eingesetzt. Der Tankinhalt wird durch Rührsysteme bewegt, und zur O_2-Versorgung wird sterile Luft eingeblasen. Die zur Produktsynthese verwendeten Fermenter können eine Kapazität bis zu 500000 l haben. Der Einsatz von Glasfermentern ist im Laboratorium und im Technikumsmaßstab möglich. In der Produktion bevorzugt man Gefäße aus rostfreiem Stahl, um die Kontamination des Fermenterinhalts durch toxische Metallionen zu vermeiden. Die Anlagen müssen druckfest ausgelegt sein, so daß eine Überdrucksterilisation stattfinden kann. Zur Sterilisation großer Luftvolumina eignen sich Filtrations- und Adsorptionsmethoden (Aktivkohle, Glaswolle) sowie die Luftwäsche mit Flüssigkeiten.

Submersverfahren können so ausgelegt werden, daß sie über einen längeren Zeitraum kontinuierlich arbeiten. Dabei ist man bestrebt, die Zellen über einen bestimmten Zeitraum bei gleichbleibender Substratkonzentration und gleichen äußeren Bedingungen zu kultivieren und exponentiell wachsen zu lassen. Indem man der wachsenden Population neue Nährlösung zuführt und in gleichem Maße die Bakteriensuspension abgeführt wird, läßt sich das erreichen. Sind die Wachstumsrate und die Verdünnungsrate gleich, so befindet sich die Kultur im „Fließgleichgewicht". Die Stabilität des Fließgleichgewichtes wird in einem sog. „Chemostaten" durch die Begrenzung der Wachstumsrate aufrechterhalten. Dies wird erreicht durch die limitierende Konzentration eines für das Wachstum notwendigen Substrats (H-Donator, N-, C- oder P-Quelle). Beim Turbidostat wird die Population mit Hilfe von Photozellen auf einem konstanten Wert gehalten. Die Photozelle mißt die Dichte der Bakteriensuspension und regelt über die Dichte den Nährstoffzufluß. Dieses interne Kontrollsystem eignet sich besonders für hohe Wachstumsraten.

Einige Autoren unterscheiden zwischen offenen und geschlossenen Systemen. Bei den offenen Systemen werden die Mikroorganismen mit der ausströmenden Flüssigkeit kontinuierlich entfernt. Bei geschlossenen Systemen bleiben die Zellen im Kulturgefäß (semipermeable Membran) oder werden zurückgeführt. Als Untergruppen gibt es homogene und heterogene Systeme. Praktische Anwendung hat die kontinuierliche Kultivation bei der Futter- und Backhefegewinnung, der Essigherstellung und in manchen Brauereien gefunden.

1.7.3. Biotechnologische Probleme

Die Übertragung (scale up) der im Laboratorium erzielten Ergebnisse in den Produktionsmaßstab bringt eine Fülle von biologischen und technologischen Problemen. So sind die in Schüttelkultur und im Laborfermentor ermittelten Parameter (Nährstoffkonzentrationen, Temperatur, Rührgeschwindgkeit) nicht ohne weiteres in größere Dimensionen zu übertragen. Der Umgang mit Nährmedien im Produktionsfermenter, z. B. im 200000 l-Maßstab, erfordert eine spezielle Technologie hinsichtlich der Sterilisation, Luftzufuhr und Durchmischung. Nach Beendigung des Verfahrens ergeben sich Probleme bei der Produktisolierung und der Abwasserbeseitigung. Die Aufgabengebiete der mikrobiellen Verfahrenstechnik (engl. „*biochemical engineering*“) haben sich in den letzten 25 Jahren bedeutend erweitert.

Das für den Hauptfermentor benötigte Impfmaterial wird stufenweise angezogen. Bei vielen Fermentationen erfolgt dies im Maßstab 1:10, d. h., mit 10 l einer Vorkultur läßt sich ein 100 l-Fermentor beimpfen. Die optimale Fermentergröße für die günstigste Raum/Zeit-Ausbeute ist für jedes Produkt zu ermitteln.

Fermenter sowie die zugehörigen Leitungssysteme werden meist mit gespanntem Dampf sterilisiert. Nährmedien können in konzentrierter Form in den Fermenter gepumpt werden und lassen sich durch Einleiten von ge-

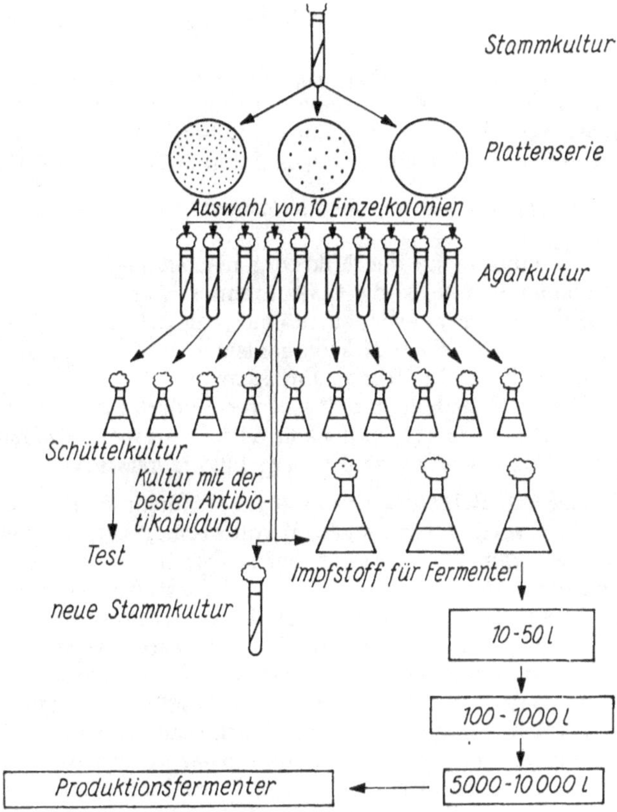

Abb. 10. **Fließschema der Antibiotika-Fermentation**

(Aus: Rehm, S.: Einführung in die industrielle Mikrobiologie; Heidelberger Taschenbücher; Springer Verlag, Berlin—Heidelberg—New York 1971)

spanntem Dampf, der dort kondensiert wird, auf die gewünschte Menge verdünnen. Auch Durchlauferhitzer sind zur Sterilisation von Nährlösungen in vielen Betrieben üblich.

Von besonderer Bedeutung für oxidativ ablaufende mikrobielle Prozesse ist eine ausreichende Sauerstoffversorgung der Mikroorganismenzellen. Verschiedene Faktoren beeinflussen die O_2-Aufnahme (Rehm, 1971):

1. Junge, sich aktiv teilende Zellen absorbieren mehr O_2 als ältere.
2. Die Oberfläche der Mikroorganismen beeinflußt in entscheidendem Maße die O_2-Aufnahme.
3. Substratveränderungen können die O_2-Löslichkeit oder die Aktivität der Mikroorganismen hinsichtlich der O_2-Aufnahme nachhaltig beeinflussen.
4. Die Anwesenheit von Mycel vermindert die O_2-Aufnahme sehr stark (Mycelflocken, Mycelklumpen ergeben einen zusätzlichen Sauerstoffübergangswiderstand).

Zahlreiche Belüftungssysteme für Fermenter sind beschrieben worden. Eine Vielzahl von Fermentern arbeitet außerdem mit Rührvorrichtungen. Durch die Rührung sollen die Zellen ständig mit neuen Nährstoffen versorgt und ferner die Luft so fein verteilt werden, daß die O_2-Übertragung vom Gas in die Lösung erhöht wird. Die Umdrehungsgeschwindigkeit und die Konstruktion der Rührvorrichtung beeinflussn die Flüssigkeitsbewegung beträchtlich. Es wird angestrebt, turbulente Strömungen zu erzeugen und laminare Strömungen zu verhindern. Eine Methode zur Erzeugung von Turbulenz besteht im Einbau von sog. Schikanen an den Wänden der Fermenter.

Bei vielen Fermentationen kommt es im Laufe des Wachstums der Mikroorganismen zu einer starken Schaumbildung. Zur Schaumbekämpfung werden mechanische Schaumzerstörer sowie chemische Mittel zur Herabsetzung der Oberflächenspannung eingesetzt. Hier sind zu nennen: gewisse flüssige Fette und Öle, Paraffine, höhere Alkohole, Polyoxyäthylene und Silikonöle. Die

Zugabetechnik der sterilisierten Antischaummittel kann variiert werden. Chemische Schaumbekämpfungsmittel sind nicht problemlos, da sie abgebaut werden, die Belüftung erschweren oder störend auf die Aufarbeitung wirken können.

Der erste Schritt bei der Produktgewinnung besteht in der Abtrennung der Zellmasse aus der Kulturflüssigkeit. Bei einzelligen Organismen (Hefen) haben sich Zentrifugen bewährt, während zur Abtrennung von Mycel bevorzugt Vakuumrotationsfilter eingesetzt werden.

Zur Rohproduktisolation aus der Nährlösung kommen verschiedene Methoden in Betracht. Dextrane und verschiedene Enzyme können mit Alkoholen ausgefällt werden. Verschiedene organische Flüssigkeiten lassen sich durch Destillation gewinnen. Adsorptionsverfahren werden besonders bei der Antibioticagewinnung eingesetzt. Als Adsorbentien dienen Aktivkohle oder Ionenaustauscher. Häufig werden Produkte durch Extraktion mittels mit Wasser schwer mischbarer organischer Lösungsmittel gewonnen. Sehr wirkungsvoll sind dabei Gegenstromverfahren. Weit verbreitet sind der Podbielniak- und Luwesta-Extraktor.

Besondere Aufmerksamkeit muß den bei industriellen Fermentationen anfallenden organischen Abfallprodukten und Abwässern gewidmet werden. Die Abwässer sind meist sehr nährstoffreich und haben einen hohen biochemischen Sauerstoffbedarf (BSB), so daß sie nicht ohne Vorreinigung in die öffentlichen Kanalsysteme eingeleitet werden können.

1.7.4. Konservierung von Mikroorganismen

Das wichtigste „Werkzeug“ bei industriellen Fermentationen ist der eingesetzte Mikroorganismus. Die durch Selektion und/oder Mutation erhaltenen Produktionsstämme sollen ihre biochemische Leistungsfähigkeit über einen langen Zeitraum behalten. Bei häufigem Überimpfen der Stammkulturen kommt es jedoch meist zu

Degenerationserscheinungen, d. h., die Kultur verliert die Fähigkeit, einen bestimmten Metaboliten in hohen Ausbeuten zu bilden, obwohl das Wachstum nicht beeinflußt wird. Die Degeneration = Verminderung der Stammleistung kann auf Rückmutation oder andere Faktoren zurückzuführen sein. Man ist daher bestrebt, die Anzahl der Überimpfungen möglichst gering zu halten und „konserviert" die Organismen. So lassen sich Schrägagarröhrchen mit sterilem Mineralöl überschichten und die Stammkultur im Kühlschrank oder bei Raumtemperatur aufbewahren. Das Austrocknen des Agars und das Wachstum der Kultur wird dadurch unterbunden.

Sporen lassen sich mit sterilem Sand oder steriler Erde vermischen und können so in Reagenzgläsern bei Raumtemperatur aufbewahrt werden. Meist wird diese Methode bei Bazillen, Streptomyceten und bestimmten Pilzen angewandt. Weit verbreitet ist die Lyophilisation. Bei der Gefriertrocknung werden die Zellen zusammen mit einer Schutzflüssigkeit in sterile Glasampullen gefüllt, schnell eingefroren und im Hochvakuum getrocknet. Als Schutzflüssigkeit dient Rinderserumalbumin, Magermilch, Glyzerin oder Zuckerlösung. Die Ampullen können mit Stickstoff oder einem anderen indifferenten Gas vor dem Abschmelzen gefüllt werden. Viele Stammkulturen sind auf diese Weise ohne Aktivitätsverlust 5—10 Jahre haltbar.

Eine relativ neue Methode ist die Lagerung von Zellen oder Sporensuspensionen in 10%iger Glycerinlösung oder Dimethylsulfoxid. Von dieser Suspension wird meist 1 ml in eine Glasampulle gefüllt, langsam eingefroren und dann in Spezialgefäßen über flüssigem N_2 bei −190 °C aufbewahrt. Wahrscheinlich ist diese Methode für die meisten Organismen geeignet. Lagerzeiten der Stammkulturen bis zu 10 Jahren sind beschrieben worden.

Da jede Methode den einen oder anderen Nachteil aufweist, empfiehlt es sich, Stammkulturen nach verschiedenen Techniken herzustellen und aufzubewahren.

1.7.5. Sammlungen von Mikroorganismen-Kulturen

Die meisten Unternehmen der Fermentationsindustrie besitzen eine eigene Stammsammlung. Aus verständlichen Gründen sind die Produktionsstämme im allgemeinen nicht zugänglich. Will man mit einem bestimmten Organismus arbeiten, so kann man die gewünschte Species selbst isolieren. In den meisten Fällen ist dies umständlich, zeitraubend und erfordert Spezialkenntnisse. Es empfiehlt sich deshalb, sich an eine Kulturensammlung zu wenden, die gegen eine entsprechende Gebühr das Material zur Verfügung stellt. Allerdings ist zu beachten, daß in den Sammlungen streng auf taxonomische und morphologische Eigenschaften der einzelnen Organismen geachtet, jedoch nicht eine bestimmte biochemische Leistung garantiert wird. Stammsammlungen gibt es in vielen Teilen der Welt. Eine Übersicht über diese Problematik ist von Hesseltine und Haynes (1973) gegeben worden.

Tabelle 1

Mikroorganismensammlungen (Auswahl)

1. Kulturensammlung des Zentralinstituts für Mikrobiologie und experimentelle Therapie der Akademie der Wissenschaften der DDR; Jena (DDR).
2. Laboratoire de Cryptogamie, Museum National d'Histoire Naturelle; Paris (Frankreich)
3. Centraalbureau voor Schimmelcultures (CBS); Baarn (Holland)
4. American Type Culture Collection (ATCC); Rockville, Maryland (USA)
5. ARS Culture Collection (NRRL) Northern Regional Research Laboratory, Peoria, Illinois (USA)
6. Kulturensammlung der Akademie der Wissenschaften der UdSSR, Institut für Mikrobiologie; Moskau (UdSSR)
7. Culture Collection (IFO), Institute for Fernentation; Osaka (Japan).
8. Czechoslovak Collection of Microorganisms, Brno (CSSR)

2. Antibiotica

Die Entdeckung des Penicillins durch Alexander Fleming im Jahre 1928 war eines der bedeutendsten Ereignisse auf dem Gebiet der Arzneimittelforschung.

Etwa 10 Jahre später begannen die grundlegenden Arbeiten des sog. „Oxford-Kreises" über diesen antimikrobiell wirkenden Pilzinhaltsstoff. Durch enormen Einsatz in zahlreichen akademischen und industriellen Laboratorien Großbritanniens und der USA gelang es noch im zweiten Weltkrieg, Penicillin für die Therapie bereitzustellen. Durch Anwendung der Antibiotica konnte seit dieser Zeit die Sterblichkeit an bakteriellen Infektionskrankheiten in drastischer Weise gesenkt werden. Viele Vertreter aus der Reihe der Antibiotica zeichnen sich durch eine relativ geringe Toxizität aus.

Die Arbeiten am Penicillin brachten nicht nur einen erheblichen Fortschritt in der Medizin, sondern beeinflußten auch andere Wissensgebiete nachhaltig. So wurde die moderne Submerstechnik in Großfermentern am Beispiel dieses Antibioticums entwickelt, welche heute die Grundlage für die gesamte Antibiotica-Industrie und zahlreiche andere industrielle Fermentationen bildet. Die Entwicklung von Hochleistungsstämmen durch Mutation/Selektion wurde erstmals an *Penicillium*-Species durchgeführt. Penicillin war der erste Naturstoff, dessen Struktur eindeutig durch eine Röntgenkristallstrukturanalyse ermittelt wurde.

Angeregt durch die Heilerfolge mit Penicillin setzte eine weltweite Suche nach weiteren antibiotisch wirksamen Substanzen ein. Man schätzt, daß bis heute etwa 3300 Antibiotika beschrieben wurden, von denen aber nur etwa 75 kommerziell für therapeutische Zwecke gewonnen werden. Die halbsynthetischen β-Lactam-Antibiotica sind hier nicht berücksichtigt. Die Weltjahresproduktion an Antibiotica für die Medizin beträgt etwa 20000 t. Weitere 30000 t werden in der Tierernährung und im Pflanzenschutz eingesetzt.

Gemäß ihrer medizinischen und ökonomischen Bedeutung stehen die Antibiotica an der Spitze aller Arzneistoffe natürlicher Herkunft.

2.1. Allgemeines über antimikrobiell wirkende Substanzen

Das Konzept der Chemotherapie wurde von Paul Ehrlich zu Beginn unseres Jahrhunderts entwickelt. Paul Ehrlich suchte nach Substanzen, die eine Abtötung der Parasiten ermöglichen, ohne daß eine erhebliche Schädigung des Organismus auftritt (*Therapia magna sterilisans*). Der Grundgedanke der Chemotherapie ist also die selektive Toxizität für die Mikrobenzelle oder eine Tumorzelle ohne das körpereigene Gewebe zu schädigen. Ehrlich führte in diesem Zusammenhang den Begriff des „Chemotherapeutischen Index" (Ch. I.) ein. Man versteht darunter den Quotienten aus dem Verhältnis der höchsten Dosis, die vom Organismus ohne Schädigung ertragen wird, zur geringsten heilenden Dosis. Der Ch. I. besitzt je nach Tierart und Erreger unterschiedliche Werte.

Desinfektionsmittel sind dagegen allgemeine Protoplasmagifte ohne Selektivität und nur zum äußerlichen Gebrauch bestimmt. Paul Ehrlich hat ferner erste Vorstellungen zur Rezeptortheorie entwickelt und auf die Probleme der Resistenz hingewiesen.

Heute versteht man unter Chemotherapie die Behandlung mikrobiell sowie durch Viren bedingter Erkrankungen mit chemisch definierten Substanzen synthetischer Herkunft (Chemotherapeutica im engeren Sinn) oder mit Antibiotica („biogene Chemotherapeutica"), welche die Erreger abtöten bzw. unschädlich machen und praktisch für Mensch und Tier untoxisch sind.

Im weiteren Sinne werden auch die Behandlung von malignen Tumoren mit cytostatischen Substanzen sowie die Anwendung von Substanzen bei Wurminfektionen als Chemotherapie bezeichnet.

In der zweiten Hälfte des 19. Jahrhunderts gelang der exakte Nachweis, daß bestimmte Krankheiten durch Mikroorganismen hervorufen werden. So konnte R. Koch

1876 als erster am Beispiel des Milzbrandes durch mikroskopischen Nachweis, Züchtung und Pathogenitätsbeweis zeigen, daß ein Bakterium Ursache einer Infektionskrankheit ist. Um die gleiche Zeit fanden PASTEUR und JOUBERT (1877), daß zwei verschiedene Mikroorganismen im gleichen Nährsubstrat nicht gleich gut wachsen und daß offensichtlich der eine den anderen schädigt. Diese und weitere Beobachtungen führten VUILLÉMIN (1889) zur Schaffung des Begriffes „Antibiosis" für die Bildung von solchen Substanzen durch einen Organismus, die für einen zweiten toxisch sind (ἄντι = gegen; βιος = Leben). EMMRICH und LÖW (1899) stellten aus *Pseudomonas aeruginosa* einen Extrakt her, der als „Pyocyanase" gegen verschiedene Erreger lokaltherapeutisch eingesetzt wurde. Dieses kaum standardisierte Präparat war das erste industriell gewonnene „Antibioticum". A. FLEMING beobachtete 1928, daß das Wachstum einer Staphylokokken-Kultur auf einer Agarplatte durch einen Fremdkeim (*Penicillium notatum*) gehemmt wurde. Er führte diese Wirkung auf einen antibakteriellen Stoff zurück, den er „Penicillin" nannte. Damit begann die moderne Antibiotica-Ära.

WAKSMAN (1943) definierte Antibiotica als Stoffe, die von Mikroorganismen gebildet werden und andere Mikroorganismen am Wachstum hindern oder zerstören. Von ZÄHNER (1965) wurde wie folgt formuliert: Antibiotica sind Stoffe biologischen Ursprungs, die, ohne Enzymcharakter zu besitzen, in geringen Konzentrationen Wachstumsvorgänge hemmen.

Eine wohl alle Aspekte umfassende Definition des Begriffes Antibioticum ist von VONDERBANK und ERDMANN (1954) gegeben worden:

Ein Antibioticum ist eine ursprünglich von lebenden Zellen gebildete und erstmalig aus diesen oder ihren Stoffwechselprodukten isolierte, einheitliche, chemisch definierte, reproduzierbare Substanz oder deren entweder durch chemische Veränderung oder auf biosynthetischem Weg erhaltenen Derivate mit hemmender, d. h. statischer, degenerativer, lytischer oder abtötender Wirkung gegen pflanzliche oder tierische Mikroorganismen wie etwa Viren, Rickettsien, Bakterien, Actinomyceten, Pilze, Algen oder Protozoen.

2.2. Vorkommen der Antibiotica

Die Fähigkeit zur Antibioticaproduktion ist sehr ungleich über das System der Mikroorganismen verteilt. Von den zwischen 1953–1970 in den USA und Japan entdeckten Antibiotica wurden 85% aus Actinomyceten, 11% aus Pilzen und 5% aus Bakterien isoliert. Insgesamt kennt man heute etwa 2100 Antibiotica aus Actinomyceten, 800 aus Pilzen und 400 aus Bakterien. Diese Zahlen demonstrieren eindeutig die dominierende Stellung der Actinomyceten als Antibioticaproduzenten. Etwa 90% der aus Actinomyceten gewonnenen Antibiotica wurden in *Streptomyces*-Species aufgefunden. Der Rest verteilt sich auf *Nocardia* und *Micromonospora*-Arten. Hier sind besonders Gentamicin und die Gruppe der Rifamycine zu erwähnen. Hervorzuheben ist die Mannigfaltigkeit der chemischen Strukturen der Actinomyceten-Antibiotica.

Aus Eubacteriales wurden etwa 275 und aus Pseudomonales 90 Antibiotika isoliert. Medizinisch von Bedeutung sind die Polypeptid-Antibiotica einiger *Bacillus*-Arten (Gramicidine, Bacitracine).

Von den Ascomyceten sind besonders die Gattungen *Penicillium* und *Aspergillus* wichtig. Aus der Gruppe der Fungi imperfecti sind etwa 270 Antibiotica aus der Ordnung Moniliales bekannt. Eine pharmazeutisch wichtige Gattung ist *Cephalosporium*.

Früher hat man angenommen, daß ein bestimmtes Antibioticum nur in einer eng begrenzten Gruppe verwandter Organismen (Gattung, Art) vorkommt (Spezifitätsregel der Antibioticabildung). Heute kennt man zahlreiche Beispiele, daß ein Antibioticum in verschiedenen taxonomisch weit entfernten Organismen auftritt. Das bekannteste Beispiel sind die β-Lactame, die als typische

Inhaltsstoffe von *Penicillium*- bzw. *Cephalosporium*-Arten betrachtet wurden. Kürzlich wurden jedoch Vertreter dieses Struktur-Typs aus Streptomyceten isoliert.

Ergänzend sei erwähnt, daß auch in Basidiomyceten, Algen, Flechten und in höheren Pflanzen Substanzen antibiotischer Wirkung (in vitro Test) gefunden worden sind. Diese haben jedoch keinen Eingang in die Heilkunde gefunden.

2.3. *Klassifizierung der Antibiotica*

Antibiotica sind Sekundärmetabolite, die nach verschiedenen Prinzipien eingeteilt werden können. So läßt sich die biologische Herkunft, d. h. die taxonomische Stellung des produzierenden Organismus als Kriterium heranziehen. Weitere Einteilungsprinzipien sind das antimikrobielle Spektrum und die molekularbiologischen Wirkungsmechanismen. Man kann z. B. untergliedern in Substanzen, die gegen grampositive oder gramnegative Bakterien oder gegen beide Erregertypen (Breitspektrum-Antibiotica) wirksam sind. Nimmt man den Wirkungsmechanismus als Grundlage, so lassen sich drei wichtige Klassen erkennen: Antibiotica,

— die in die Nucleinsäure- oder Proteinbiosynthese eingreifen
— die die Zellwandbiosynthese beeinflussen
— die die Funktion der Cytoplasmamembran beeinträchtigen.

Häufig werden die Biosynthesewege und damit eng verknüpft die chemischen Strukturen als Basis für eine Klassifizierung zugrunde gelegt. Biogenetisch betrachtet gibt es Antibiotica,

— die sich von Aminosäuren ableiten
— die sich im wesentlichen von Acetat- oder Propionateinheiten ableiten

— die dem Zuckerstoffwechsel entstammen
— die aus dem Purin- und Pyrimidinstoffwechsel hervorgehen.

Gemäß ihrer chemischen Struktur sind die Antibiotica eine außerordentliche heterogene Gruppe von Naturstoffen. Bérdy (1974) hat versucht, alle Antibiotica nach ihrer Struktur in ein System einzugliedern. Er unterscheidet 9 Hauptgruppen, die dann weiter in Subfamilien, Gruppen, Typen und Subtypen unterteilt werden. Bei den Antibiotica, die sich von Aminosäuren ableiten, gibt es z. B. folgende Subfamilien: 1. Aminosäurenderivate, 2. Homopeptide, 3. Heteromere, Peptide, 4. Peptolide, 5. Proteine.

2.4. Nachweis der antibiotischen Wirkung und Standardisierung

Für den Nachweis einer antibiotischen Wirkung gibt es verschiedene Standardmethoden. Bei der Durchführung der prinzipiell einfachen Testmethoden sollten die Versuchsbedingungen strikt eingehalten werden, um die Reproduzierbarkeit zu gewährleisten. Geprüft wird der Einfluß einer Substanz auf das Wachstumsvermögen eines bestimmten Testkeims: es wird also die bakteriostatische Wirkung eines Antibioticums untersucht. Die Wirkung einer zu prüfenden Substanz auf eine bestimmte Bakterienpopulation ist von verschiedenen Faktoren abhängig wie etwa

— der Wachstumsphase der Population
— der eingesetzten Nährböden
— der Antibioticadosierung
— der Dichte der Population und der Wachstumsgeschwindigkeit.

1. *Reihenverdünnungstest:* Dabei wird das Wachstum der Testkeine bei fallenden Konzentrationen des Anti-

bioticums in einem flüssigen Nährboden untersucht. Nach der Bebrütung wird die letzte noch hemmende (bakteriostatische) Konzentration des Antibioticums als sog. minimale Hemmkonzentration (MHK) oder MIC (Minimal Inhibitory Concentration) in μg/ml angegeben. Man kann auch die minimale bactericide Konzentration ermitteln, indem man die Bakterien in unterschiedlichen Konzentrationen einem Antibioticum aussetzt und nach einer festgelegten Bebrütungsdauer die Testkeime in eine wirkstofffreie Nährlösung überträgt und prüft, ob sie hier wieder anwachsen oder nicht.

2. *Plattendiffusionstest:* Zur Durchführung des Testes werden Petrischalen gleichmäßig mit einem Agarnährboden gefüllt. In diese Schicht oder auf die Oberfläche werden die Testbakterien gebracht. Die Testplatten sollten sorgfältig bereitet werden (Agarzusammensetzung, Einsaatdichte des Testkeims, Schichtdicke), um eine quantitative Auswertung zu ermöglichen. Auf eine derartige Platte wird die zu prüfende Lösung aufgebracht, indem sie entweder in ausgestanzte Löcher (Lochplattentest) oder in aufgesetzte Glas- bzw. Metallzylinder (Zylinderplattentest) pipettiert wird. Bei einer dritten Variante läßt man die Testflüssigkeit von Filterpapierscheibchen (Disktest) aufsaugen, die dann auf den Agarnährboden aufgelegt werden. Nach einer bestimmten Bebrütungszeit — meist bei 37 °C — werden Hemmhöfe sichtbar. Der Durchmesser der Hemmzonen ist bei Einhaltung konstanter Versuchsbedingungen dem Logarithmus der Antibioticakonzentration proportional. Die Genauigkeit im Verhältnis zum Arbeitsaufwand ist beim Disktest am größten.

3. *Strichtest:* Hier kann die antibiotische Wirkung Wirkung einer Substanz oder ein Mikroorganismenstamm auf Antibioticabildung geprüft werden. Dabei kann ein ganzes Spektrum von Testorganismen eingesetzt werden, man kann also das Wirkungsspektrum bestimmen. Praktisch geht man so vor, daß ein Strich des auf Antibiotikasynthese zu prüfenden Stammes (z. B. Actino-

Tabelle 2
Definition der Internationalen Einheiten einiger Antibiotica (nach OBERZILL, 1962)

Antibioticum	Definition	Standardsubstanz
Penicillin G	1. I.E. = 1,68·10⁻⁹ Mol Penicillin	Benzylpenicillin-Na mit 1670 I.E./mg
Penicillin V	1 I.E. = 1,68·10⁻⁹ Mol Penicillin	Phenoxymethylpenicillinsäure mit 1695 I,E /mg
Streptomycin	1 I.E. = 1 μg Streptomycinbase	Streptomycinsulfat mit 789 μg Streptomycin base/mg
Chlortetracyclin	1 I.E. = 1 μg Chlortetracyclinhydrochlorid	Chlortetracyclinhydrochlorid
Tetracyclin	1 I.E. = 1 μg Tetracyclinhydrochlorid	Tetracyclinhydrochlorid
Oxytetracyclin	1 I.E. = 1 μg Oxytetracyclin	Oxytetracyclindihydrat mit 972 μg Oxytetracyclinbase/mg
Neomycin	1 I.E. = 1 μg Neomycinbase	Neomycin-B-sulfat mit 726 μg, Neomycin B-base/mg
Erythromycin	1 I.E. = 1 μg Eryrthromycinbase	Erythromycinindihydrat mit 935 μg Erythromycinbase/mg
Chloramphenicol	1 I.E. = 1 μg Chloramphenicol	Chloramphenidcol
Bacitracin	Reines Bacitracin A enthält etwa 72 I.E./mg	Bacitracinpräparat mit 64,5 I.E./mg

mycet) quer über die Platte geimpft wird. Nun wird bis zur optimalen Entwicklung (3—10 Tage) bebrütet. Danach werden quer zu diesem Strich verschiedene Bakterien aufgetragen, und es wird erneut inkubiert. Falls der abgeimpfte Actinomycet ein Antibioticum bildet, wachsen die empfindlichen Testkeime im Bereich des Impfstriches (des Actinomyceten) nicht.

Die Mengenangabe und auch die Dosisangabe eines Antibioticums erfolgen entweder in Gewichtsmengen

(μg) oder in Einheiten. Die Wahl der betreffenden Maßeinheiten ist ganz von der Art des betreffenden Antibioticums abhängig. Für die meisten therapeutisch genutzten Antibiotica sind sog. Internationale Einheiten (I. E.) festgelegt worden. Aus historischen Gründen hat man beim Penicillin ursprünglich sog. Oxford-Einheiten definiert, die dann später auf I. E. umgestellt wurden. Bei chemisch einheitlichen Antibiotica werden die I. E. auf das Gewicht der Substanzen bezogen (Tab. 2).

2.5. Penicilline und weitere β-Lactamantibiotica

Allgemeines

Im British J. exp. Pathology veröffentlichte ALEXANDER FLEMING 1929 seine ersten Ergebnisse über die antibiotische Wirkung eines von einem Schimmelpilz gewonnenen Kulturfiltrats auf grampositive Bakterien. Das wirksame Agens nannte er „Penicillin“. Der produzierende Organismus, zuerst als *Penicillium rubrum* beschrieben, wurde später von Mykologen als *P. notatum* identifiziert. Klinische Versuche wurden erstmals 1941 in England mit einem rohen 3%igen Präparat durchgeführt.

Bald darauf konnte die Struktur dieses neuen Chemotherapeuticums mit der ungewöhnlichen β-Lactamstruktur ermittelt werden. Ab 1944 konnte Penicillin durch submerse Fermentation gewonnen werden und wurde dadurch im kg-Maßstab zugänglich. Der berühmte Stamm NRRL 1951 produzierte 1942 40 μg/ml Penicillin. Durch Mutation und Selektion gelang es, bis 1945 die Ausbeute auf 600 μg/ml zu steigern. Dieser Stamm ist unter der Bezeichnung Wisconsin Q 176 bekannt geworden und diente als Ausgangsmaterial für alle heute in der Welt verwendeten Hochleistungsstämme.

Eine weitere wichtige Gruppe von β-Lactam-Antibiotica sind die Cephalosporine. Nach 1945 isolierte G. BROTZU aus den Abwässern in der Nähe von Cagliaria (Sardinien) einen Pilz (*Cephalosporium*) mit antibiotischer Wirkung gegen grampositive und gramnegative Erreger. Ab 1948 wurden die Arbeiten in Oxford (FLOREY, ABRAHAM) weitergeführt, und es gelang dort die Isolation von fünf Substanzen mit lipophilem Charakter. Zwischen 1953 und 1956 fand man zwei hydrophile, antibiotisch wirksame Substanzen, die als Cephalosporin N (später umbenannt in Penicillin N) und Cephalosporin C bezeichnet wurden.

Halbsynthetische Penicilline und Cephalosporine wurden ab 1960 zugänglich. Seither sind etwa 50000 Verbindungen synthetisiert und eine Reihe davon in die Therapie eingeführt worden. Die β-Lactamantibiotica in genuiner oder modifizierter Form stehen 50 Jahre nach Entdeckung des ersten Vertreters dieser Stoffklasse, mengenmäßig und ökonomisch gesehen, an der Spitze aller Antibiotica.

Vorkommen

Für die industrielle Penicillingewinnung werden ausschließlich die zur *Penicillium chrysogenum*-Serie gehörenden Arten *P. chrysogenum* und *P. notatum* verwendet.

Verschiedene Penicilline (gekennzeichnet durch verschiedene N-Acylseitenketten einschließlich L-α-Aminoadipinsäure) wurden auch bei anderen Penicillium-Arten sowie Vertretern der Gattung *Aspergillus* wie *A. flavus*, *A. nidulans*, *A. oryzae* und den Dermatophyten *Trichophyton* und *Epidermophyton* beobachtet.

Prototyp für die Gewinnung von Cephalosporin C ist *Cephalosporium acremonium*. Vor einigen Jahren wurden Cephalosporine auch in bestimmten *Streptomyces*-Arten gefunden. LEMKE und BRANNON (1972) unterscheiden bei den β-Lactamantibiotica bildenden Organismen den „*Penicillium*"- und den „*Cephalosporium*-Typ". Die erste Gruppe ist in der Lage, die hydrophoben Penicilline einschließlich Isopenicillin N zu bilden. Diese Organismen akkumulieren 6-Aminopenicillansäure. Alle Vertreter des „*Penicillium*-Typs“ sind eukaryotisch. Der „*Cephalosporium*-Typ“ wird von Pro- und Eukaryonten gebildet. Cephalosporine und Penicillin N kommen vergesellschaftet vor. Als N-Acylseitenkette findet man hier die D-α-Aminoadipinsäure. Penicillin N produzierende Organismen bilden keine hydrophoben Penicilline und kein Isopenicillin N.

Interessante neue, einen β-Lactamring enthaltende Verbindungen sind in jüngster Zeit gefunden worden.

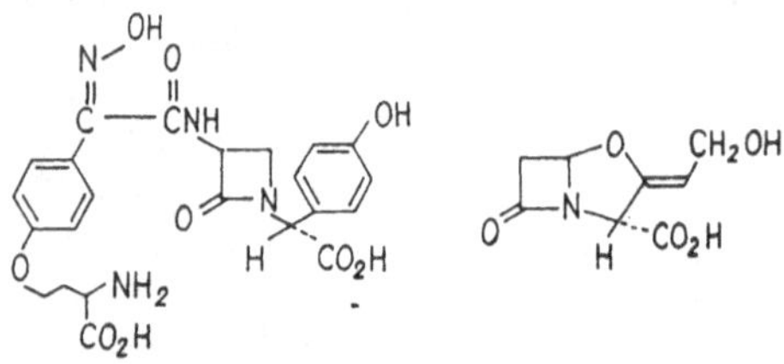

Nocardicin A Clavulansäure

Nocardia uniformis bildet die stereoisomeren Nocardicine A und B. Es sind monocyclische β-Lactamantibiotica mit einer Oximfunktion. Aus *Streptomyces clavuligerus* wurde Clavulansäure, ein potenter β-Lactamasehemmer, isoliert. Einen β-Lactamring enthalten ferner die kompliziert gebauten, cytostatisch wirkenden Bleomycine aus *Str. verticillus.*

Chemie

Penicilline und Cephalosporine sind schwefelhaltige Sekundärmetabolite. Die Penicilline sind durch ein fünfgliedriges Thiazolidinringsystem und die Cephalosporin C-Derivate durch ein Dihydrothiazingerüst charakterisiert. Das gemeinsame Strukturelement beider Gruppen ist ein β-Lactamringsystem. Die Chiralität des β-Lactamringes ist in beiden Verbindungsklassen die gleiche. Der Grundkörper der Penicilline ist die 6-Aminopenicillansäure =

6-APS. Die verschiedenen „Penicilline“ unterscheiden sich durch Variation in der Seitenkette: Säureamidartig über die Aminogruppe ist das heterocyclische Ringsystem mit verschiedenen Acylresten verknüpft (Peni-

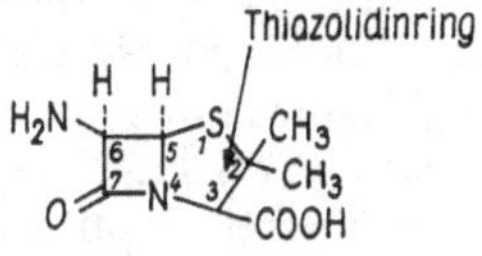

6-Aminopenicillansäure

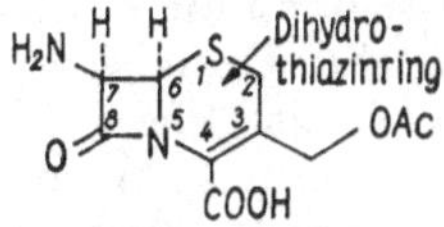

7-Aminocephalosporansäure

cillin G: mit Phenylessigsäure). Bei der Fermentation entstehen verschiedene Penicilline in wechselnden Mengen, in Abhängigkeit vom verwendeten Pilzstamm und der eingesetzten Nährlösung. Eine Übersicht vermittelt Abb. 11.

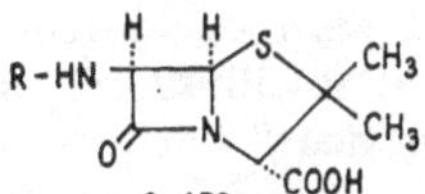

6-APS

N-Acylrest an der 6-APS; R=	Name	Bezeichnung amerikanisch	englisch
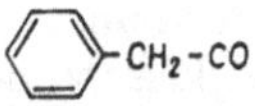	Benzyl-penicillin	Penicillin G	Penicillin II
CH_3-CH_2-CH=CH-CH_2-CO	2-Pentenyl-penicillin	Penicillin F	Penicillin I
CH_3-$(CH_2)_6$-CO	n-Heptyl-penicillin	Penicillin K	Penicillin IV
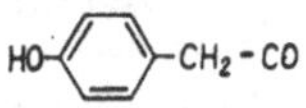	p-Hydroxy-benzyl-penicillin	Penicillin X	Penicillin III
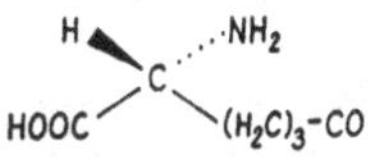	D-4-Amino-4-carboxy-n-butyl-penicillin	Penicillin N = Synnematin B	
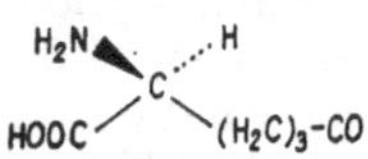	L-4-Amino-4-carboxy-n-butyl-penicillin	Isopenicillin N	

Abb. 11. Natürlich vorkommende Penicilline

Der Grundkörper der Cephalosporin C-Reihe ist die 7-Aminocephalosporansäure = 7-ACS. Bei den natürlich vorkommenden 7-ACS-Derivaten ist der Aminostickstoff immer durch D-α-Aminoadipinsäure acyliert. Die einzelnen Verbindungen unterscheiden sich durch die Substituenten am C-7 sowie am C-3 der Seitenkette. Die bicyclischen Grundskelette der β-Lactamantibiotica werden auch als Penam oder Cepham bezeichnet. Da beim Cephalosporin C in der Position 3 eine Doppelbindung vorliegt, spricht man vom 3-Cephemsystem.

Penicilline sind optisch aktive Monocarbonsäuren, die als freie Säuren unstabil und hygroskopisch sind. Sie werden meist als farblose kristalline und gut wasserlösliche Na- oder K-Salze in den Handel gebracht. Wäßrige Lösungen von Benzylpenicillin zersetzen sich allmählich. Schwermetalle beschleunigen diesen Prozeß. Außerordentlich empfindlich sind die Penicilline gegenüber Basen. Durch Alkali-Einfluß wird der β-Lactamring geöffnet unter Bildung der Penicillosäure. Auch Penicillinase bewirkt die Spaltung des β-Lactamringes, wodurch das Molekül völlig inaktiviert wird. Unter sauren Bedingungen in der Wärme wird Benzyl-penicillin zu D-Penicill-amin (β-Mercaptovalin) gespalten.

Cephalosporin C und die halbsynthetisch gewonnenen 7-ACS-Derivate sind beständige, farblose und kristalline Substanzen. Cephalosporin C war der erste Naturstoff, bei dem ein Dihydrothiazingerüst nachgewiesen werden konnte (Abraham und Newton, 1961). Dieses Antibioticum wird nicht von Penicillinase angegriffen und ist verhältnismäßig säurestabil.

Zur Synthese der halbsynthetischen Penicilline wird die 6-Aminopenicillansäure mit den entsprechenden Chloriden der für die Substitution vorgesehenen Säuren umgesetzt. Die Reaktion läßt sich in einem aprotischen Lösungsmittel (Chloroform) in Anwesenheit einer tertiären Base wie Triäthylamin durchführen. Es werden auch die Azide, andere Halogenide oder gemischte Anhydride zur Acylierung verwendet. Bei Ampicillin ist es erforderlich, die Aminogruppe der Seitenkette intermediär zu schützen. Prinzipiell in der gleichen Weise können die halbsynthetischen Cephalosporine durch Acylierung der 7-ACS gewonnen werden. Zusätzlich besteht hier die Möglichkeit der Gewinnung von 3-Methylderivaten durch Ersatz der Acetoxygruppe.

Biochemie

Penicilline und Cephalosporine sind Peptidantibiotica. Als Grundbausteine fungieren L-α-Aminoadipinsäure, L-Cystein und L-Valin. Der Mechanismus des Einbaus dieser Aminosäuren in die β-Lactame wurde durch Applikation stereospezifisch markierter Verbindungen an *Penicillium*- und *Cephalosporium*-Stämme untersucht (Abb. 12).

Die Kohlenstoffatome der Isopropylgruppe des Valins werden stereospezifisch in das Penam- sowie Cephemgerüst eingebaut, wobei die Konfiguration am C-3 des Valins erhalten bleibt. Beim Penamringsystem liegt das Valin in der D-Form vor. Die unmittelbare Vorstufe ist L-Valin. Beim Einbau findet eine Inversion am α-C-Atom

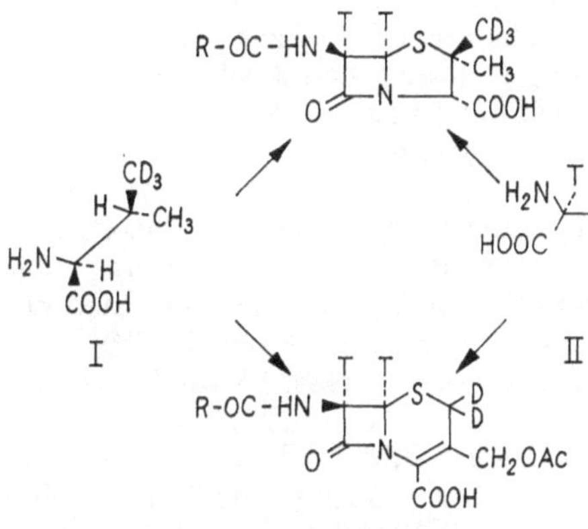

Abb. 12. Einbau von (2S, 3R)-[4,4,4-$^2H_3$]-valin = I sowie (2R, 3R)-[2,3-T_2]-Cystein = II in β-Lactamantibiotica

statt, wobei das Stickstoffatom erhalten bleibt. Nach Fütterung von D-Valin wird das Kohlenstoffgerüst inkorporiert, das N-Atom geht verloren. Die zweite am Aufbau des β-Lactamgerüsts beteiligte Aminosäure ist Cystein. In α-Stellung deuteriertes bzw. tritiertes Cystein ergab in C-6 markiertes Penicillin. Dadurch ist eine α, β-Dehydrocysteinzwischenstufe ausgeschlossen. Bei der Penicillin- und Cephalosporinsynthese wird 3-pro-S-Wasserstoff des Cysteins ausgebaut und der 3-pro-R-Wasserstoff bleibt erhalten. Somit ist gesichert, daß die β-Lactamantibiotica unter Erhaltung der Konfiguration am β-C-Atom des Cysteins gebildet werden.

Intensiv wurde in den letzten 20 Jahren nach Zwischenstufen gesucht. Als Schlüsselverbindung wird dabei das sog. „Arnstein-Tripeptid" angesehen. Es handelt sich um δ-(L-α-Aminoadipyl)-L-cysteinyl-D-valin (ACV), welches in *Penicillium-* und *Cephalosporium*-Arten vorkommt. Rohenzymextrakte von *Penicillium* katalysieren den Einbau von Aminosäuren in ACV. Ein zellfreies System von *Cephalosporium* setzt als Substrate ein Gemisch von δ-(L-α-Aminoadipyl)-L-cystein und D, L-Valin in ACV um. Aus dem gleichen Pilz wurden Rohenzymextrakte gewonnen, die ACV in Isopenicillin N einbauen. Isopenicillin N ist offenbar auch hier das erste Produkt in der Biosynthesekette mit einer β-Lactamstruktur. Interessanterweise konnte bislang genuin bei *Cephalosporium* nur Penicillin N gefunden werden.

Isopenicillin N-(2β-T) sowie 6-Aminopenicillansäure-(2β-T) werden in Gegenwart von Phenylacetyl-CoA in Benzylpenicillin umgewandelt. Die Acylierung der 6-Aminopenicillansäure durch CoA-Derivate verschiedener Säuren, z. B. Phenylessigsäure und Phenoxyessigsäure, katalysiert durch eine Acyltransferase, ist wiederholt beschrieben worden.

Der Mechanismus der Dihydrothiazinbildung bei Cephem-Derivaten ist noch unbekannt. So könnte Cephalosporin C durch Ringerweiterung von Penicillin N oder ausgehend von einem monocyclischen β-Lactam, bei dem eine Methylgruppe des Valylrestes zur CH_2OH-Gruppe oxidiert wurde, gebildet werden (Abb. 13). Die Finalschritte der Cephalosporin C-Synthese wurden durch Tracer- und Mutantenuntersuchungen geklärt. Deacetoxycephalosporin C wird zu Deacetylcephalosporin C hydroxyliert und nachfolgend durch Acetyl-CoA in Cephalosporin C überführt (Abb. 14).

Die Regulation der an der β-Lactamantibioticabildung beteiligten Aminosäuren, die drei verschiedenen Stoffwechselwegen entstammen, und ihre Beziehungen zur Sekundärstoffsynthese sind intensiv untersucht worden. Lysin und Benzylpenicillin können als Endprodukte einer verzweigten Biosynthesekette betrachtet werden, in denen α-Aminoadipinsäure (α-AA) als „branchpoint" anzusehen ist. Füttert man in der Idiophase an einen Penicillin bildenden Stamm Lysin, so wird die Ak-

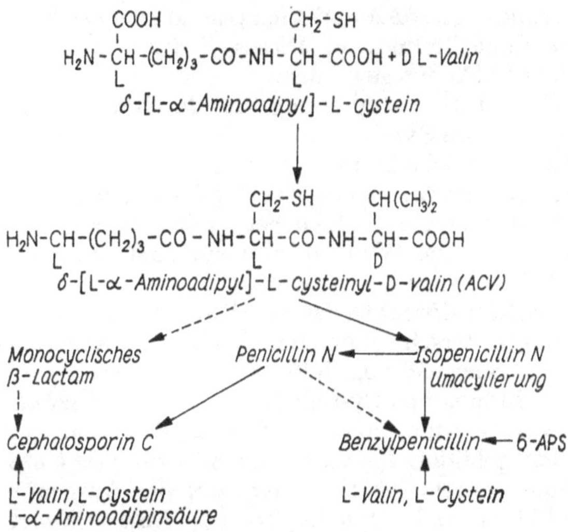

Abb. 13. **Biosyntheseweg der Penicilline und Cephalosporine**
→ nachgewiesene Reaktion — — → hypothetischer Reaktionsweg
. . . → keine Umsetzung

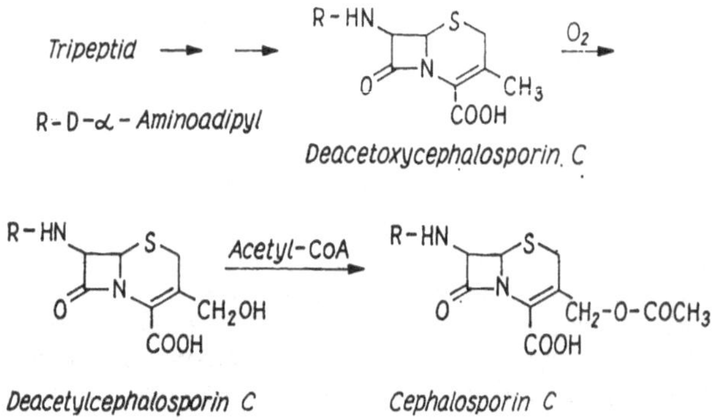

Abb. 14. **Finalschritte der Cephalosporin C Biosynthese**

tivität des Eingangsenzyms des „Lysin-pathway" der Homocitrat-Synthetase stark herabgesetzt. Es kommt zu einer Verarmung an α-AA und nachfolgend zu einer Hemmung der Penicillinbildung. Dieses Phänomen ist als „Lysineffekt" bekannt geworden.
Der erste Schritt der Valinbildung wird durch das Enzym Acetohydroxysäure-Synthetase katalysiert und unterliegt auch bei Penicilliumstämmen der Feedbackhemmung. Bei Hochleistungsmutanten fand man, daß diese wesentlich weniger empfindlich bei Valingabe reagieren und im Gegensatz zu Wildstämmen nur eine Bindungsstelle für Valin besitzen.

Der Schwefelstoffwechsel ist bei *Penicillium* und *Cephalosporium* unterschiedlich. Bei *Penicillium* wird vorzugsweise der Schwefel von Sulfat via Sulfit und S^{2-} auf Serin unter Bildung von Cystein übertragen. Bei *Cephalosporium* wird Cystein ausgehend von Methionin via Cystathionin gebildet. Methioninzugabe zum Fermentationsmedium steigert bei *C. acremonium* die Ausbeuten an Penicillin N und Cephalosporin C. Eine optimale Antibioticasynthese findet statt, wenn der „Effektor" vor der Fermentation oder in der Idiophase in einer Konzentration von 0,5% zugegeben wird. D-Methionin verursacht neben der Stimulation der β-Lactamsynthese eine Reihe von metabolischen und morphologischen Veränderungen des *C. acremonium*-Mycels. Der bei *Cephalosporium* nachgewiesene „Methionineffekt" ist bei der Bildung der hydrophoben Penicilline in *Penicillium*-Arten nicht beobachtet worden.

Gewinnung

Penicillin wurde anfänglich durch Oberflächenkultur in sog. Penicillinflaschen gewonnen, von denen manchmal 500000 in einer Fabrik gleichzeitig bebrütet wurden.

Heute wird nur noch nach dem Submersverfahren gearbeitet. Als Substrate im Fermentationsmedium dienen Maisquellwasser (corn steep liquor) mit Zusätzen von Sojaschrot, Hefeautolysat, Pepton o. ä. Als C-Quelle wird häufig Lactose verwendet, oder es wird Glucose in kleinen Portionen während der Fermentation zugegeben. Beim Submersverfahren lassen sich Tropho- und Idiophase unterscheiden. Die Fermentationstemperatur liegt zwischen 24—27 °C, die Fermentationszeit zwischen 72 und 150 h. In der Produktionsphase benötigt man 0,3—1,0 Volumen Luft/Volumenteil Nährlösung. Zugabe von oberflächenaktiven Substanzen fördert die Penicillinbildung. Der Anfangs-pH-Wert beträgt 6,0. Produktionsfermenter haben ein Fassungsvermögen zwischen 50000—200000 Liter. Die nach Mutation selektierten farbstoffarmen Hochleistungsstämme von *Penicillium chrysogenum* bilden 25—30 g Penicillin/l Nährlösung. Penicillin wird während der Fermentation völlig in die Nährlösung ausgeschieden.

Nach Beendigung der Fermentation wird das Mycel über Filterpressen oder Drehfilter unter Einsatz von Filterhilfsmitteln (Kieselgur) abgetrennt. Zur Aufarbeitung wurde anfänglich Penicillin durch Adsorption an Aktivkohle angereichert. Heute wird Penicillin vorrangig durch Flüssig-Flüssig-Extraktion gewonnen. Nach Ansäuern auf pH 1,5—2 läßt sich Penicillin G als Monocarbonsäure mit Butylacetet oder Amylacetat gut extrahieren. Aus der organischen Phase kann das Penicillin bei pH 7—8 wieder in die wäßrige Phase überführt werden. Anschließend besteht die Möglichkeit zur Lyophilisation.

Schon 1943 wurde in Peoria (USA) der fördernde Einfluß von Maisquellwasser auf die Penicillinbildung erkannt. Seitdem ist corn steep liquor unentbehrlicher Bestandteil der Penicillinproduktion. Die stimulierende Wirkung ist u. a. auf den Gehalt an α-Aminoadipinsäure sowie Phenylessigsäure zurückzuführen; jedoch muß man feststellen, daß dieser Komplex noch nicht restlos geklärt ist. Zusätze von aliphatischen oder arylaliphatischen Carbonsäuren zur Nährlösung werden vom Pilz zur Acylierung verwendet. Mit dieser Zufütterung von Seitenkettenvorstufen, einer Art „gelenkter Fermentation", gelang es, zahlreiche neue Penicilline zu gewinnen. Von Bedeutung ist das nach Zusatz von Phenoxyessigsäure erhaltene Phenoxymethyl-penicillin = Penicillin V (Brandl und Margreiter, 1954). Es war das erste magensaftresistente, oral anwendbare Penicillin.

Cephalosporin C wird mittels geeigneter Stämme von *C. acremonium* gewonnen. Die Fermentationsbedingungen ähneln denen der Penicillinherstellung. Allerdings sind die Ausbeuten wesentlich geringer als in der Penicillinreihe und betragen etwa 1—2 g/Liter. Eine starke Belüftung fördert die Cephalosporin C-Bildung. Bei geringer Belüftungsrate reichert sich Penicillin N an. Eine gelenkte Fermentation und ein Ersatz des α-Aminoadipylrestes durch andere Säuren zur Gewinnung neuer Cephalosporine ist bislang nicht gelungen.

Der Grundkörper der Penicilline, die 6-APS, wird in geringer Ausbeute in precursorfreier Nährlösung gebildet und ist praktisch antibiotisch unwirksam. Halbsynthetische Penicilline wurden ab 1960 in großem Stil zugänglich, als es gelang, die 6-APS technisch rationell herzustellen. Jährlich werden viele Tonnen gewonnen und acyliert. Man geht dabei von fermentativ gewonnenen Penicillinen aus, vornehmlich Penicillin G, die hydro-

N-Acylrest an der 6-APS; R=	*Name*	*Wirkungsspektrum -Sonstiges-*
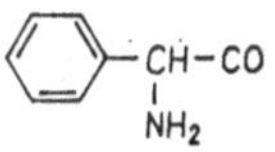	*Ampicillin [(D-α-Aminobenzyl)-penicillin]*	*Breitspektrum or. W. (+); Pen. st. (-)*
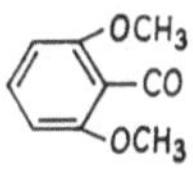	*Methicillin [2,6-Dimethoxyphenyl-penicillin]*	*grampositive Kokken or. W. (-); Pen. st. (+)*
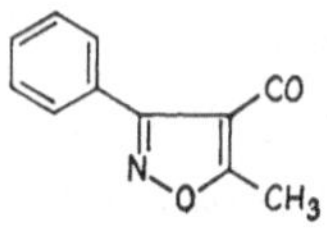	*Oxacillin [(5-Methyl-3-phenyl-4-isoxazolyl)-penicillin]*	*grampositive Erreger; or. W. (+), speziell Penicillinase bildende Staphylokokken*
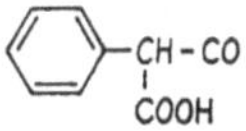	*Carbenicillin [DL-α-Carboxybenzyl-penicillin]*	*Breitspektrum; besonders gegen Proteus und Pseudomonas or. W. (+); Pen. st. (-)*

or. W. = orale Wirksamkeit, Säurestabilität
Pen. st. = Penicillinasestabilität

Abb. 15. **Therapeutisch wichtige halbsynthetische Penicilline**

lytisch gespalten werden. Die Hydrolyse kann auf chemischem Wege („Delfter-Verfahren") oder enzymatisch erfolgen.

Bei der enzymatischen Spaltung gibt es zwei Varianten. Ein Amidasetyp findet sich bei Pilzen, Actinomyceten und Hefen. Es handelt sich um ein extracelluläres Enzym, das vorwiegend Pentyl-, Heptyl- und Phenoxymethylpenicillin entacyliert. Optimale Ausbeuten lassen sich bei 50°C und pH 10 erzielen. Bei Bakterien ist das Enzym ziemlich fest an die Zellwand gebunden. Beim sog. „Elberfelder Verfahren" wird eine Lösung von Penicillin G einige Stunden bei pH 7,5 mit abgetöteten Zellen eines geeigneten *E. coli*-Stammes inkubiert. Durch Ex-

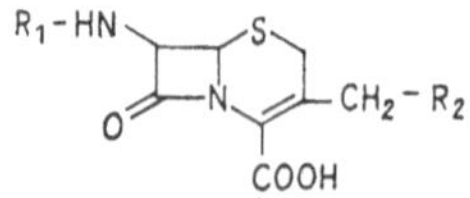

Seitenketten R_1 und R_2	Name	Wirkungsspektrum - Sonstiges -
R_1: 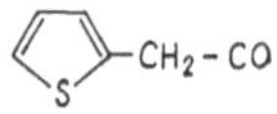 R_2: OAc	*Cephalothin*	*Breitspektrum: bes. Str. aureus; Str. pyogenes; Str. pneumoniae. Säurest. (+); Pen.st. (+)*
R_1: 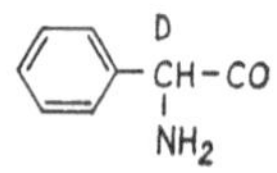 R_2: OAc	*Cephaloglycin*	*Breitspektrum; säurest. (+); Pen.st. (+) oral anwendbar*
R_1: 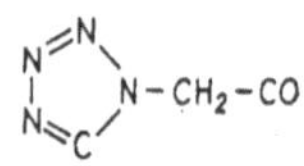 R_2: 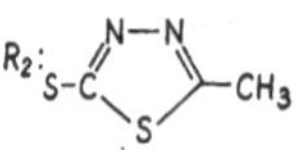	*Cephazolin*	*Breitspektrum. Hohe Blutspiegelwerte. Säurest. (+) Pen. st. (+)*

säurest. = säurestabil
Pen. st. = Penicillinasestabilität

Abb. 16. Therapeutisch wichtige halbsynthetische Cephalosporine

traktion mit Butylacetat bei pH 2 entfernt man die Phenylessigsäure. Stellt man den pH-Wert auf 4,3 ein, so kristallisiert spontan die 6-APS.

Keine Amidasen sind bislang bekannt geworden, die in effizienter Weise die Seitenkette von Cephalosporin C abspalten. So ist man hier auf chemische Methoden angewiesen, um die 7-Aminocephalosporansäure zu erhalten. Es besteht ferner die Möglichkeit, auf chemischem Wege Penicilline in Cephem-Derivate zu überführen.

Anwendung

Penicillin G zählt heute noch zu den wichtigsten Antibiotica. Auf Grund seiner außerordentlich geringen Toxizität kann es in extrem hohen Dosen angewandt werden. Im wesentlichen ist es wirksam gegen grampositive Erreger und wird vornehmlich zur Bekämpfung von Staphylokokken-, Streptokokken-, Pneumokokken-, Meningokokken- und Gonokokkeninfektionen eingesetzt. Benzylpenicillin wird meist als Na- oder K-Salz parenteral appliziert. Procainpenicillin besitzt Depotwirkung. Oral verwendbar ist Penicillin V sowie eine Reihe von semisynthetischen Penicillinen (u. a. Ampicillin, Oxacillin) (Abb. 15). Penicillin wird durch Penicillinase bildende Bakterien inaktiviert. Dieses Enzym spaltet hydrolytisch den β-Lactamring unter Bildung der unwirksamen Benzylpenicillosäure. Penicilline mit verbesserter enteraler Resorption sind Phenethicillin und Propicillin. Gegen Staphylokokkenpenicillinase stabile Penicilline sind Methicillin und die Reihe der Isoxazolylpenicilline (z. B. Oxacillin). Der Prototyp der Breitspektrumpenicilline ist das Ampicillin. Es ist wirksam gegen gramnegative Stäbchen sowie gramnegative und grampositve Kokken. Carbenicillin eignet sich zur Bekämpfung von Pseudomonas-Infektionen und zur Behandlung von Harnwegsinfektionen.

Die halbsynthetischen Cephalosporine (Abb. 16) sind Breitspektrumantibiotika und im allgemeinen auch wirksam gegen penicillinasebildende Staphylokokken. Sie zeigen kaum Kreuzallergie mit Penicillinen. Sie sind säurestabil. Aber nur Cephalexin und Cephaloglycin können peroral verabreicht werden, da sie aus dem Magen-Darmtrakt gut resorbiert und hohe Blut- sowie Urinspiegel-Werte erreicht werden. Cephalothin und Cephaloridin sind hochwirksam gegen *Str. aureus*, *Str. pyogenes* sowie *Str. pneumoniae* und sind aktiv gegen *E. coli*, *Proteus* und *Klebsiella*. Häufig werden Cephalosporine zur Behandlung schwerer bakterieller Infekte mit unbekannten Erregern verwendet. Gut geeignet sind Cephalosporine zur Behandlung von Harnwegsinfektionen und können als eine wertvolle Ergänzung bzw. Alternative zu den Aminoglykosidantibiotica betrachtet werden.

2.6. *Streptomycin und weitere Aminoglykosid-Antibiotica*

Allgemeines

An der Rutgers Universität in New Jersey, USA hat sich S. A. WAKSMAN viele Jahre mit den Actinomyceten beschäftigt. Angeregt durch die Entdeckung des Penicillins, prüfte sein Laboratorium im 2. Weltkrieg die aus Bodenproben isolierten Streptomyceten auf eine mögliche antibiotische Wirkung. Im Jahre 1943 gelang der Nachweis eines antibakteriell wirkenden Stoffes, des Streptomycins, im Kulturfiltrat von *Streptomyces griseus*. Dies war der erste Vertreter der sog. Aminoglykosid-Antibiotica. Man kennt etwa sieben klinisch wichtige Antibiotica dieser Verbindungsklasse: Streptomycin, Neomycin, Kanamycin, Paramomycin, Gentamicin,Tobramycin und Spectinomycin.

Neomycin wurde ebenfalls im Arbeitskreis von WAKSMAN 1949 als Stoffwechselprodukt von *Str. fradiae* aufgefunden. In Japan isolierten H. UMEZAWA et al. 1957 das Kanamycin aus *Str. kanamyceticus*-Kulturfiltraten. Ein aus Columbien stammender Streptomycet bildet das Paramomycin, welches 1959 in den USA erstmalig nachgewiesen wurde. Gentamicin — ein basischer Antibiotica-Komplex — konnte 1963 durch WEINTRAUB et al. aus Kulturfiltraten von *Micromonospora purpurea* gewonnen werden.

Tobramycin ist die wichtigste Komponente eines sieben Substanzen umfassenden Aminoglykosid-Komplexes (Nebramycin), der aus dem Kulturfiltrat von *Str. tenebrarius* 1967 isoliert wurde.

Vorkommen

Typische Produzenten von Aminoglykosid-Antibiotica sind verschiedene Vertreter der Gattung *Streptomyces*. Als einzige Nicht-Streptomyceten sind offenbar *Micromonospora*-Stämme in der Lage, Aminoglykoside (Mannosido-streptomycin, Neomycin B, Gentamicin-Komplex) zu bilden.

Chemie

Die Aminoglykosid-Antibiotica sind basische Oligosaccharide. Charakteristisch für diese Verbindungsklasse ist ein Cyclohexanring mit basischen äquatorialen Substituenten in den Stellungen 1 und 3 sowie Hydroxy-Substituenten in den Stellungen 4, 5 und 6.

Im Streptomycin ist der basische Grundkörper, der zwei Guanidin-Reste enthält, das Streptidin, glykosidisch mit

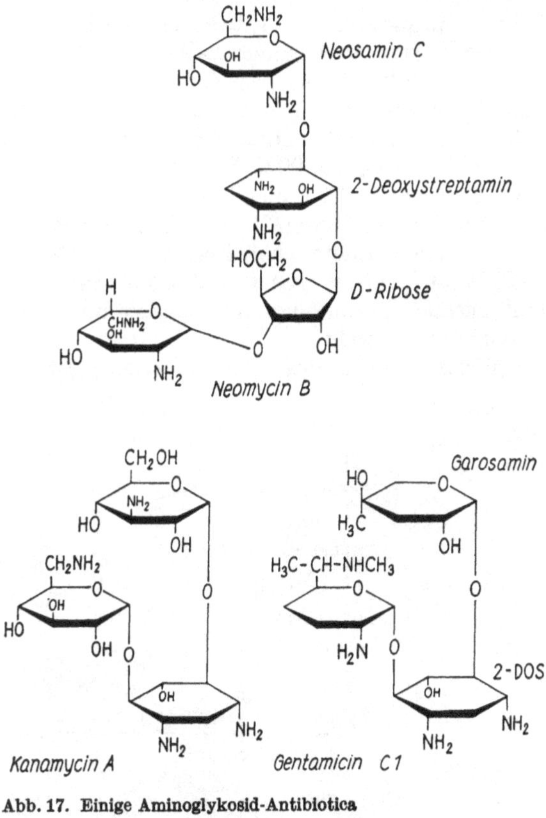

Abb. 17. Einige Aminoglykosid-Antibiotica

Streptobiosamin berbunden. Bei der Hydrolyse dieses Disaccharids entstehen Streptose und L-N-Methylglucosamin. Meist wird therapeutisch das amphotere Sulfat des Streptomycins eingesetzt. Bestimmte Streptomyceten Stämme bilden neben Streptomycin das Mannosidostreptomycin und Hydroxystreptomycin. Dihydrostreptomycin ist ein Naturprodukt, wird aber meist durch katalytische Hydrierung gewonnen. Dabei wird die Aldehydgruppe der Streptose zur Hydroxymethylgruppe reduziert.

Die übrigen Aminoglykosid-Antibiotica besitzen als charakteristisches Strukturelement 2-Desoxystreptamin (2-DOS). „Neomycin“ ist ein basisches wasserlösliches Oligosaccharidgemisch. Es ließ sich in drei Komponenten zerlegen. Das im Handel befindliche Neomycin (als Sulfat) ist eine Mischung aus 90% Neomycin B und 10% Neomycin C. Framycetin ist reines Neomycin B.
Die Tetrasaccharide Neomycin B und C unterscheiden sich nur in einem asymmetrischen Zentrum am C-5 des Neosamin-Teils. Chemisch nahe verwandt mit dem „Neomycin“ ist das „Paramomycin“, das aus mindestens sechs Komponenten besteht.

Die Hauptkomponente des „Kanamycins“ ist das

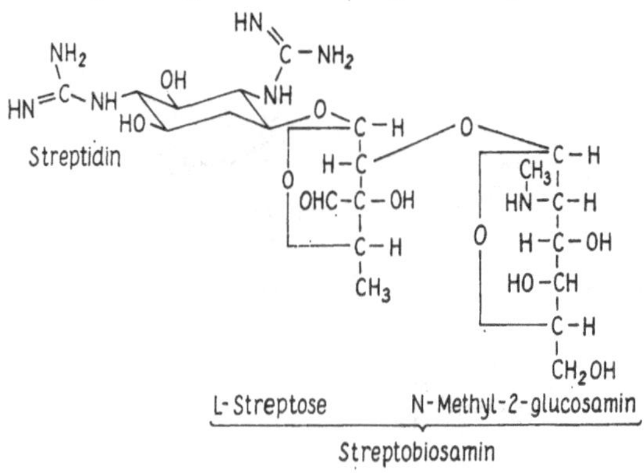

Streptomycin

Kanamycin A. Es besteht aus 2-DOS, 3-D-Glucosamin und 6-D-Glucosamin. Im Gegensatz zu den Neomycinen und Paramomycinen liegt hier ein 4,5-disubstituiertes 2-DOS-Antibioticum vor.

„Gentamicin" besteht aus einer Reihe nahe verwandter Verbindungen. Es sind Trisaccharide, die neben 2-DOS und Garosamin die sog. Purpurosamine enthalten. Das Gentamicin des Handels besteht aus einem Gemisch von 40% Gentamicin C_1, 40% Gentamicin C_2 und 20% Gentamicin C_{10}.

Eine tricyclische Struktur besitzt das Spectinomycin.

Biochemie

Die Bausteine der Aminoglykosid-Antibiotica entstammen dem Zuckerstoffwechsel. Die zum Teil sehr ungewöhnlichen Strukturen der am Aufbau beteiligten Zucker haben die Aufklärung der einzelnen Reaktionsschritte lange Zeit erschwert.

Nach Fütterung von radioaktiv markierter Glucose ist im wesentlichen der Streptose- und der N-Methylglucosamin-Teil des Streptomycins markiert. Appliziertes N-Methylglucosamin wird ebenfalls inkorporiert. Als Aminogruppendonator für Glucosamin kann Glutamin fungieren. L-Methionin liefert die N-CH_3-Gruppe von N-Methyl-2-L-glucosamin. Streptose, eine 5-Deoxy-pentose, trägt am C-3 eine Formylgruppe. Die Bildung von dTDP-Dihydrostreptose, ausgehend von dTDP-D-Glucose, erfordert drei Enzyme. Dihydrostreptomycin ist eine normale Zwischenstufe der Biosynthesekette und wird zum Streptomycin oxidiert. Die Streptidinbiosynthese wurde eingehend von WALKER untersucht. Dabei wird D-Glucose-6-phosphat via L-meso-Inosit-1-phosphat in zwei analogen Reaktionsfolgen, von denen jede fünf enzymatische Schritte einschließt, zu Streptidin-6-phosphat umgesetzt. Im Laufe dieser Reaktionssequenz überträgt eine Amidinotransferase den Amidin-Rest des Arginins auf die NH_2-Gruppe des Inosamins.

In welcher Weise die drei „Zucker" zum Streptomycin verknüpft werden, ist noch nicht völlig geklärt. Auf Grund enzymatischer Untersuchungen wird angenommen, daß ein Pseudo-Disaccharid, das 0-α-L-Dihydrostreptose-(1→4)-streptidin-6-phosphat das erste Intermediäre der Dihydrostreptomycinbiosynthese darstellt. Das C-3-Atom der Glucose liefert das C-Atom der Aldehydgruppe. Nach Applikation von D-[6-^{13}C]-Glucose an *Str. fradiae* wurde das gebildete Neomycin ^{13}C-NMR-spektroskopisch untersucht: Markiert war das C-6 des Neosamin-Teils, das C-5 des Riboserestes sowie das C-2 Atom des Desoxystreptamins. Myo-[2-^{14}C]-Inosit wird nicht in den Neomycinkomplex eingebaut. Offenbar verläuft die Bildung

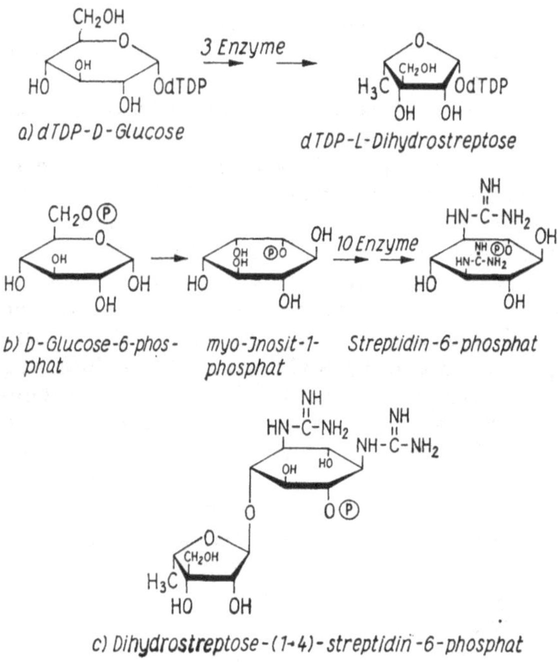

Abb. 18. Verschiedene Schritte der Streptomycinbiosynthese

des 2-Deoxy-streptamins nach einem anderen Mechanismus als die Streptidinbiosynthese bei *Str. griseus.*

Im Gentamicin C_1 werden die beiden -C-CH_3- sowie -N-CH_3-Gruppen intakt von Methionin geliefert, wie Versuche mit L-[$^{14}CH_3$]-Methionin bzw. L-[Methyl-$^2H_3$]-Methionin ergaben.

Von verschiedenen Antibiotica produzierenden Mikroorganismen wurden Mutanten erhalten, die im Gegensatz zur Ausgangsform nicht mehr in der Lage sind, das Endprodukt (fertiges Antibioticum) zu bilden. Häufig werden bei diesen Mutanten Zwischenstufen in das Medium ausgeschieden, da das entsprechende Sekundärstoff-Enzym, welches das Intermediärprodukt als Substrat nutzt, „blockiert" ist. Mit Hilfe dieser geblockten Mutanten konnten wertvolle Aufschlüsse über die Sequenz von Biosyntheseketten erhalten werden. Die „geblockten" Antibiotica-Mutanten, die nach Zufütterung eines entsprechenden Precursors das Endprodukt wieder synthetisieren, werden „idiotroph" genannt. Da die Spezifität der entsprechenden Enzyme meist nicht sehr groß ist, können auch Analoga verfüttert werden, und man erhält schließlich neuartige Antibiotica. Diese Technik wird als „Mutasynthesis" bezeichnet. So wurden bislang Analoga von Neomycin (Hybrimicine), Ribostamycin („unfertiges" Neomycin) sowie Kanamycin erhalten. Von *Str. griseus* sind Mutanten bekannt, die nur nach Gabe von Streptidin Streptomycin bilden. Beim Neomycin-Produzenten *Str. fradiae* gibt es Stämme, die nur nach Streptamin-Fütterung Neomycine bilden. Auf Grund der Untersuchungen mit geblockten Mutanten scheint bei *Str. fradiae* folgender Biosyntheseweg vorzuliegen:

2-DOS → Neamin → Ribostamycin → Neomycin.

Gewinnung

In der Produktion werden meist besonders selektierte Stämme von *Streptomyces griseus* eingesetzt. Es sind aber auch andere *Streptomyces*arten bekannt, welche Streptomycin bilden können. Nach Möglichkeit werden zur Fermentation eisenfreie Behälter von 50000—150000 Liter Inhalt verwendet. Die beste C-Quelle ist Glucose. Dieser Zucker wird auch in Kombination mit Fetten und Ölen eingesetzt. Weniger geeignet sind Oligo- und Polysaccharide. Zur ausreichenden N-Versorgung dienen Sojabohnenmehl oder Destillationsrückstände. Komplettiert wird eine optimale Nährlösung durch Zugabe von Salzen, wie $MgSO_4$, $CaCl_2$ und KH_2PO_4. Die Fermentationstemperatur liegt zwischen 27 bis 29 °C. Der Anfangs-pH-Wert liegt zwischen 7 und 8. Die Fermentation verläuft in drei Phasen: Wachstum, Reifung und Alterungsphase. Nach 4—7tägiger Fermentation werden Ausbeuten zwischen 10—12 g/l Streptomycin erzielt. Heute stehen für die Produktion aktinophagenresistente Stämme zur Verfügung. Als wertvolles Nebenprodukt wird bei der Streptomycin-Fermentation Vit B_{12} gebildet. Es wird entweder rein isoliert, oder das Rohmycel wird als Futtermittelzusatz verwendet.

Auf ähnliche Weise wird Neomycin fermentativ gewonnen. Interessanterweise können die Ausbeuten durch Zugabe pflanzlicher Wuchsstoffe, wie p-Chlorphenoxyessigsäure, 3-Indolylessigsäure sowie geringer Mengen Methanol und Äthanol gesteigert werden.

Kanamycine werden besonders auf Substraten, die Stärke, Rohrzucker sowie Sojabohnenmehl enthalten, gewonnen. Durch Zugabe geringer Mengen $ZnSO_4$ und $FeSO_4$ wird das therapeutisch wichtige Kanamycin A bevorzugt gebildet (gelenkte Fermentation).

Die Isolation der Aminglykosid-Antibiotica aus den Kulturfiltraten erfolgt heute meist unter Verwendung von Kationenaustauschern, die anschließend mit verdünnter Säure eluiert werden.

Struktur-Wirkungsbeziehungen von Streptomycin und der 2-Deoxystreptamin enthaltenden Antibiotica sind besonders in den letzten 10 Jahren untersucht worden. Die Modifikation der Ausgangsverbindung erfolgte entweder mikrobiell oder auf chemischem Wege (Price et al. 1974). 2-DOS selbst ist nicht antimikrobiell wirksam. Die gleichzeitige Anwesenheit von Glykosiden in 4,5- oder 5,6-Stellung von 2-DOS ist für die antibakterielle Wirkung unerläßlich.

Von praktischer Bedeutung ist das halbsynthetisch gewonnene Amikacin. Es ist ein Kanamycin A-Derivat, bei dem die NH-Gruppe am C-1 der 2-DOS-Gruppe durch γ-Amino-α-hydroxybuttersäure acyliert wurde.

Anwendung

Streptomycin ist aktiv gegen Mycobakterien, viele gramnegative Bakterien sowie einige Staphylokokken. Das Spektrum der therapeutischen Anwendung hat sich im Laufe der Zeit verringert. Die Ursache liegt im häufigen Auftreten von resistenten Keimen. Im wesentlichen wird Streptomycin heute zur Bekämpfung der Tuberkulose in Verbindung mit anderen Tuberkulostatica eingesetzt.

Das antibiotische Wirkungsspektrum der Neomycine umfaßt vor allem gramnegative Bakterien einschließlich der Salmonellen sowie zum Teil auch *E. coli* und *Proteus*-Arten. Wirksamkeit besteht auch gegen *M. tuberculosis*-Stämme. Da dieses Antibioticum peroral praktisch nicht resorbiert wird, eignet es sich zur Bekämpfung von Infektionen des Verdauungstraktes. Weiterhin wird es lokal in Salben und Pudern zur Behandlung von Haut- und Schleimhaut-Infektionen eingesetzt.

Kanamycin dient zur Bekämpfung schwer beeinflußbarer *Proteus*-Infektionen.

Gentamicin ist aktiv gegen *E. coli*, *Proteus*-Arten, *Klebsiella*, Salmonellen, aber besonders gegen *Pseudomonas aeruginosa*. Auch gegen grampositive Erreger ist es wirksam. Gentamicin wird meist eingesetzt zur Behandlung schwerer Infektionen, die durch gramnegative Erreger hervorgerufen werden: Infektionen der Harn- und Atemwege, Sepsis, insbesondere nach schweren Wundinfektionen.

An Nebenwirkungen werden bei der Anwendung der Aminoglykosid-Antibiotica das Auftreten von Innenohrschäden sowie gelegentlich Nephrotoxizität beobachtet.

2.7. *Chloramphenicol*

Allgemeines

Chloramphenicol wurde in den USA 1947 von zwei Arbeitsgruppen unabhängig voneinander als Stoffwechselprodukt von Streptomyceten entdeckt. Die beiden produzierenden Stämme erwiesen sich als identisch. Der eine aus einer Bodenprobe aus der Umgebung von Caracas isolierte Actinomycet wurde als *Streptomyces venezuelae* bezeichnet. Die Struktur des neuen Antibioticums wurde 1949 durch Abbau und Synthese ermittelt.

Chemie

Chloramphenicol war der erste Naturstoff, bei dem eine Nitrogruppe sowie Chloratome nachgewiesen wurden. Im Molekül liegt eine 2-Acylamino-propandiol-Gruppierung mit zwei asymmetrischen C-Atomen vor, die mit einem p-Nitrophenyl-Rest verknüpft ist. Vier Stereoisomere sind möglich. Die beiden erythro-Isomere sind biologisch inaktiv. Das L(+)-Isomere ist weniger als 0,5% so aktiv wie die natürlich vorkommende D(—)-threo-Form. Chloramphenicol ist das D(—)-threo-2-Dichloracetamino-1-(p-nitrophenyl)-propandiol-(1.3). Es kristallisiert in farblosen Plättchen sowie in feinen Nadeln. Dieses Antibioticum zeichnet sich durch große Stabilität aus und besitzt einen außerordentlich bitteren Geschmack. Oral wird es meist in Form von Dragees oder Kapseln verabreicht. Für Chloramphenicol sind eine Reihe von wirtschaftlichen Totalsynthesen ausgearbeitet worden. Daher wird dieses Antibioticum fast völlig auf synthetischem Wege gewonnen. Mikrobielle Verfahren spielen zur Zeit eine untergeordnete Rolle.

Biochemie

Das Phenylpropangerüst des Chloramphenicols entstammt dem Shikimsäureweg. Phenylalanin, Tyrosin sowie p-Nitrophenylserinol sind keine unmittelbare Antibioticumvorstufen. Die Verzweigungsstelle für die Chloramphenicolbildung ist die Chorisminsäure. Die Bildung von p-Aminophenylalanin ist offenbar der erste pathway-spezifische Schritt. Eine entsprechende Arylamin-Synthetase konnte kürzlich nachgewiesen werden. Anschließend erfolgt die Hydroxylierung zum p-Amino-

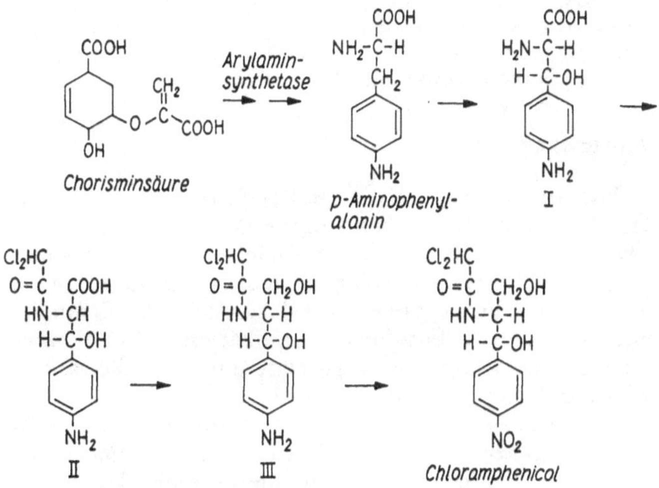

Abb. 10. **Möglicher Biosyntheseweg von Chloramphenicol**

phenylserin (I). Der nächste Schritt ist die Einführung der Dichloracetylgruppe unter Bildung von II. Nachfolgend wird die Carboxylgruppe zur Hydroxymethylgruppe reduziert → III. Die Oxidation der Aminogruppe komplettiert die Chloramphenicolbildung. Die exakten Mechanismen der Einführung der Chloratome sowie der Nitrogruppe sind unbekannt.

Gewinnung

Bei der mikrobiellen Herstellung von Chloramphenicol wird *Str. venezuelae* eingesetzt. Die Fermentation wurde in Tanks von

50000—100000 Liter Inhalt vorgenommen. Maltose, Stärke, Glycerin sowie Fleischextrakt, Pepton sind übliche Nährlösungsbestandteile.

Die Hauptfermentation bei 24—28 °C ist nach etwa 76 h abgeschlossen. Die Ausbeuten scheinen 1 g/l Nährlösung nicht zu übersteigen. Cloride müssen in der Nährlösung vorhanden sein. In Cl^--freien Medien kommt es zur Bildung N-acylierter Nitrophenylserinol-Derivate.

Zahlreiche Strukturanaloga des Chloramphenicol sind hergestellt und geprüft worden. Bislang konnte keine Substanz gefunden werden, welche dem natürlich vorkommenden Chloramphenicol therapeutisch überlegen ist.

Anwendung

Chloramphenicol ist ein Breitspektrum-Antibioticum. Es ist wirksam gegenüber gramnegativen, grampositiven Erregern sowie Rickettsien und einzelnen großen Virus-Arten. Wichtige Indikationen sind Darmerkrankungen, wie Typhus, Paratyphus sowie Rickettsiosen, Meningitis und Peritonitis. Sorgfältige Indikationsstellung sowie richtige Dosierung sind angezeigt, um mögliche Nebenwirkungen zu vermeiden.

Bei manchen industriellen Fermentationen, wie z. B. Melassevergärung durch Hefe wird mittels Chloramphenicolzusatz das Bakterienwachstum unterdrückt.

2.8. Tetracycline

Allgemeines

Eine außerordentlich wichtige Gruppe von Breitspektrum-Antibiotica sind die Tetracycline. Nach 1944 begann in einer Reihe von Laboratorien eine intensive Suche nach antibiotisch wirkenden Substanzen. Im Zuge eines umfangreichen Screenings von Bodenproben gelang B. M. Duggar bei der Firma Lederle Laboratories in den

USA die Auffindung eines gelb gefärbten Actinomyceten. Über die antimikrobiell hochwirksame, gelbe, kristalline Substanz dieses Stammes (*Streptomyces aureofaciens*) wurde 1948 erstmals berichtet. Es handelte sich um das Chlortetracyclin (Handelsname Aureomycin). 1950 beschrieben FINLAY et al. die Isolation von Oxytetracyclin = OTC (Handelsname Terramycin) aus den Kulturfiltraten von *Str. rimosus* bei der Firma Chas. Pfitzer (USA). 1953 wurde in den gleichen Laboratorien die Struktur des Terramycins ermittelt. Der Grundkörper dieser Reihe, das Tetracyclin, wurde ebenfalls 1953 als Fermentationsprodukt nachgewiesen.

Tetracyclin-Derivate der 6-Desmethyl-Reihe aus einer Mutante von *Str. aureofaciens* gewann MC CORMICK 1957. Das 7-Chlor-6-desmethyl-tetracyclin ist als Ledermycin im Handel.

Vorkommen

Tetracycline sind typische Stoffwechselprodukte verschiedener Streptomyceten. Am bekanntesten sind *Str. aureofaciens* (Chlortetracyclinbildner) und *Str. rimosus* (Oxytetracyclinbildner). In der Literatur sind weitere Arten beschrieben, die zur Bildung verschiedener Tetracycline fähig sind: *Str. alboflavus, Str. antibioticus, Str. flavus, Str. hygroscopicus, Str. luisitanus.* Die exakte taxonomische Abgrenzung der einzelnen Arten voneinander ist kontrovers und Anlaß zu Patentstreitigkeiten.

Chemie

Tetracycline sind gelb gefärbte, meist kristalline, in Wasser wenig lösliche Substanzen. Alle Tetracycline (Name!) leiten sich vom viergliedrigen Naphthacen ab. Im Molekül sind zwei Chromophore vorhanden: Ring A sowie die Ringe B, C, D. Im Ring A ist eine basische Dimethylaminogruppe und die Enolform eines β-Diketosystems und im Ring D eine phenolische OH-Gruppe nachweisbar. Diese Strukturelemente bedingen den amphoteren Charakter der Tetracycline. Oxytetracyclin besitzt sechs und Aureomycin und Tetracyclin enthalten fünf asymmetrische C-Atome. Schon unter milden Bedingungen werden die Tetracycline abgebaut bzw. umgelagert.

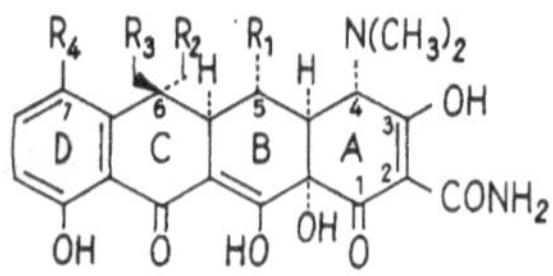

	R_1	R_2	R_3	R_4
Tetracyclin	H	CH_3	OH	H
Chlortetracyclin	H	CH_3	OH	Cl
Oxytetracyclin	OH	CH_3	OH	H
7-Chlor-6-des-methyltetracyclin	'H	H	OH	Cl

Abb. 20. Natürlich vorkommende Tetracycline

Besonders leicht findet eine Epimerisierung am C-4 sowie die Abspaltung der OH-Gruppe am C-6 Atom statt.

Totalsynthesen der d,l-Formen einiger Tetracycline sind in den 60er Jahren in verschiedenen Laboratorien (Barton, Muxfeldt, Shemjakin, Woodward) gelungen. Wirtschaftlich sind sie bislang ohne Bedeutng.

Einige semisynthetische Verbindungen sind in die Therapie eingeführt worden. Durch Aminomethylierung des Amidstickstoffs wird das außerordentlich gut wasserlösliche Pyrrolidinomethyltetracyclin (Rolitetracyclin) erhalten.

Methacyclin und Doxycyclin sind am C-6 Atom substituierte Tetracycline. Im Minocyclin liegt ein 7-Dimethylamin-6-desmethyl-6-desoxy-tetracyclin vor.

Biochemie

Die Tetracycline gehören zur großen Gruppe von Naturstoffen, die man, biogenetisch betrachtet, als Polyketide bezeichnet. Dabei wird an ein „aktiviertes" Startermolekül zur Kettenverlängerung „aktivierte" Essigsäure oder „aktivierte" Propionsäure angefügt. Exakter formuliert, sind die eigentlichen Kettenbausteine Malonyl-CoA sowie Methylmalonyl-CoA. Die Cyclisierung der Polyketosäuren kann nach verschiedenen Mechanismen erfolgen.
Radioaktives Acetat wird gemäß der Polyacetat-Regel in Tetracycline eingebaut. Die N-CH_3- und C-CH_3-Gruppen werden von Methionin geliefert. Die Herkunft des Stickstoffs ist nicht eindeutig geklärt. In einem synthetischen Medium werden Ammonium-Ionen (via Glutamat?) eingebaut. Wahrscheinlich laufen die ersten Schritte der Tetracyclinbildung an einem Multienzym-Komplex ab (Abb. 21). Malonamoyl-CoA könnte als Starter fungieren. Auch hier steht der exakte Nachweis noch aus. Eine Reihe von Zwischenstufen liegen als enzymgebundene Thioester vor. Das erste isolierbare Intermediärprodukt ist das 6-Methyl-pretetramid (III). Insgesamt sind, ausgehend von II bis zum Chlortetracyclin, acht Intermediäre strukturell aufgeklärt. Dies gelang insbesondere durch den Einsatz geblockter Mutanten und die Methode der „Cosynthese" (Mc Cormick et al.). Bei der „Cosynthese" wird das ausgeschiedene Produkt einer Mutante A an eine zweite Mutante B verfüttert, die einen früheren Block in der Synthesekette aufweist als die Mutante A. Mutante B kann dann, falls ein echtes Zwischenprodukt vorliegt und keine Permeationsprobleme auftreten, das Produkt der Mutante A zur Tetracyclinsynthese nutzen. Verschiedene Umwandlungen konnten auch mittels zellfreier Systeme von *Str. aureofaciens* sowie *Str. rimosus* erreicht werden. Die Hydroxylierung am C-6 von IV erfordert O_2 und NADPH. Die Reduktion von VII $\rightarrow$ VIII wird in *Str. aureofaciens*-Wildstämmen

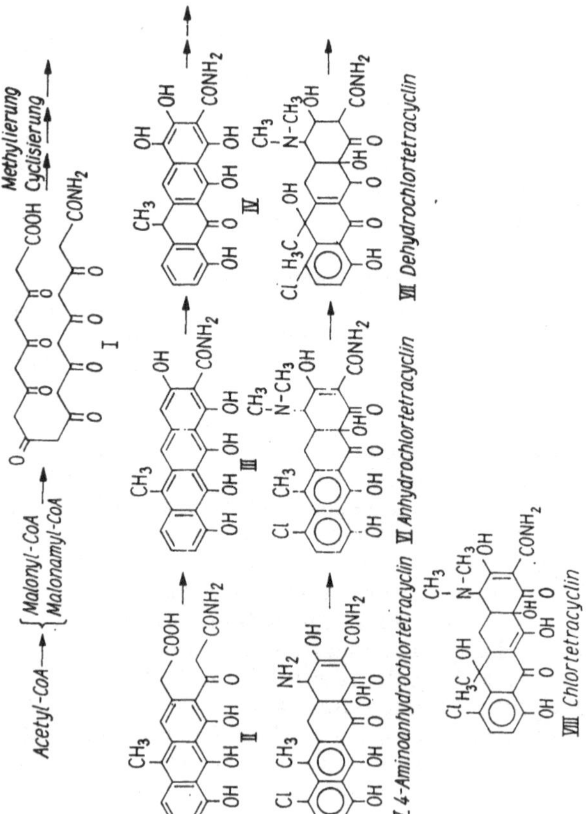

Abb. 21. Die Bildung von Chlortetracyclin

durch eine 5α-, 11α-Reduktase katalysiert und ist abhängig von einem flavinhaltigen Cofaktor. Mittels Cosynthese wird auch versucht, neuartige, therapeutisch interessante Tetracyclin-Analoga zu erhalten. Ein bekanntes Beispiel ist die Gewinnung von 5-Hydroxy-7-chlortetracyclin. Dieses Antibioticum enthält Strukturelemente des OTC und Chlortetracyclins.

Gewinnung

Die Tetracycline werden im Submersverfahren gewonnen. Dabei werden durch Mutation erzeugte Hochleistungsstämme von *Str. aureofaciens* und *Str. rimosus* eingesetzt. Die Antibiotica-Ausbeuten dürften bei 5 g/l Nährlösung liegen. Optimale C-Quellen sind Glucose, Saccharose oder Stärke. Neben Ammoniumsalzen und Harnstoff werden vor allem komplexe N-Quellen eingesetzt, wie Maisquellwasser, Sojabohnenmehl und Erdnußmehl. Stimulierend wirken kleine Mengen von „Lard-oil" oder Arachisöl. Zusätze von Calcium- und Magnesiumsalzen sind für die Regulation des pH-Wertes erforderlich und sollen ferner die Toxizität der Antibiotica gegenüber dem produzierenden Organismus herabsetzen.

Die Zusammensetzung des Inoculummediums beeinflußt nachhaltig die Ausbeute im Produktionsfermenter. Für die Herstellung von Chlortetracyclin ist eine ausreichende Cl-Konzentration im Medium erforderlich. Die Fermentationstemperatur liegt bei etwa 27—30 °C, der Anfangs-pH-Wert bei etwa 6,5. Die Chlortetracyclinfermentation ist nach 65 und die OTC-produktion nach 120 Stunden abgeschlossen. Das Tankvolumen kann 80000—150000 Liter betragen. Da Chlortetracyclin mit Eisen Komplexverbindungen eingeht, benutzt man emaillierte Gefäße oder V_2A-Stahl-Behälter. Durch Zugabe von Thiol-Verbindungen, wie Thiouracil oder Thioharnstoff läßt sich die Chlorierung des Tetracyclins unterdrücken. Da diese Verbindungen Kupferkomplexe bilden, wird vermutet, daß kupferhaltige Enzyme die biologische Chlorierung katalysieren.. Ersetzt man in der Nährlösung das Chlorid durch

Bromide, so kommt es zur Bildung von Bromtetracyclin. Das halogenfreie Tetracyclin wird gewonnen, indem man die Fermentation von *Str. aureofaciens*-Stämmen in Cl^--freien Medien durchführt. Beim Einsatz von komplexen Medien wird Cl^- mittels Ionenaustauscher aus der Nährlösung entfernt. In einer weiteren Variante wird die Chlorierung durch Zusatz geeigneter Hemmstoffe, wie 2,5-Dimercapto-1,3,4-thiodiazol oder 2,6-Dimercaptobenzdioxazol unterbunden. Neben effizienten mikrobiellen Verfahren zur Oxytetracyclingewinnung gibt es auch chemische Methoden zur Umwandlung von Chlortetracyclin in OTC. Bei der Herstellung des 6-Dimethylchlortetracyclins mittels *Str. aureofaciens*-Mutanten gibt man zur Vermeidung der Tetracyclinbildung D-Methionin oder D,L-Homocystinderivate zum Substrat hinzu.

Chlortetracyclin kann durch Adsorption an Aktivkohle oder Kationenaustauscher bei pH 4,5 oder durch Gegenstromextraktion mittels Amylacetat aus der Nährlösung gewonnen werden.

Prinzipiell in gleicher Weise lassen sich OTC und Tetracyclin isolieren. Bevorzugtes Lösungsmittel für OTC ist n-Butanol.

Anwendung

Die einzelnen Vertreter der Tetracyclin-Reihe besitzen ein weitgehend gleichartiges Wirkungsspektrum und eine komplette Kreuzresistenz. Unterschiede existieren in den pharmakokinetischen Eigenschaften. Der Wirkungsbereich der Tetracycline umfaßt grampositive sowie gramnegative Bakterien, Rickettsien, Mycoplasmen und große Viren. Resistent sind *Proteus* und *Pseudomonas*. Hauptindikationen sind Infektionen durch *E. coli*, *Haemophilus influenzae*, Gallenwegsinfektionen, Mischinfektionen (gramnegative Anaerobier) des Intestinaltraktes, chronische Bronchitis sowie Pneumonien. Die neueren Vertreter dieser Antibiotica-Gruppe, wie Doxycyclin, Methacyclin und Minocyclin erfordern eine geringere Dosierung und lassen sich als Langzeittetracycline betrachten.

Außerhalb der Medizin werden die Tetracycline zur Beifütterung in der Landwirtschaft eingesetzt. Die Aufzucht von Küken, Kälbern und Ferkeln läßt sich dadurch erheblich verbessern. Chlortetracyclin dient ferner zur chemischen Konservierung von Nahrungsstoffen (Fischwirtschaft, Geflügelkonservierung). Aus gesundheitspolitischen Gründen (Resistenzprobleme) sollten die in der Humanmedizin angewandten Antibiotica *generell nicht* in der Nahrungsgüterwirtschaft verwendet werden.

2.9. Makrolid-Antibiotica

Einteilung

Eine Reihe von Naturstoffen mit Lactonstruktur, die als Makrolide zusammengefaßt werden, lassen sich nach Masamune et al. (1977) in verschiedene Untergruppen einteilen. Zur Gruppe der Polyoxomakrolide gehören etwa 50 Antibiotica. Die Lactone sind meist 14-16gliedrig und durch einen oder mehrere ungewöhnliche Zuckerreste substituiert. Für die Polyenantibiotica ist charakteristisch, daß sie nur wenig Alkylsubstituenten und ein konjugiertes Polyen mit bis zu 7 E-Doppelbindungen enthalten. Bei den ionophoren Makroliden sind zwei oder mehrere Lactongruppierungen in einem sehr großen Ring vorhanden. Diese Naturstoffe besitzen ein hydrophiles „Loch“ und können Alkalimetallionen binden. Nonactin und Boromycin sind typische Vertreter. Bei den Ansamycinen sind über eine lange aliphatische Brücke zwei nicht benachbarte Stellungen eines aromatischen Systems durch eine Amidbindung (Lactam) verbunden. Diese Substanzklasse zeigt viele strukturelle Gemeinsamkeiten mit den „echten“ Makroliden, die Lactone sind. In einer letzten Gruppe lassen sich verschiedene lactonische Verbindungen aus Mikroorganismen zusammenfassen, die durch keine Zuckerreste substituiert sind und kaum antibiotisch wirken. Hier sind zu nennen das Curvularin und Zearelenon.

2.9.1. Polyoxontibiotica

Allgemeines

Ursprünglich hat man nur die hier zusammengefaßten Antibiotica als „Makrolide" bezeichnet. Der erste bekannt gewordene Vertreter ist das im Arbeitskreis von BROCKMANN 1950 aus *Streptomyces*-Kulturfiltraten isolierte Pikromycin. Es wird therapeutisch nicht verwendet. Eine große medizinische Bedeutung besitzt dagegen das Erythromycin, welches 1952 in den USA aus Kulturfiltraten von *Str. erythreus* gewonnen wurde. Zur gleichen Zeit wurde unabhängig voneinander von zwei Arbeitsgruppen in Nordamerika das Carbomycin (Handelsname Magnamycin) aus Streptomyceten isoliert. Von SOBIN et al. (1954) wurde Oleandomycin aus der Nährlösung von *Str. antibioticus* gewonnen. Die Spiramycine und Kitasamycine (Leucomycine) hat man zwischen 1953—1954 entdeckt. Sie sind in der Wirkung dem Erythromycin verwandt und werden in begrenztem Umfang medizinisch genutzt. Das Tylosin wurde um 1969 aus *Str. fradiae*-Kulturfiltraten gewonnen und wird ausschließlich in der Veterinärmedizin verwendet.

Weitere Vertreter dieser Antibioticagruppe sind das Chalcomycin, Lankamycin, Methamycin, Narbomycin und Rosamycin.

Vorkommen

Die Polyoxomakrolide werden ausschließlich von Streptomyceten gebildet. Hier sind zu nennen: *Str. erythreus, Str. fradiae, Str. halstedii, Str. hygroscopicus, Str. antibioticus, Str. ambofaciens* und *Str. bikinensis.*

Chemie

Die „klassischen" Makrolide sind ausnahmslos Glykoside. Von den Zuckerbausteinen ist oft einer ein Aminozucker, so daß diese Antibiotica basischen Charakter besitzen. Die Strukturaufklärung, insbesondere die Ermittlung der Absolutkonfiguration war außerordentlich schwierig, wenn man bedenkt, daß z. B. im Erythromycin 18 asymmetrische C-Atome vorhanden sind. Zur Erythromycingruppe rechnet man neben Methymicin (12gliedriger Ring) eine Reihe von Antibiotica mit 14gliedrigem Lactonring wie Narbomycin, Pikromycin und Oleandomycin. Das letztgenannte Makrolid besitzt einen Epoxid-

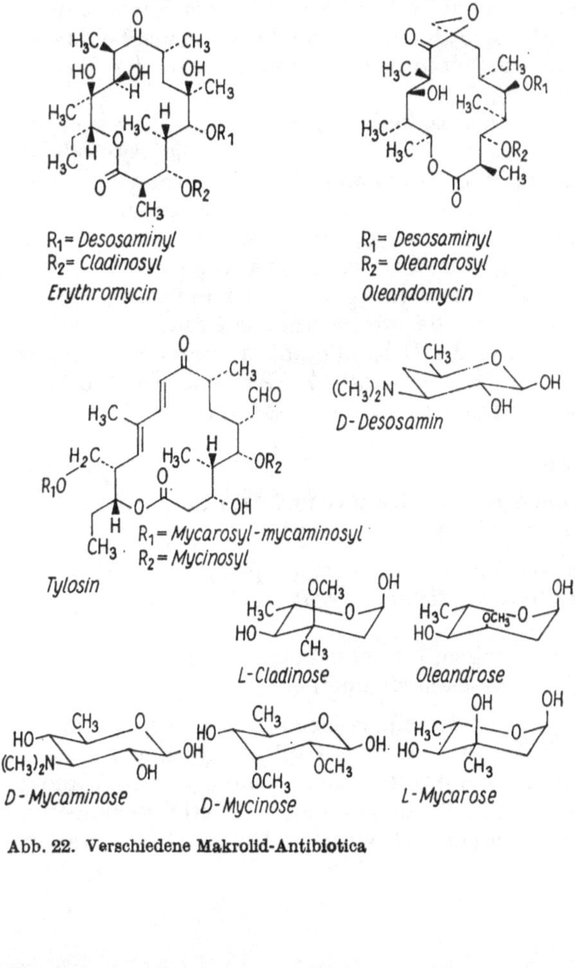

Abb. 22. Verschiedene Makrolid-Antibiotica

ring und den einfachen Zucker Oleandrose. Zur zweiten Gruppe faßt man Antibiotica mit einem 16gliedrigen Lactonring zusammen wie das Carbomycin, die Spiramycine und Leucomycine. Stereochemisch weisen die Polyoxomakrolide eine große Übereinstimmung auf. „Zusätzliche" OH-Gruppen beim Erythromycin und dem Oleandomycin werden offenbar in einer späteren Stufe der Biosynthese eingeführt, ohne die ursprüngliche Stereochemie zu verändern. Die Antibiotica der Erythromycin-Reihe sind starre Moleküle, und die in Lösung bevorzugte Konformation entspricht im wesentlichen der Kristallstruktur.

Als Zuckerbestandteile finden sich Aminozucker und verzweigte Zucker. Die Mycaminose ist typisch für Carbomycin und Desosamin bei Erythromycin. Beide Aminozucker lassen sich leicht ineinander umwandeln. Verzweigte Zucker sind die Mycarose bei Carbomycin und Cladinose bei Erythromycin. Die verzweigten Zucker können direkt mit dem Aglykon oder mit einem Aminozucker (z. B. Carbomycin) verbunden sein. Die Aminozucker besitzen die D-Konfiguration und sind β-glykosidisch gebunden; verzweigte Zucker sind α-glykosidisch gebunden und gehören der L-Reihe an.

Biochemie

Makrolide lassen sich auf Grund der Bildung des Lactonringes in drei Gruppen einteilen:

a) Antibiotica, die sich vom Propionat ableiten
b) Antibiotica, die aus Acetat und Propionat aufgebaut werden
c) Verbindungen, die neben Acetat und Propionat noch aus anderen Bausteinen entstehen.

Erythromycin ist ein Beispiel für die Gruppe a) und wird nach der Propionatregel aufgebaut, d. h. aus sieben Propionat-Einheiten. Man kann annehmen, daß Propionyl-CoA als „Starter" fungiert und die Kettenverlängerung durch 6 Moleküle Methylmalonyl-CoA erfolgt. Die Bil-

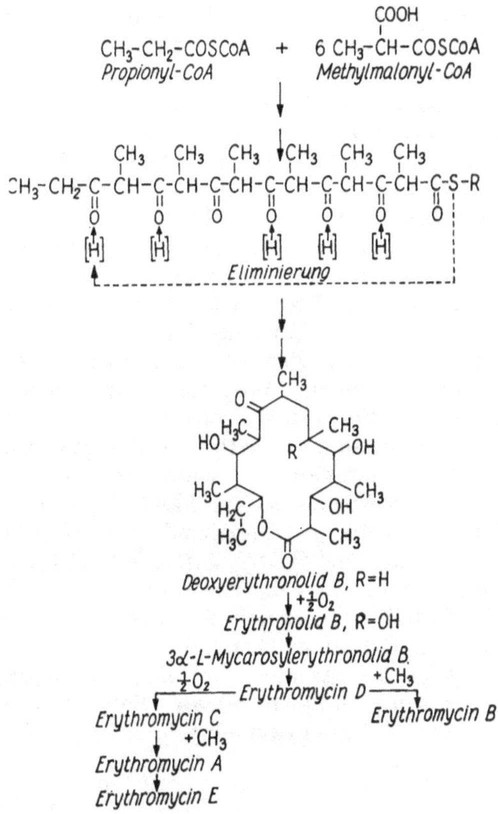

Abb. 23. Biosynthese der Erythromycine

dung der Poly-β-Ketosäure und nachfolgende Oxidationen und Reduktionen finden offenbar in Analogie zur Fettsäuresynthese an einem Multienzymkomplex statt. Das erste faßbare Zwischenprodukt mit vollständigem Lactonring ist ein Aglykon, das 6-Desoxyerythronolid B. Mit Hilfe „geblockter" Mutanten wurde die Sequenz zum Erythromycin = Erythromycin A aufgeklärt. 6-Desoxyerythronolid B wird durch eine lösliche Hydroxylase in Erythronolid B überführt. Im nächsten Schritt wird der Lactonring durch Mycarose substituiert und nachfolgend ein Aminozucker angefügt = Erythromycin D. Von diesem ersten biologisch aktiven Bioglykosid entsteht durch Methylierung Erythromycin B oder durch Hydroxylierung Erythromycin C und nachfolgend Erythromycin A.

Am Aufbau anderer 14gliedriger Lactone ist neben Propionat eine Acetat/Malonat-Einheit beteiligt (Pikromycin, Oleandomycin). Einige 16gliedrige Makrolide der Tylosinreihe stammen vom Propionat, Acetat und einer Butyrat-Einheit ab. Bei der Carbomycingruppe, die am C-8 eine C_2-Einheit besitzt, wird das Ringsystem überwiegend aus Acetat, einem Propionat- und einem Butyrat/Ethylmalonat-Baustein aufgebaut.

Mycarose und Cladinose sind methyl-verzweigte Zukker. Der Hexose-Teil stammt aus D-Glucose. Die C-Methylgruppe wird von S-Adenosyl-L-methionin (SAM) = „aktivem" Methionin geliefert. Ausgehend von dTDP-D-Glucose sind neben der Methylierung folgende Schritte erforderlich: Reduktion am C-2, Inversion der Konfiguration am C-5 und stereospezifische Reduktion der Carbonylgruppe am C-4 unter Ausbildung der L-ribo-Konfiguration. Auch die Aminozucker Desosamin und Mycaminose leiten sich von D-Glucose ab. Die N-Methylgruppen werden von Methionin geliefert.

Gewinnung

Die Makrolid-Antibiotica werden durch Submersfermentation gewonnen. Für die Erythromycinproduktion werden Medien mit komplexen Nährstoffen wie Sojabohnenmehl, cornsteep solids, Hefe sowie Stärke und Glucose eingesetzt. Zur Ausbeutesteigerung setzt man Propionsäure-Derivate hinzu. Die aerobe Fermentation wird bei 28–32°C durchgeführt und dauert etwa fünf Tage. In komplexen Medien ist eine verstärkte Belüftung nötig. Der pH-Wert liegt am Anfang bei 7,2 und fällt während des Wachstums auf 6,2. Die Ausbeuten scheinen 1 g/Liter nicht zu übersteigen.

Eine Reihe von Makroliden, wie Carbomycin und Oleandomycin werden ähnlich hergestellt.

Bei der Tylosinfermentation unter Verwendung von *Str. fradiae* werden Ausbeuten von 2,5 g/Liter in einem chemisch definierten Nährboden erzielt. Als beste C-Quellen erwiesen sich Glucose und Maltose in Gegenwart von Methyloleat. Als N-Quellen dienten Aminosäuren. Die Makrolidsynthese beginnt am 3. Tag der Fermentation, wenn das vegetative Wachstum abgeschlossen ist.

Anwendung

Die Makrolidantibiotica sind hochwirksam gegenüber grampositiven Erregern, wie Staphylokokken, Streptokokken, Pneumokokken und *Corynebacterium diphtheriae*. Anwendung finden sie bei Infektionen des Respirationstraktes, und sie werden eingesetzt bei Penicillin-Allergie, bei Scharlach, Lues und Gonorrhoe. Die Applikation erfolgt vorwiegend oral. Erythromycin wird als gut resorbierbares und geschmackloses Estolat und Oleandomycin als sehr stabiles Triacetylderivat verabreicht.

2.9.2. Polyenmakrolide

Vorkommen

Die Fähigkeit, Polyenantibiotica zu bilden ist offenbar weit verbreitet unter den Actinomyceten. In folgenden Gattungen sind Polyene gefunden worden: *Streptomyces*, *Streptoverticillium*, *Actinosporangium* und *Chainia*.

Etwa 100 Vertreter dieser Substanzklasse sind bekannt, von denen aber nur wenige strukturell aufgeklärt sind. Nystatin wurde 1951 aus dem Mycel von *Str. noursei* gewonnen. Die Trichomycine konnte man 1952 in Japan aus *Str. hachijoensis* isolieren. Amphotericin B ist ein Antibioticum aus *Str. nodosus* und wurde 1956 isoliert. Weitere kommerziell hergestellte Polyenmakrolide sind u. a. Pimaricin, Candicidin und Levorin.

Chemie und Biochemie

Der macrocyclische Lactonring ist charakterisiert durch einen unpolaren Teil mit 3—7 konjugierten Doppelbindungen und eine hydrophile Region mit einer Anhäufung sauerstoffhaltiger Gruppen. Gemäß der Anzahl der Doppelbindungen kann man sie einteilen in Triene, Tetraene, Pentaene usw. Wegen des ungesättigten Charakters sind die Polyene licht- und oxidationsempfindlich. Eine Zuordnung zu einer der Untergruppen ist leicht möglich auf Grund der charakteristischen UV-Absorptionsspektren, wobei insbesondere die drei lang-

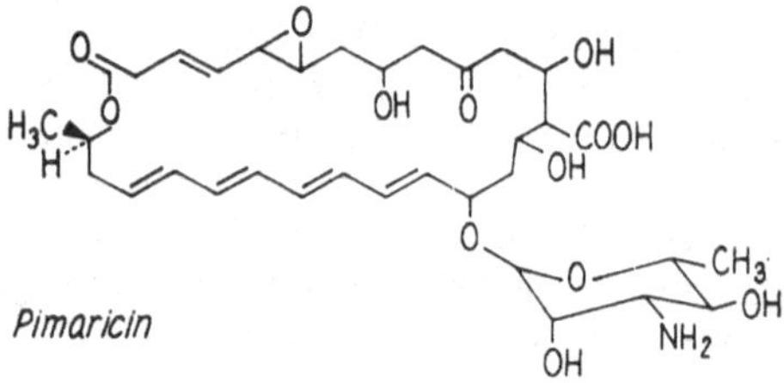

Pimaricin

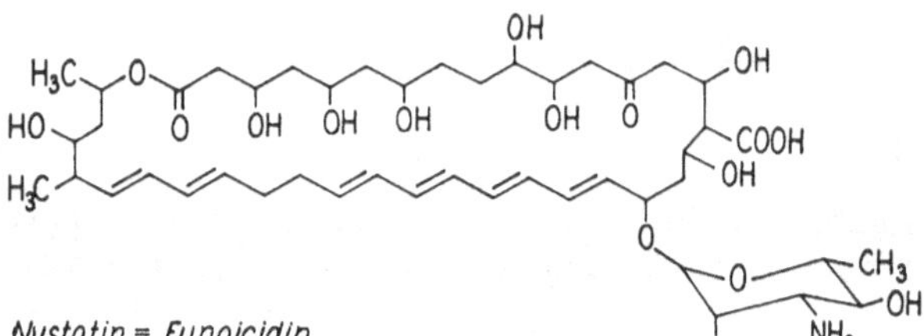

Nystatin = Fungicidin

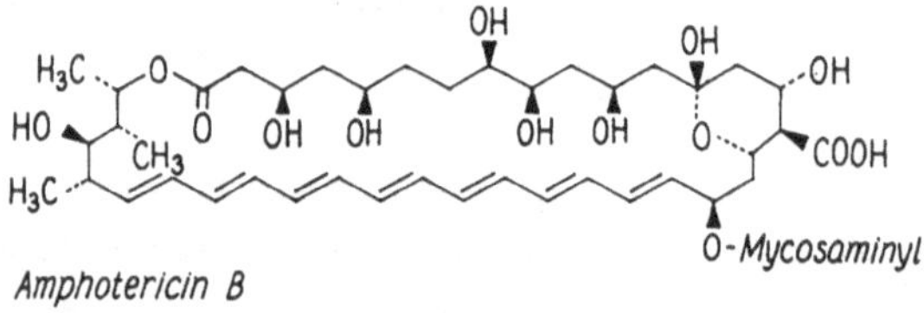

Amphotericin B

Abb. 24. Einige Polyen-Antibiotica

welligsten Banden sehr intensiv sind. Die exakte Strukturermittlung einer einzelnen Verbindung ist außerordentlich schwierig, da die Polyene in den meisten organischen Lösungsmitteln sehr schwer löslich sind und häufig als Gemische vorliegen. Der Lactonring der Polyene besteht aus 26—38 Atomen und ist somit größer als bei den Polyoxomakroliden. Der typische hier auftretende Aminozucker ist das Mycosamin. Als weitere Substituenten sind Perosamin und Acetophenon nachgewiesen worden. Eng verwandt mit den klassischen Polyenen sind die Axenomycine.

Biosynthetisch entstehen die Polyenmakrolide wahrscheinlich wie die Polyoxoverbindungen aus Acetat- und Propionateinheiten via eine Poly-β-Ketosäure unter Eliminierung von Wasser. Aus Versuchen mit geblockten Mutanten geht hervor, daß die Glykosidierung erst nach Bildung des Lactonringes erfolgt.

Gewinnung

Die Produktion der Polyenmakrolide erfolgt durch Submersfermentation. Glucose ist die bevorzugte C-Quelle. Komplexe N-Quellen, wie Maisquellwasser, Sojabohnenmehl, Caseinhydrolysate sowie Ammoniumsalze werden ferner genutzt. Die Nystatinfermentation ist nach 90—120 Stunden abgeschlossen. In manchen Fällen ließ sich durch Zugabe niederer Alkohole (z. B. 2% Propanol) eine Stimulation der Antibioticabildung erreichen. Neben Zink, Eisen und Magnesium ist eine optimale Konzentration von anorganischem Phosphat, die zwischen 0,5—3 mM variieren kann, erforderlich. Polyene finden sich meist im Mycel und Kulturfiltrat und sind z. B. mit n-Butanol extrahierbar. Da Polyene licht- und hitzeempfindlich sind, ist nach der Fermentation eine Stabilisierung erforderlich, um Ausbeuteverluste zu vermeiden. Durch Mutation sind Hochleistungsstämme erhalten worden, die z. B. 20000 E/ml Nystatin sowie 35000 E/ml Levorin bilden können.

Anwendung

Die Polyenmakrolide beeinflussen das Wachstum von Bakterien kaum, sind dagegen hochwirksam gegen Pilze und Hefen. Sie wirken vorwiegend fungistatisch, u. a. gegen *Candida, Blastomyces, Coccidiodes, Cryptococcus, Histoplasma, Geotrichum* und *Aspergillus*. Nystatin wird nur oral oder lokal appliziert und dient zur Behandlung von Candidiasis der Haut und im Bereich der Schleimhäute und anderer lokaler Pilzerkrankungen. Amphotericin B läßt sich lokal anwenden und intravenös infundieren; bei Meningitiden wird es auch intralumbal gegeben. Trichomycin dient zur Behandlung von Trichomonadeninfektionen und zur Behandlung der Mischinfektionen mit *Candida albicans*.

2.10. Ansamycine

Allgemeines

In Italien gelang SENSI et al. Ende der 50er Jahre die Isolation verschiedener antibiotisch wirkender Stoffwechselprodukte aus *Nocardia mediterranei*. Die ursprünglich als Rifomycine bezeichneten Verbindungen wurden später in Rifamycine umbenannt. Aus *Str. spectabilis* konnte vor etwa 10 Jahren der Komplex der Streptovaricine gewonnen werden. Zur gleichen Zeit wurde über das Tolypomycin Y in Japan berichtet. In den USA fand man 1970 in *Str. hygroscopicus*-Kulturfiltraten das Geldanamycin. Weiterhin sind zu erwähnen das Naphthomycin und das Halomycin B.

Chemie

Die oben genannten Verbindungen besitzen alle ein gemeinsames strukturelles Merkmal. Sie weisen einen flachen „aromatischen“ Teil auf und eine aliphatische Brücke: ansa-Verbindungen. Das aromatische System ist an einer Stelle über eine Amidbindung (Lactam) mit dem aliphatischen Rest verbunden. Derartige Verbindungen werden nach PRELOG als Ansamycine bezeichnet. Hierher gehören auch die aus höheren Pflanzen isolierten Maytansine und das Colubrinol.

Die therapeutisch wichtigsten Verbindungen sind die Rifamycine. Aus dem ursprünglich gewonnenen Komplex der Rifamycine A—E ließ sich das Rifamycin B als Hauptprodukt gewinnen und strukturell aufklären. Die Umwandlungsprodukte des Rifamycin B, die Rifamycine O, S und SV waren zuerst nur chemisch zugänglich, konnten dann aber später als genuine Stoffwechselprodukte aus Mutanten verschiedener Actinomyceten isoliert werden. Ferner sind die Rifamycine L, W, G und Y als mikrobielle Produkte aus *Streptomyces* und *Nocardia* bekannt. Die Rifamycine B, O, S, SV und L besitzen die gleiche aliphatische Brücke, unterscheiden sich aber im aromatischen Teil. Es sind entweder Naphthochinon- oder Naphthohydrochinon-Derivate. Es bestehen folgende Beziehungen:

$$\text{Rifamycin B} \underset{\text{Reduktion}}{\overset{\text{Oxidation}}{\rightleftarrows}} \text{Rifamycin O}$$

$$\text{Rifamycin O} \xrightarrow{\text{Hydrolyse}} \text{Rifamycin S}$$

$$\text{Rifamycin SV} \underset{\text{Reduktion}}{\overset{\text{Oxidation}}{\rightleftarrows}} \text{Rifamycin S}$$

Medizinisch wichtig sind Rifamycin SV sowie die halbsynthetischen Präparate Rifamid, Rifazin und Rifampicin. Das oral wirksame Rifampicin ist ein Derivat des 3-Formyl-rifamycins SV, das durch Umsetzung mit 1-Amino-4-methyl-piperazin hergestellt wird.

Das Tolypomycin ist eng verwandt mit Rifamycin S. Das Geldanamycin ist ein Derivat des Benzochinons.

Biochemie

Die Biosynthese der Ansamycine weisen untereinander und im Vergleich mit den Makrolid-Antibiotica eine Reihe von Gemeinsamkeiten auf. Durch Fütterungsversuche mit ^{14}C-, ^{3}H- und ^{13}C-markierten Vorstufen konnte nachgewiesen werden, daß die Ansamycine via

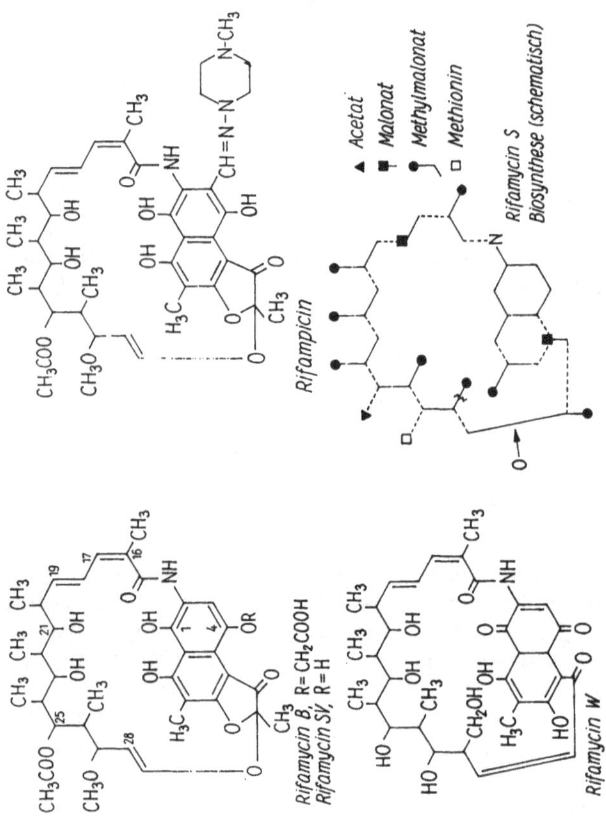

Abb. 25. Übersicht über einige Rifamycine

einer Polyketosäure gebildet werden. Am Aufbau des Rifamycin S sind acht Propionat- und zwei Acetat-Einheiten beteiligt. Als Starter-Molekül dient ein C_7-Körper, der auch einen Aromaten des Naphthalinchromophors bildet. Auf Grund von Tracerexperimenten nimmt man an, daß ein Intermediäres des Shikimisäureweges, wahrscheinlich die Dehydrochinasäure, als unmittelbarer Vorläufer in Frage kommt. Ausgehend von Glucose entsteht hier Methylmalonyl-CoA via Acetyl-CoA durch den Zitronensäure- oder Glyoxylat-Cyclus.

Das bislang bekannte erste Intermediärprodukt mit einem kompletten Naphthalin-System und einer Ansa-Kette ist Rifamycin W, von dem sich die übrigen Rifamycine ableiten.

Gewinnung

Zur Rifamycinbildung sind eine Reihe von *Streptomyces*- und *Nocardia*-Stämmen fähig. Zur Produktion wird *Nocardia mediterranei* für die Submersfermentation eingesetzt. Diese Art ist ein schlechter Sporenbildner. Als bestes Ausgangsmaterial für die Vorkultur eignet sich eingefrorenes und bei −18 °C gelagertes Mycel. In einem typischen Fermentationsmedium sind 10% Glucose, 2% Erdnußmehl, 1% Sojabohnenmehl, 1% $(NH_4)_2SO_4$ und verschiedene Salze enthalten. Die Ausbeute ist neben anderen Parametern stark abhängig vom Einsatzmedium. Mit Hochleistungsstämmen kann man 1—2 g Rifamycin gewinnen. Bei der Fermentation beträgt das Temperaturoptimum 28 °C, und der Anfangs-pH-Wert liegt bei 6,2. Nach fünf Tagen ist die Kultivation abgeschlossen. In der normalen Fermentation werden die Rifamycine A—D gebildet. Die Komponenten A, C, D, E lassen sich schwer trennen und werden als „Rifamycin-Komplex bezeichnet. Rifamycin B dagegen läßt sich leicht kristallisieren.

Bei Zugabe von 0,2% Na-diäthylbarbiturat zum Produktionsmedium wird praktisch nur Rifamycin B gebildet und die Synthese des „Rifamycin-Komplexes“ völlig unterdrückt. Die biochemischen Grundlagen für diesen Effekt sind weitgehend ungeklärt.

Anwendung

Rifamycin SV und Rifampicin sind wirksam gegen Mycobakterien, grampositive Erreger und Neisserien. Rifampicin wirkt auch bakteriostatisch gegen einige gramnegative Erreger. Eine Kreuzresistenz mit anderen Antibiotica tritt nicht ein. Rifampicin wird insbesondere zur kombinierten Tuberkulosetherapie angewandt und bei Infektionen mit sog. meticillinresistenten Staphylokokken eingesetzt, unter anderem bei Otitis, Furunkel, Cholecystitis, Gonorrhoe. Die Applikation erfolgt oral.

2.11. Griseofulvin

Allgemeines

Griseofulvin wurde erstmals 1939 im Laboratorium von H. Raistrick in England aus Kulturfiltraten von *Penicillium griseofulvum* isoliert. Nach dem 2. Weltkrieg wurde aus einer anderen *Penicillium* Species eine Substanz gewonnen, die bei Pilzen, insbesondere bei *Botrytis allii* eigenartige morphologische Veränderungen der Hyphen hervorrief und schließlich zum Absterben des Pilzes führte. Dieser sog. „curling factor“ erwies sich identisch mit Griseofulvin. 1958 wurde dieses Antibioticum erstmals zur Behandlung menschlicher Dermatomykosen eingesetzt.

Vorkommen

Griseofulvin wird von zahlreichen *Penicillium*-Arten gebildet, so z. B. *P. urticae*, *P. nigricans*, *P. patulum*, *P. brefeldianum*, *P. griseofulvum*, *P. melienii*.
Zur technischen Produktion dienen Mutanten von *P. patulum* und *P. nigricans*.

Chemie

Griseofulvin ist eine farblose, kristalline Substanz, die in Wasser praktisch unlöslich ist und sich in vielen organischen Lösungsmitteln mäßig bis schlecht löst. Thermisch ist dieses Antibioticum sehr stabil. Die Strukturaufklärung erfolgte 1952, und die Absolutkonfiguration ließ sich durch Röntgenstrukturanalyse endgültig 1963 bestätigen. Für das zugrunde liegende Spiro-benzofuran-2-(3H),1'-cyclohexan als neues Ringsystem wurde die Bezeichnung Grisan eingeführt. Im Cyclohexan-Teil liegen zwei asymmetrische C-Atome vor: C-1' und C-6'. Das Chlor-Atom in 7-Stellung läßt sich chemisch und mikrobiell durch andere Halogene ersetzen. Griseofulvin ist totalsynthetisch zugänglich, und auch zahlreiche Analoga sind hergestellt worden.

Biochemie

Bei der Fermentation von *P. griseofulvum* und *P. patulum* entsteht neben Griseofulvin eine Reihe von Substanzen, wie das nahe verwandte Des-chlorogriseofulvin, die Grisoxanthine, das Mycelianamid, Patulin und 6-Methylsalicylsäure. Diesen Verbindungen ist gemeinsam, daß sie durch Kopf-Schwanz-Addition von Acetat-Malonat-Einheiten aufgebaut werden. Nach Fütterung von Acetat-^{14}C wurde ein Verteilungsmuster der Radioaktivität im Griseofulvin gefunden, welches die Annahme stützt, daß Griseofulvin via einer Polyketosäure aus einer Acetat-Einheit und 6 Malonat-Einheiten aufgebaut wird. Eine Ringschlußreaktion nach dem Aldol-Typ führt zur Bildung des Orcinringes und eine C-Acylierung zum „Phloroglucin-Teil". Das erste faßbare Zwischenprodukt ist ein Benzophenonderivat, das Griseophenon C, welches durch Chlorierung in Griseophenon B übergeht. Nachfolgende Methylierung führt zum Griseophenon A, welches offenbar via eine diradikalische Zwischenstufe zum Dehydrogriseofulvin umgewandelt wird. Durch Hydrierung entsteht als Endprodukt Griseofulvin. Hemmt man die Chlorierung, reichert sich Griseophenon C an, und die Griseofulvinausbeute sinkt drastisch. Unter bestimmten Fermentationsbedingungen werden sog. Griseoxanthone gebildet.

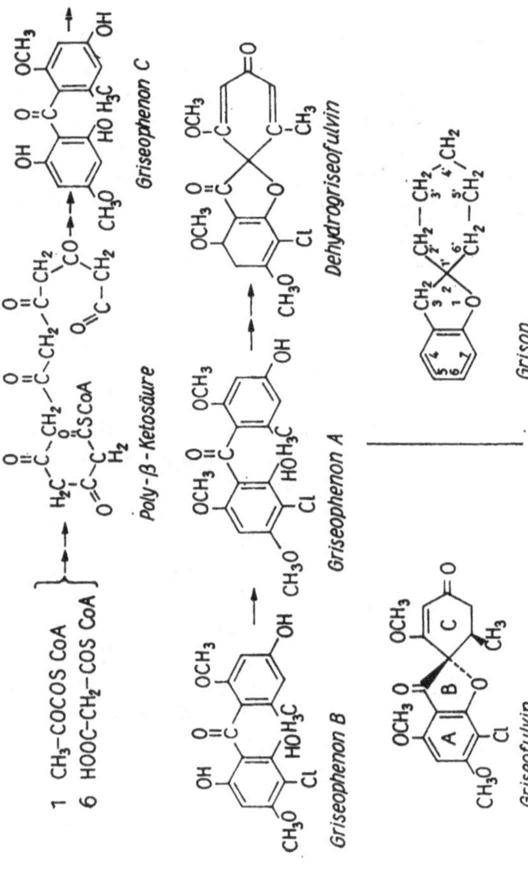

Abb. 26. Biosynthese des Griseofulvins

Gewinnung

Anfänglich wurde Griseofulvin durch Oberflächenkultivation gewonnen. Dazu wurde z. B. angefeuchtete aufgeschlossene Weizenkleie in Horden verteilt und mit einer Sporensuspension beimpft. Nach 6—8tägiger Bebrütung unter Luftzufuhr wurde der mit Mycel durchsetzte Nährboden aufgearbeitet und das Antibioticum extrahiert.

Heute dominieren Submersverfahren. Dazu sind Stämme erforderlich, die eine sehr gute Sporenbildung zeigen. Die Ausbeuten sind in besonderem Maße abhängig von der Korrelation der N- und C-Quellen, der Phosphat- und $CaCO_3$-Konzentration und der Belüftung. Günstig für gute Ausbeuten ist eine Konzentration von 0,075—0,25% an assimilierbarem Stickstoff im Nährmedium.

Mit den heute vorhandenen Produktionsstämmen lassen sich 10—15 g/l Griseofulvin erhalten. Das Antibioticum befindet sich im Mycel und in der Nährlösung. Durch Adsorption an Aktivkohle und nachfolgende Extraktion mit organischen Lösungsmitteln läßt sich Griseofulvin aus dem Kulturfiltrat gewinnen. Das Mycel kann man mit Petrolether entfetten und nachfolgend mit Butylacetat oder CH_2Cl_2 das Antibioticum extrahieren.

Anwendung

Griseofulvin beeinflußt das Wachstum der Bakterien nicht. Es ist aber hochwirksam gegen zahlreiche Pilze, u. a. phytopathogene sowie humanpathogene Arten. Von besonderem Interesse ist die Wirksamkeit gegenüber Dermatophyten wie *Trichophyton-*, *Microsporium-*, *Tinea-*Arten und *Epidermophyton*. Bei zahlreichen Dermatomykosen ist es das Mittel der Wahl. Die Applikation erfolgt oral.

Griseofulvin wird in steigendem Maße auch in der Veterinärmedizin angewandt, so bei der Behandlung der Trichophytie und Mikrosporie, die bei vielen Tierarten auftreten kann.

2.12. Polypeptid-Antibiotica

Allgemeines

Eine Reihe von Polypeptid-Antibiotica hat Eingang in die Heilkunde gefunden. Man unterscheidet strukturell die homomeren Verbindungen, die nur aus Aminosäuren aufgebaut sind, und die heteromeren, die neben den Aminosäuren noch andere Bausteine enthalten.

Tyrothricin wurde schon 1939 von R. F. Dubos in Kulturfiltraten von *Bacillus brevis* entdeckt. Es ist ein Gemisch verschiedener Polypeptid-Antibiotica und ließ sich in die basische Fraktion (80%) der Tyrocidine und die neutrale Fraktion (20%) der Gramicidine auftrennen. Die Tyrocidine sind cyclische Dekapeptide, die Gramicidine A—C besitzen eine lineare Pentadekapeptidstruktur. Das Gramicidin S konnte 1942 erstmalig in der UdSSR isoliert werden. Es ist ein cyclisches Dekapeptid.

Bacitracin ist ein wasserlösliches Polypeptid-Gemisch, welches 1945 als Stoffwechselprodukt von *B. licheniformis* gefunden wurde.

Bei den Polymyxinen handelt es sich um eine Gruppe basischer cyclischer Peptid-Antibiotica, die 1947 von drei Forschergruppen in England und den USA entdeckt wurden. Therapeutisch bedeutsam sind die Polymyxine B und E. Polymyxin E ist identisch mit Colistin. Die Nisine werden von *Streptococcus lactis* gebildet.

Viomycin, Capreomycin, Amphomycin und das Pristinamycin sind Stoffwechselprodukte von Streptomyceten, die zwischen 1951—1963 isoliert werden konnten. Auch das erste aus Actinomyceten isolierte Antibioticum, das Actinomycin, gehört in diese Gruppe. Die Actinomycine werden an anderer Stelle ausführlicher behandelt.

Vorkommen

Bislang sind einige hundert Polypeptid-Antibiotica beschrieben worden. Mehr als die Hälfte dieser Antibioticagruppe sind Stoffwechselprodukte der Bakteriengattung

Bacillus (170 Substanzen). 66 Antibiotica ließen sich in verschiedenen Stämmen von *Bacillus subtilis* und 23 aus *Bacillus brevis*-Kulturfiltraten isolieren.

Daneben sind einige Arten der Gattung *Streptomyces* und verschiedene Pilze wie *Penicillium-*, *Aspergillus-* und *Fusarium*-Arten in der Lage, antibiotische Substanzen mit Polypeptidstrukturen zu bilden.

Chemie

Die Mol.-Gewichte der Polypeptid-Antibiotica liegen zwischen 270 (Bacilysin) und 4400 (Licheniformin), meist zwischen 1100—1400. Sie sind also wesentlich kleiner als Proteine. Häufig wird von einem Organismus nicht eine einzige Substanz, sondern ein Gemisch nahe verwandter Verbindungen gebildet. Viele haben eine cyclische Struktur ohne freie Amino- oder Carboxylgruppe. Bemerkenswert ist das häufige Auftreten von Aminosäuren, die nicht in Proteinen gefunden werden, wie D-Aminosäuren, basische Aminosäuren (Ornithin, Diamino-buttersäure), β-Aminosäuren, Dehydroaminosäuren. Überraschend ist ferner, daß die L- und D-Isomeren der gleichen Aminosäure gemeinsam in einer Verbindung anzutreffen sind. Die Peptid-Antibiotica der Bacilli enthalten keine N-Methyl-aminosäuren-Reste. Bei den heteromeren Verbindungen finden sich neben Aminosäuren Amine (Cadaverin, Spermidin), Fettsäuren, Hydroxysäuren, Aminozucker und Pyrimidine. Im allgemeinen sind Peptid-Antibiotica resistent gegen Hydrolyse durch Peptidasen und Proteasen tierischer und pflanzlicher Herkunft.

Biochemie

Die Biosynthese der Polypeptid-Antibiotica ist seit 1965 intensiv untersucht worden (Kurahashi, Laland, Lipmann, Kleinkauf). Bearbeitet wurden besonders die Bildung der Gramicidine, Tyrocidine, der Bacitracine, Polymyxine, des Edeins und Alamethicins. Die Peptid-

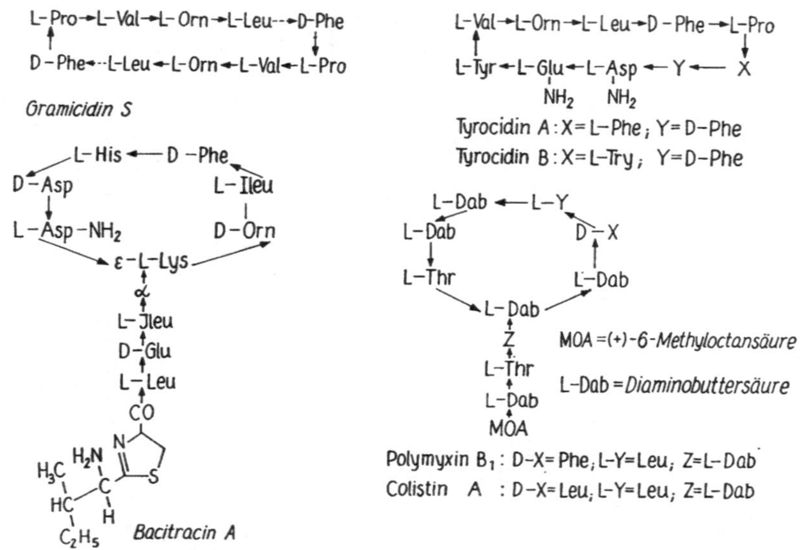

Abb. 27. Strukturformel einiger Polypeptid-Antibiotica

Antibiotica werden nicht auf ribosomalem Wege mit Hilfe einer bestimmten m-RNS und Transfer-RNS gebildet. Es bestehen also grundsätzliche Unterschiede zur Proteinbiosynthese. Dieser nicht-ribosomale Prozeß der Peptidsynthese zeigt gewisse Ähnlichkeiten mit der Bildung der „Polyacetat"-Verbindungen. Die Knüpfung der Peptidbindungen erfolgt an einem Multienzymkomplex nach dem sog. „Protein-Thiol-Template-Mechanismus". Dabei ist eine Aktivierung der Aminosäuren durch Adenylatbildung erforderlich. Bei diesem Prozeß lassen sich keine freien Intermediärprodukte nachweisen. Die aktivierten Aminosäuren sind als Thioester am Enzym gebunden und werden so stabilisiert. Am Transfer der wachsenden Peptidkette zur nächsten Thioester-aktivierten Aminosäure ist ein Mol 4'-Phosphopantethein beteiligt. Die am besten untersuchten Systeme, die Gramicidin-Synthetase und Tyrocidin-Synthetase konnten in zwei bzw. drei komplementäre Enzyme zerlegt werden. Betrachten wir die Gramicidin S-Bildung: Gramicidin S ist ein cyclisches Dekapeptid, welches aus zwei identischen Pentapeptiden besteht. Das GS 1-Enzym („leichtes Enzym") mit einem Mol. Gew. von 100000 katalysiert sechs Reaktionen: Aktivierung von L- und D-Phenylalanin als Adenylate; Transfer des aktivierten Phenylalanins zu einem Thiol; Racemisierung des aktivierten Phenylalanins; Transfer des aktivierten D-Phe zu einem Akzeptor des folgenden Enzyms (GS 2). Das „schwere Enzym" GS 2 mit einem Mol. Gew. von 280000 besitzt ein Mol 4'-Phosphopantethein und aktiviert vier Aminosäuren: L-Prolin, L-Valin, L-Ornithin und L-Leucin.

Der Kettenstart beginnt mit der Übertragung des SH-gebundenen D-Phenylalanins vom Multienzym-Komplex GS 1 auf das thiolgebundene L-Prolin des GS 2. Bei der Kettenverlängerung, also der Bildung der Tri-,Tetra- und Pentapeptide in einer Serie von Transthiolierungs- und Transpeptidierungsreaktionen, spielt das 4'-Phosphopantethein eine wichtige Rolle. Diese Substanz dient gewissermaßen als „schwingender Arm", der als Akzeptor die wachsende Peptidkette aufnimmt und anschließend als Donar das Peptid auf die nächste thiolestergebundene Aminosäure überträgt. Beim Kettenabschluß reagieren zwei Pentapeptide durch Kopf-Schwanz-Addition unter Bildung des cyclischen Dekapeptides. Nach LIPMANN erfolgt die Gramicidin S-Bildung durch eine intermolekulare Cyclisierung.

In vivo- und in vitro-Experimente haben gezeigt, daß sich die für ein bestimmtes Antibioticum spezifischen Aminosäuren teilweise durch verwandte Verbindungen bzw. Aminosäure-Analoga ersetzen lassen. Die Multienzym-Komplexe besitzen also eine breite Spezifität.

Die Bildung der Peptid-Antibiotica beginnt häufig in der späten logarithmischen Wachstumsphase der Bakterien und erreicht während der Sporenbildung einen Höhepunkt. Sporulation und Antibioticasynthese werden offenbar von den gleichen oder ähnlichen Effektoren reguliert, sind aber sonst voneinander unabhängige Prozesse.

Gewinnung

Für die Tyrothricin-Gewinnung geht man von speziellen *Bacillus brevis*-Stämmen aus. Oberflächen- und Submersverfahren sind beschrieben worden.

Nach 14tägiger Oberflächenkultur erreicht man Ausbeuten von 2 g/l Antibioticum. Für die Bildung von Gramicidin S stehen 3 *B. brevis*-Stämme zur Verfügung, der GB-Stamm in der Sowjet-Union, der Nagano-Stamm in Japan und die ATCC-Kultur 9999 in den USA. Bei Verwendung eines chemisch definierten Mediums, welches D-Fructose und sechs Aminosäuren enthält, betrugen die Ausbeuten 1,4 g/l Gramicidin S nach 3-tägiger Submersfermentation. Die Bacitracine sind Stoffwechselprodukte verschiedener *B. licheniformis*-Stämme. Am besten untersucht ist Bacitracin A, ein Dodekapeptid, welches ein cyclisches Heptapeptid und ein Thiazolin-Ringsystem enthält.

Bei der Submersfermentation dienen Sojabohnen- und Baumwollsamenmehl neben Stärke und Dextrin als Hauptnährstoffe. Nach 2tägiger Kultivation bei 37°C beträgt die Ausbeute 200—300 E/ml. Derartige Prozesse sind in V_2A-Behältern mit

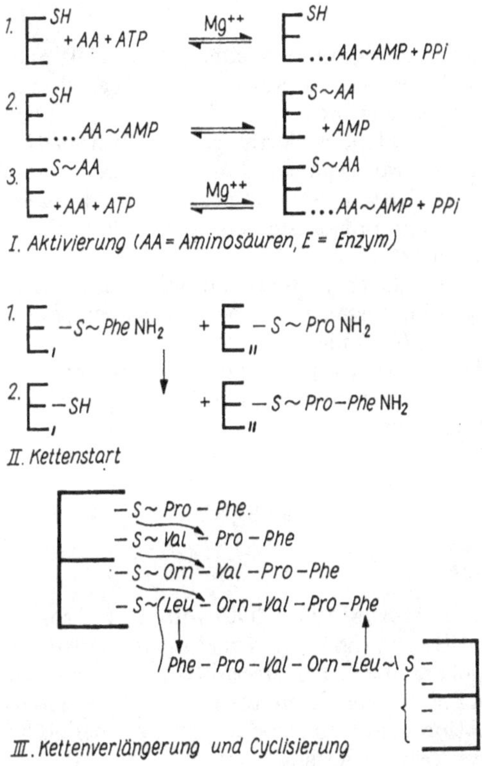

Abb. 28. Biosynthese von Gramicidin S nach F. LIPMANN (schematisch)

einem Fassungsvermögen von 80000 l durchgeführt worden. Aus dem Kulturfiltrat kann das Polypeptid mittels Ionenaustauscher isoliert weden.

Polymyxine werden durch Oberflächen- oder Submerskultivation von B. *polymyxa* gewonnen. Bei der Ruhekultur verwendet man Peptone, Sojamehl, Hefeautolysat sowie Glucose als Nährbodenbestandteile. Nach 4stündiger Anzucht überführt man die Bakterien in die Produktionstanks. Bei einer Temperatur von 20—28°C und einem Anfangs-pH-Wert von 6,5 dauert die Kultivation etwa 3 Tage.

Anwendung

Tyrothricin und Gramicidin S werden lokal bei Wundinfektionen und Tonsillitis in Form von Salbe, Puder, Lösung oder Spray angewandt.

Bacitracin ist vor allem wirksam gegen grampositive Erreger und einige gramnegative Bakterien (Neisserien und *Haemophilus influenzae*). Bacitracin wird meist lokal in Kombination mit Neomycin als Puder, Salbe oder Lösung eingesetzt.

Polymyxin oder Polymyxin E (Colistin) sind ausschließlich gegen gramnegative Erreger wirksam (*Pseudomonas, Aerobacter, Salmonella*).

Die Anwendung der Polymyxine ist induziert bei schweren *Pseudomonas*-Infektionen (Harnwegsinfektionen, Sepsis, Endokarditis).

2.13. Antibiotica unterschiedlicher Struktur

2.13.1. Novobiocin

Das Novobiocin wurde 1955/1956 von drei Arbeitskreisen in den USA unabhängig voneinander entdeckt. Wenig später gelang die Strukturermittlung dieses von Streptomyceten gebildeten Naturstoffs. Novobiocin tritt in zwei Modifikationen auf und bildet weiße bis hellgelbe, in Wasser schwer lösliche Kristalle.

Chemisch ist Novobiocin aus der 3-O-Carbamoylnoviose, einem Cumarin (3-Amino-4,7-dihydroxy-8-methyl-cumarin) und einem Benzoesäurederivat aufgebaut. 1963 erfolgte die Totalsynthese durch VATERLAUS et al.

Das Antibioticum wird industriell durch Verwendung von *Streptomyces sphaeroides*- und *Str. niveus*-Stämmen gebildet. Die Nährmedien enthalten Brauereirückstände und 3—5% Saccharose. In Fermentationstanks von 50000 l Inhalt ist die Antibioticabildung nach 3—4 Tagen bei einer Temperatur von 26—28°C beendet. Die Ausbeuten schwanken zwischen 0,5—1 g/l Novobiocin.

Die Vorstufe für den Cumarin-Teil und substituierten Benzoesäure-Rest des Moleküls ist Tyrosin. Der Precursor für Noviose ist Glucose. Zuerst entsteht Novobiocinsäure, und anschließend wird der Zuckerrest angefügt unter

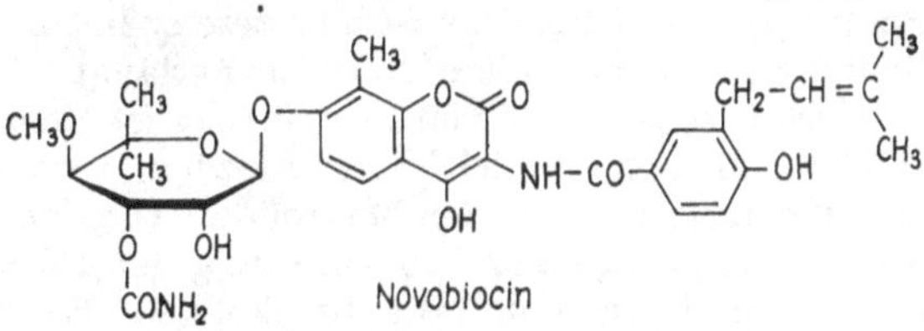

Novobiocin

Bildung von O-Desmethyldescarbamylnovobiocin. Im nächsten Schritt findet die Methylierung statt, und schließlich wird die Carbamylgruppe auf den Zuckerrest übertragen. Durch Zugabe unterschiedlich substituierter Benzoesäuren zur Fermentationslösung lassen sich biosynthetisch Novobiocin-Analoga gewinnen.

Medizinisch wird Novobiocin in der Regel oral gegeben, hauptsächlich bei Staphylokokkeninfektionen, bei denen Penicilline, Tetracycline und andere Antibiotica nicht eingesetzt werden können.

2.13.2. Lincomycin

Aus dem Kulturfiltrat von *Streptomyces lincolnensis* wurde dieses Antibioticum 1962 isoliert. Lincomycin ist eine farblose in Wasser lösliche Base, deren Hydrochlorid weiße orthorhombische Kristalle bildet. Die Struktur dieses Antibioticums wurde 1964 von HOEKSEMA et al. aufgeklärt. Es setzt sich zusammen aus einer Amino-

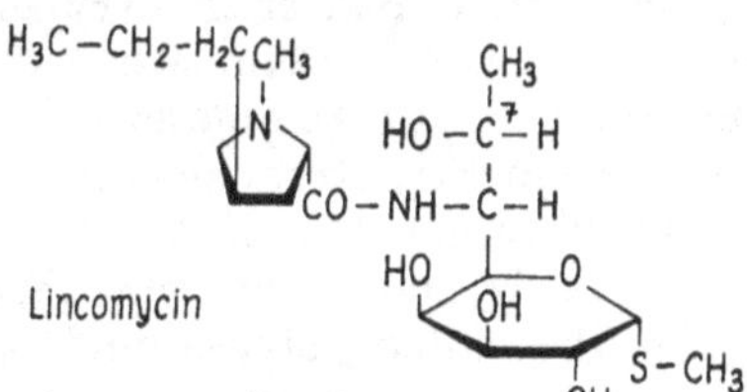

Lincomycin

säure, dem trans-1-Methyl-4-propyl-L-prolin und dem Methylthioglykosid des Lincosamins. Partialsynthetisch sind zahlreiche Analoga dieses Antibioticums hergestellt worden. Dabei wurde sowohl der „Prolin"-Teil als auch der Zucker-Teil variiert. Das 7-Chlor-desoxy-lincomycin ≡ Clindamycin hat besondere Bedeutung erlangt.

Das Wirkungsspektrum von Lincomycin ist dem der Makrolid-Antibiotica vergleichbar. Es zeigt auch eine partielle Kreuzresistenz zu den Makroliden. Clindamycin und Lincomycin sind besonders wirksam gegen Pneumokokken, Streptokokken und Staphylokokken. Bei Penicillinallergie, gegen Osteomyelitis und Atemwegsinfektionen werden sie häufig oral gegeben.

2.13.3. Puromycin

Dieses Antibioticum wurde als Stoffwechselprodukt von *Str. alboniger* 1952 entdeckt. Es setzt sich zusammen aus drei Grundbausteinen: 6-Dimethylamino-purin, 3-Amino-3-desoxy-D-ribose und O-Methyl-L-tyrosin. Ins-

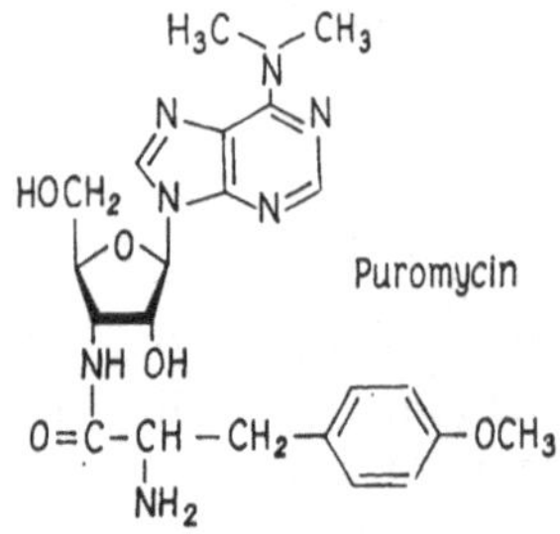

Puromycin

besondere grampositive Bakterien, Trypanosomen und Amöben werden gehemmt. Klinisch wird Puromycin gegen Schlafkrankheit und Amöbiasis eingesetzt.

Puromycin ist ein Strukturanaloges von Aminoacyladenosin, dem 3'-terminalen Ende der Aminoacyl-t-RNA. Puromycin ist ein wichtiges „Werkzeug" zur Hemmung der Proteinbiosynthese und wird vielfältig in der Molekularbiologie eingesetzt.

2.14. Antibiotica mit tumorhemmender Wirkung

Ein zentrales Problem medizinischer Forschung ist weiterhin die Behandlung bösartiger Geschwülste. In der DDR starben 1977 37000 Patienten an malignen Neoplasmen und in den USA erkrankten 1977 mehr als 500000 Menschen neu an Krebs. Zur Behandlung dieser heimtückischen Krankheit nehmen neben chirurgischen und radiologischen Maßnahmen die Chemotherapie und immunologische Verfahren immer mehr an Bedeutung zu.

Bislang hat man etwa 350 Antibiotica mit cytostatischer Wirkung gefunden, die in in vivo-Testsystemen wirksam sind. Einige davon sind in die Therapie eingeführt worden.

2.14.1. Actinomycine

Allgemeines

Actinomycin A wurde 1940 von WAKSMAN und WOODRUFF entdeckt. Es war das erste kristallin aus Actinomyceten isolierte Antibioticum. Bald fand man, daß „Actinomycin" keine einheitliche Substanz ist, sondern daß es sich um einen Komplex nahe verwandter Verbindungen handelt, der sich mit klassischen Methoden nur schwer trennen ließ. Insbesondere der Arbeitskreis um BROCKMANN (Göttingen) hat bei der Auftrennung (Gegenstromverteilung, Säulenchromatographie) der Actinomycingemische und der Strukturermittlung Pionierarbeit geleistet. Heute kennt man mehr als dreißig native Actinomycine. Die einzelnen Actinomycine werden durch Zusatz einer römischen Ziffer oder von Buchstaben gekennzeichnet. Um eine systematische Nomenklatur haben sich MEIENHOFER und ATHERTON (1973) bemüht.

Actinomycin-Gemische werden von einer Reihe von Streptomyceten gebildet, u. a. von *Str. antibioticus*, *Str. flavus* und *Str. chrysomallus*.

Chemie

Actinomycine sind kristalline, orange-rote Chromopeptide. Sie sind in Wasser schwer und in organischen Lösungsmitteln gut löslich. Sie besitzen ein gemeinsames Grundgerüst: zwei Pentapeptidlactonringe sind mit einem Aminophenoxazinonchromophor verknüpft. Dieser wird als Actinocin (2-Amino-4,6-dimethyl-phenoxazin(3) on-1,9-dicarbonsäure) bezeichnet. Die einzelnen Actinomycine unterscheiden sich durch Variation der beiden cyclischen Peptidanteile. Die Aminosäuresequenzen der beiden Pentapeptidlactongruppen — bezeichnet mit α und β — können gleich oder verschieden sein. Man spricht daher von iso- bzw. aniso-Actinomycinen (Lackner 1975). Der Lactonring wird durch Kondensation der Hydroxygruppe des L-Threonins mit der Carboxylgruppe des N-Methyl-valins gebildet. Zur Abklärung von Struktur/Wirkungsbeziehungen sind zahlreiche chemisch modifizierte Actinomycine hergestellt worden. Einige Actinomycine sind totalsynthetisch zugänglich. Am besten untersucht und therapeutisch eingesetzt ist Actinomycin C, (im Englischen: Actinomycin D).

Biochemie und Gewinnung

Die Vorstufen für die Actinomycine sind verschiedene Aminosäuren. Actinocin entstammt dem Tryptophanstoffwechsel. Tryptophan wird via N-Formylkynurenin und andere Zwischenstufen in 4-Methyl-3-hydroxyanthranilsäure (4-MHAS) überführt. Das Enzym Phenoxazinon-Synthetase katalysiert die Bildung von Actinocin ausgehend von 2 Mol 4-MHAS. Man nimmt an, daß in vivo zwei 4-MHAS-pentapeptidlactone zum Actinomycin umgesetzt werden. Tracerversuche ergaben, daß Glycin + Methionin die Sarcosin-Vorstufen und L-Valin die Vorstufen für D-Valin und N-Methyl-valin sind.

Hemmstoffe der Proteinsynthese inhibieren die Actinomycinbildung nicht. Offenbar sind — analog der Gramicidin S-Synthese — 4-MHAS und die Peptidlacton-spe-

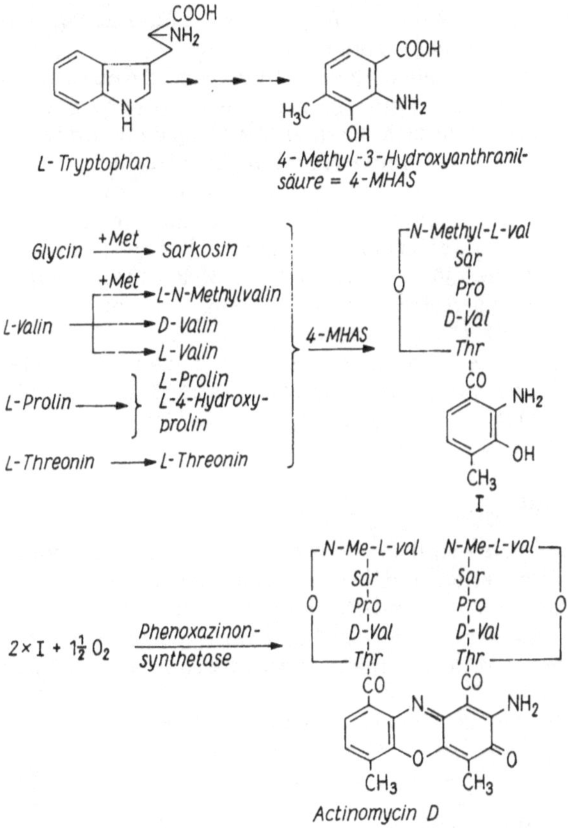

Abb. 29. Biosynthese des Actinomycins

zifischen Aminosäuren covalent an einen Multienzymkomplex gebunden, und durch eine Serie von Transpeptidierungen werden die beiden 4-MHAS-Pentapeptide gebildet. Nach Lactonisierung kommt es zur Ablösung vom Enzymkomplex, und im Finalschritt erfolgt die oxidative Kondensation zum fertigen Actinomycin-Molekül (TROOST und KATZ 1979).

Die Zusammensetzung eines Actinomycingemisches bei der Fermentation ist im gewissen Umfang von den jeweiligen Kulturbedingungen abhängig.

Durch Zugabe einer bestimmten Aminosäure, etwa D,L-Valin oder Sarkosin am Ende der Trophophase der Submerskultur läßt sich die qualitative Zusammensetzung eines Actinomycin-Komplexes erheblich verschieben. Man konnte z. B. durch Zufütterung von D,L-Isoleucin neue, bislang nicht bekannte Actinomycine gewinnen. Diese Methode der Zufütterung bestimmter Precursoren, also eine „gelenkte" Fermentation bzw. Biosynthese, wurde erstmals bei der Actinomycingewinnung erprobt.

Zur fermentativen Gewinnung dieser Antibiotica sind vollsynthetische und komplexe Nährböden verwendet worden. Nach 4tägiger Fermentation beträgt die Ausbeute 0,5—1 g/l Actinomycingemisch, welches im Mycel und Kulturfiltrat verteilt ist.

Anwendung

Actinomycine sind in vitro sehr wirksam gegen grampositive Bakterien und besitzen eine beträchtliche antineoplastische Wirksamkeit. In der Klinik wird meist das Actinomycin D allein oder mit anderen Cytostatica zur Behandlung des Wilms' Tumors sowie von Lymphosarkomen eingesetzt.

Auf die beträchtliche Toxizität dieser Substanzklasse sei hingewiesen.

2.14.2. *Anthracycline*

Verschiedene Streptomyceten bilden gelbrote oder rote, optisch aktive Farbstoffe, wie die Rhodomycinone und Pyrromycinone, die eine enge strukturelle Verwandtschaft zeigen. Nach BROCKMANN (1963) werden diese Naturstoffe als Anthracyclinone bezeichnet. Sie besitzen ein Kohlenstoffgerüst aus linear annellierten Sechsringen, von denen drei einem Anthrachinon-Ringsystem angehören. Die entsprechenden ein- oder mehrere Zuckerreste enthaltenden Glykoside sind die Anthracycline.

Im Jahre 1963 wurde gleichzeitig in Italien und Frankreich das Daunomycin (synonym- Daunorubicin, Rubidomycin) aus *Streptomyces peuceticus* bzw. *Str. coeruleorubidus* isoliert. In den folgenden Jahren wurden verschiedene Daunorubicin-Derivate entdeckt, von denen das Adriamycin (Doxorubicin) am bekanntesten ist.

Chemie und Biochemie

Daunomycin und verwandte Verbindungen gehören zur Gruppe der Anthracycline. Es sind orange-rote kristalline Glykoside, die nach Hydrolyse ein rotes kristallines Pigment liefern. Die Aglyka, z. B. das Daunomycinon, sind Derivate des 7, 8, 9, 10-Tetrahydro-5,12-naphthacenchinons. Adriamycin, die pharmakologisch wichtigste Verbindung ist 14-OH-Daunomycin und wird von *Streptomyces peuceticus* var. *caesius* gebildet. Die Vertreter der Daunomycingruppe unterscheiden sich von den übrigen Anthracyclinen durch folgende strukturelle Eigenschaften: Sie besitzen am C-9 eine Methylketon-Seitenkette, eine Methoxygruppe am C-4 und den Aminozucker Daunosamin (3-Amino-2,3,6,-tridesoxy-L-lyxo-hexopyranose), der bislang bei keiner anderen Naturstoffgruppe gefunden wurde.

Das Carminomycin wird vom *Actinomadura* und *Streptosporangium* sp. gebildet. Von *Str. peucetius* und verwandten Stämmen sind weitere Antibiotica dieser Reihe isoliert worden, u. a. Dihydrodaunomycin, Daunosaminyldaunomycin, 7-Deoxydaunomycinon und Adriamycinon.

Über die Biosynthese der Daunomycine ist experimentell wenig bekannt. Man darf annehmen, daß der Chromophor ähnlich wie bei den Tetracyclinen aus Acetat-Malonat-Einheiten aufgebaut wird.

Zahlreiche Analoga von Daunomycin sind durch partialsynthetische Abwandlung hergestellt worden. Insbesondere hat man die Seitenkette am C-9 derivatisiert, den Zuckerteil modifiziert und das Substitionsmuster am Ring D variiert.

Zur Produktion von Daunomycin setzt man geeignete Stämme von *Str. peuceticus* und zur Gewinnung von Adriamycin eine Mutante dieser Species ein. Das Pro-

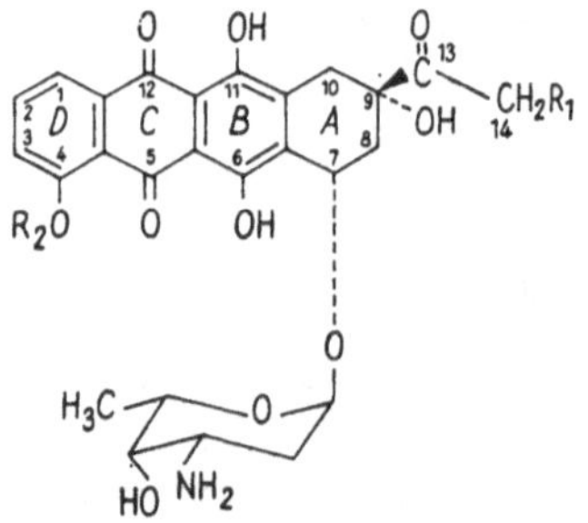

	R_1	R_2
Daunomycin	H	CH_3
Adriamycin	OH	CH_3
Carminomycin	H	H

Abb. 30. Cytostatisch wirkende Anthracycline

duktionsmedium zur submersen Adriamycingewinnung enthält Glucose, Brauereihefe und anorganische Salze. Gearbeitet wird bei einer Temperatur von 28 °C. Die Fermantationsdauer beträgt 5—6 Tage. Das Antibioticum ist überwiegend im Mycel lokalisiert.

Anwendung

Daunomycin und Adriamycin sind wohl die wirkungsvollsten tumorhemmenden Chemotherapeutica mikrobieller Herkunft, wobei Adriamycin den günstigeren chemotherapeutischen Index aufweist. Adriamycin wird mit Erfolg zur Behandlung akuter Leukämie sowie solider Tumoren der Brust, Blase, Lunge und der Ovarien eingesetzt. Eine Erhöhung der Remission konnte in Kombination mit anderen Antineoplastica erzielt werden.

2.14.3. Bleomycin

H. Umezawa in Japan entdeckte 1956 die Phleomycine, die außerordentliche tumorhemmende Eigenschaften besitzen. Bei Tierversuchen erwiesen sie sich jedoch als zu toxisch, so daß eine medizinische Verwendung nicht möglich war. Auf der Suche nach Phleomycin ähnlichen Verbindungen entdeckte der gleiche Arbeitskreis 1966 die Bleomycine.

„Bleomycin“ ist ein Gemisch verwandter Glykopeptide. Durch Ionenaustauschchromatographie wurden die Bleomycine aus den Kulturfiltraten isoliert und das Gemisch durch Chromatographie an CM-Sephadex 25 in die einzelnen Komponenten zerlegt. Bisher sind etwa 12 Bleomycine strukturell aufgeklärt. Die Bleomycine besitzen ein gemeinsames kompliziertes Grundgerüst und unterscheiden sich durch verschiedene Aminkomponenten. Am Aufbau des Grundgerüstes sind beteiligt: ein Pyrimidin-Chromophor, ein β-Lactam-Ring, eine L-α-Aminocarboxamid-Gruppe, Erythro-β-hydroxy-L-histidin, 4-Amino-3-hydroxy-2-methylvaleriansäure, L-Threonin, 2'-(2-Aminoethyl)-2,4'-bithiazol-4-carbonsäure, ein terminales Amin sowie die Zucker L-Glucose und 3-O-Carbamoyl-D-mannose.

Bleomycin bildet einen äquimolekularen Komplex mit Kupfer. Das Kupfer läßt sich durch 8-Hydroxychinolin entfernen. Die Hauptkomponenten im Handelsprodukt sind das Bleomycin A_2 (50%) und Bleomycin B_2 (20%).

Bleomycine werden durch *Streptomyces verticillus* gebildet. Durch Zufütterung verschiedener Amine zur Nährlösung ließen sich bislang genuin nicht vorkommende Bleomycine künstlich gewinnen. Auch partialsynthetisch – ausgehend von Bleomycinsäure – sind unnatürliche Bleomycine zugänglich.

Bleomycine besitzen in vitro ein breites Wirkungsspektrum gegenüber grampositiven, gramnegativen Erregern und einigen Pilzen, aber nicht gegenüber Hefen.

Klinisch findet Bleomycin Anwendung zur Behand-

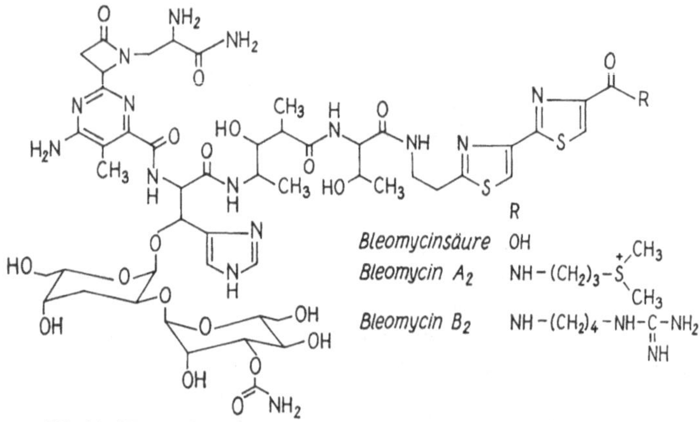

Abb. 31. Bleomycine

lung des Plattenepithelcarcinoms, z. B. der Haut, der Lippen, des Kehlkopfes, der Bronchien und im Genitalbereich.

2.14.4. *Verschiedene cytostatisch wirkende Antibiotica*

L-Azaserin

Dieses Antibioticum wurde 1954 in den USA gefunden. Es kristallisiert in hellgelb-grünen Nadeln. Chemisch ist es O-Diazoacetyl-L-Serin. Es war der erste Naturstoff, bei dem eine Diazogruppierung nachgewiesen werden konnte. Zur Gewinnung verwendet man geeignete Stämme von *Str. fragilis.* Die Fermentation in Glucose, Sojamehl, Ammonchlorid und $CaCO_3$-haltigen Nährlösungen dauert etwa 3—4 Tage. Die Ausbeuten dürften 0,25—0,5 g/l L-Azaserin nicht übersteigen.

Bei Lymphogranulomatose sowie akuter Leukämie des Menschen ist es mit Erfolg eingesetzt worden.

6-Diazo-5-oxo-L-norleucin (DON)

Dieses Norleucin-Derivat wurde 1956 als Stoffwechselprodukt eines taxonomisch nicht exakt bestimmten *Strep-*

tomyces-Stammes gefunden. Es ist eine in gelben Nadeln kristallisierende, gut wasserlösliche Substanz. DON zeigt eine deutliche Hemmwirkung gegen experimentelle Tumoren der Maus und wurde bislang in der Klinik bei Chorioncarcinum eingesetzt.

Mitomycin C

Die Antibiotica der Mitomycingruppe wurden 1956 in Japan entdeckt. Es sind Stoffwechselprodukte von *Str. caespitosus*, *Str. ardus* und *Str. verticillatus*. Bisher sind etwa 6 Verbindungen bekannt, die sich vom gleichen Grundgerüst, dem Mitosan, ableiten.

Am wichtigsten ist das Mitomycin C, eine blauviolette, kristalline, in Wasser und zahlreichen organischen Lösungsmitteln lösliche basische Verbindung. Sie besitzt drei als tumorhemmend bekannte Gruppierungen: Urethan-, Aziridin- und Chinongruppe.

In vitro ist Mitomycin wirksam gegen eine Reihe von Bakterien und Rickettsien und zeigt im Tierversuch eine gute antineoplastische Wirkung. Klinisch ist es bislang bei chronischen Leukämien und Carcinomen des Verdauungstraktes eingesetzt worden.

Chromomycin, Mithramycin, Olivomycin

Diese drei aus Streptomyceten isolierten Antibiotica wurden entsprechend der Aufzählung in Japan, den USA und der UdSSR entdeckt. Es sind zuckerreiche, kompliziert gebaute, nahe verwandte Verbindungen.

Chromomycin und Mithramycin besitzen den gleichen Chromophor, der aus drei 6gliedrigen Ringen besteht, zeigen aber geringe Unterschiede in den Zuckern. Olivomycin besitzt eine Methylgruppe im Chromophor weniger und unterscheidet sich geringfügig in einem Zuckerrest von Chromomycin.

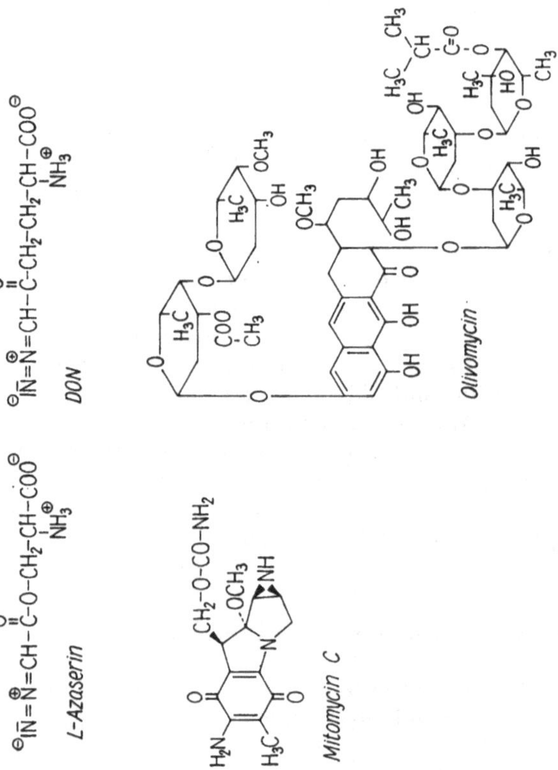

Abb. 32. Cytostatisch wirkende Antibiotica unterschiedlicher Struktur

Mithramycin findet Anwendung bei Morbus Paget und zur Behandlung der tumorbedingten Hypercalcämie. Olivomycin ist indiziert bei Hodentumoren, Tonsillargeschwülsten und Lymphogranulomatose.

2.15. Pharmakologische Aspekte der Antibiotica

Die Wahl des geeigneten Antibioticums zur Behandlung einer Infektion liegt immer in der Hand des Arztes. Voraussetzung für einen solchen Einsatz sind die exakte klinische und wenn möglich bakteriologische Diagnose. Die Therapie mit einem geeigneten Antibioticum wird bestimmt durch die Art und Empfindlichkeit des vorliegenden Erregers sowie durch die Wirkungsweise des Medikamentes und seine pharmakokinetischen Eigenschaften.

Antibiotica mit einem relativ begrenzten antimikrobiellen Wirkungsbereich bezeichnet man häufig als Schmalspektrum-Antibiotica. Sie wirken vorwiegend nur gegen gramnegative Erreger (Kanamycin, Neomycin) oder gegen grampositive Bakterien (Erythromycin, Novobiocin). Breitspektrum- oder Breitband-Antibiotica sind solche Chemotherapeutica, die gegen gramnegative und grampositive Erreger und meist auch gegen Protozoen und gegen große Viren wirksam sind.

Wichtig für die Wirkung der Antibiotica ist das Erreichen wirksamer Blutspiegelwerte, deren Höhe durch die Resorptionsrate und- geschwindigkeit beeinflußt wird. Es wird ein möglichst gleichbleibender Durchschnittsspiegel angestrebt, der die MHK überschreiten muß. Ein Maß für die Gesamtelimination eines Antibioticums stellt die biologische Halbwertszeit dar, d. h. den Zeitraum, in dem nach intravenöser Injektion die maximale Serumkonzentration auf die Hälfte abgesunken ist.

Durch Bindung an Serumeiweißkörper werden Chemotherapeutica teilweise inaktiviert. Wirksam ist stets nur der freie, ungebundene Anteil. Zwischen freiem und eiweißgebundenem Antibioticum im Plasma und Gewebe stellt sich in Abhängigkeit von der Konzentration ein Gleichgewicht ein. Der freie Anteil wird durch Dissoziation der Eiweißbindung so lange konstant gehalten, bis das gesamte Antibioticum eliminiert ist. Der eiweißgebundene Anteil ist deshalb therapeutisch nicht verloren.

Antibiotica werden oral, parenteral oder lokal gegeben. Manche Präparate lassen sich nur oral verabfolgen (Propicillin), andere werden nur parenteral appliziert. Dies geschieht, weil keine Resorption aus dem Darm erfolgt oder die Substanzen säureempfindlich sind (Penicillin G). Die Verträglichkeit der Chemotherapeutica kann bei oraler und parenteraler Gabe unterschiedlich sein. Manche Substanzen sind zu toxisch für eine systemische Anwendung und werden daher lokal appliziert (Nystatin).

Wie bei allen Arzneistoffen können auch bei Verwendung der Antibiotica Nebenwirkungen auftreten. So können diese Chemotherapeutica toxische, allergische und biologische Nebenwirkungen verursachen. Toxische Nebenwirkungen können besonders bei eingeschränkter Nierenfunktion oder bei Dauertherapie (Blutschäden) auftreten.

Allergieerscheinungen sind z. B. beim Einsatz von Penicillin beobachtet worden. Von biologischen Nebenwirkungen spricht man, wenn durch Anwendung der Breitspektrumantibiotica die normale Bakterienflora beeinträchtigt wird.

Für die Anwendung der Antibiotica ist die Beachtung der Resistenzproblematik von außerordentlicher Bedeutung. Nach Drews (1979) ist eine parasitäre Zelle (Mikroorganismus, Tumorzelle) als resistent gegen einen Wirkstoff zu betrachten, wenn sie durch Wirkstoffkonzentrationen, die in vivo ohne ernste toxikologische Nebenwirkungen erreicht werden können, in vitro nicht abgetötet oder in ihrem Wachstum nicht gehemmt wird. Resistenz ist immer eine Eigenschaft der parasitäten Zelle selbst. Resistenzmerkmale sind genetisch fixierte vererbbare Eigenschaften.

Besteht eine genetisch fixierte, arteigene Resistenz gegen einen oder mehrere Wirkstoffe, so spricht man von „natürlicher“ Resistenz. Resistenz kann auch als zusätzliches, nicht primär arttypisches Merkmal erworben werden. Es handelt sich dann um sog. „erworbene“ Resistenz. Zwischen erworbener und natürlicher Resistenz besteht kein prinzipieller Unterschied.

Für die Resistenzentstehung sind zwei genetische Mechanismen verantwortlich: 1. die Mutation, 2. Übertragung externer genetischer Informationen. Der zweite Mechanismus ist für die Resistenzentstehung bei Bakterien von entscheidender Bedeutung. Generell lassen sich exogene genetische Informationen bei Bakterien durch Transformation, Transduktion und durch Konjugation übertragen. So können Bakteriengene, die Resistenz codieren, durch Bakteriophagen übertragen werden (Transduktion). Therapeutisch von besonderer Bedeutung ist die Übertragung von Resistenzeigenschaften bei gramnegativen Bakterien durch Konjugation. Während der Konjugation ist ein direkter Kontakt zweier Bakterienzellen erforderlich.

Häufig sind die Resistenzeigenschaften plasmidcodiert. Plasmide kommen extrachromosomal in der Zelle vor und bestehen aus einem Doppelstrang-DNA-Ring. Als R-Faktoren bezeichnet man Plasmide, welche für die Resistenz gegenüber Antibiotika und anderer Chemotherapeutica verantwortlich sind. R-Faktoren werden zwischen Bakterien derselben oder verschiedener Spezies übertragen. Diese Plasmide enthalten Gene, die die Bakterienzelle meist kombiniert gegen mehrere Antibiotica resistent machen, z. B. gleichzeitig gegen Streptomycin und Tetracycline. Die R-Plasmide können sich unabhängig vom Genom der Zelle vermehren und sind zur autonomen Konjugation fähig.

R-Faktoren tragende Keime sind offenbar in Kliniken weiter verbreitet, als in den ärztlichen Praxen. Vorwiegend handelt es sich dabei um multipel resistente Stämme von Staphylokokken und Pseudomonas. Das Auftreten von Infektionen bei Patienten während des Krankenhausaufenthaltes mit derartigen schwer beherrschbaren resistenten Erregern bezeichnet man als Hospitalismus.

Unter dem Begriff Kreuzresistenz versteht man Bakterienresistenz gegen verschiedene Antibiotica mit ähnlicher Struktur und ähnlichem oder gleichem Wirkungsmechanismus. Ursache der Kreuzresistenz ist häufig eine mutative Veränderung des pathogenen Keimes.

2.16. Wirkungsweise der Antibiotica

Die Antibiotica sind hinsichtlich ihrer chemischen Struktur sowie der Wirkungsspektren eine heterogene Gruppe von Arzneistoffen. Das gleiche trifft zu für die molekularen Wirkungsmechanismen. Bei der Entschlüsselung der Geheimnisse der Nucleinsäure- und Proteinsynthese haben Antibiotica als Hemmstoffe eine bedeutende Rolle gespielt. Sie sind also u. a. wichtige „Werkzeuge" in der Molekularbiologie.

Im wesentlichen kennt man vier Angriffsorte in der Bakterienzelle für Antibiotica: Die Nucleinsäuresynthese, die Proteinbiosynthese, die Cytoplasmamembran sowie die Zellwand.

Werden Antibiotica in geringer Konzentration z. B. in einem Reagenzglas mit Bakterien zusammengebracht, so können u. a. folgende Schritte (Zähner, 1979) ablaufen:

- Der Hemmstoff muß mit den Zellen in Berührung kommen.
- Er muß die äußere Membran passieren oder diese zerstören.
- Er muß die Mureinschicht passieren und an die Cytoplasmamembran gelangen.
- Wirkt das Antibioticum auf die Cytoplasmamembran, so wird diese entweder zerstört oder die Durchlässigkeit z. B. für bestimmte Ionen wird erhöht.
- Wirkt das Antibioticum im Zellinnern, so muß die Cytoplasmamembran überwunden werden.

— Im Zellinnern muß das Antibioticum an seinen Wirkort gelangen und kann am Zielort seine Wirkung entfalten.

Hemmstoffe der Nucleinsäuresynthese

Durch Azaserin und DON werden die DNA- und RNA-Biosynthese indirekt gehemmt, da beide Verbindungen mit verschiedenen Schritten der Purin- und Pyrimidinbiosynthese interferieren.

Actinomycin unterbindet die DNA-abhängige RNA-Synthese. Dieses Antibioticum schiebt sich mit dem planaren Anteil seiner Struktur zwischen die übereinandergeschichteten Basenpaare der DNA-Helix ein = Interkalation und reagiert offenbar mit dem Desoxyguanosin-Rest. Der Actinomycin-Desoxyguanosin-Komplex stabilisiert sich durch Wasserstoffbrückenbindungen. Die Sekundärstruktur der DNA wird durch Interkalation so verändert, daß es zwar noch zur Anlagerung der RNA-Polymerase kommt, jedoch die Transkription nicht mehr stattfindet. Actinomycin reagiert mit prokaryotischer und eukaryotischer DNA. Es wird deshalb medizinisch nicht zur Behandlung von Infektionskrankheiten, sondern nur als Cancerostaticum eingesetzt. Die Anthracycline haben einen ähnlichen Wirkungsmechanismus. Sie schieben sich wie die Actinomycine zwischen die Basenpaare der DNA-Doppelhelix. Mitomycin C ist bactericid und gegen Tumorzellen wirksam, indem es eine irreversible Verklammerung der beiden in der Doppelhelix vorhandenen Einzelstränge hervorruft. Die Rifamycine zählen zu den stärksten Inhibitoren der RNA-Polymerase. Es sind species-spezifische Hemmstoffe, da sie nur mit bakterieller RNA-Polymerase reagieren und bei bestimmten Arten (Tuberkelbazillen, Staphylokokken) fest an die β-Untereinheit dieses Enzyms gebunden werden.

Hemmstoffe der Proteinsynthese

Streptomycin sowie andere Aminoglykosid-Antibiotica (Kanamycin, Neomycin, Gentamicin) werden irreversibel an die 30 S-Untereinheit der Ribosomen gebunden. Die Bindung von Aminoacyl-tRNA im Akzeptor-Ort des Ribosoms wird dadurch blockiert, und die Elongation wird unterbrochen. Außerdem bewirkt Streptomycin Ablesefehler bei der Translation.

Chloramphenicol wird reversibel an die 50 S-Untereinheit der Ribosomen gebunden. Es ist im Ribosom am A-Ort des Peptidyl-transferase-Zentrums lokalisiert. Durch Blockade der Peptidknüpfung zwischen den beiden im Peptidtransferase-Zentrum befindlichen Aminosäuren kommt es zum Erliegen der Proteinsynthese.

Lincomycin verhindert die Peptidbindung an 50 S-Untereinheiten, indem es die Bindung des terminalen 3-Endes des Substrats der Peptidyltransferase am A- und P-Ort blockiert.

Erythromycin und andere Makrolid-Antibiotica werden ebenfalls reversibel an die 50 S-Untereinheit der Ribosomen gebunden. Es soll die Translocase blockiert werden. Die Polypeptidketten-Transfer-RNA wird nicht richtig auf die Donatorbindungsstelle übertragen, und somit wird die Verlängerung der Polypeptidkette verhindert.

Puromycin zeigt eine bemerkenswerte strukturelle Ähnlichkeit mit dem Aminoacyl-Adenylsäure-Rest am 3′-OH-Ende der Phenylalanyl-tRNA. Es kann daher als Akzeptor für die Übertragung der ribosomengebundenen Peptidyl-tRNA dienen. Es wird anstelle des natürlichen Substrats an die wachsende Proteinkette angehängt unter Bildung von Puromycin-Peptidyl-tRNA. Der Polymerisationsprozeß ist damit sofort beendet, weil die tRNA-Polynucleotidkette fehlt, über die normalerweise die wachsende Peptidkette am Ribosom gebunden bleibt. Der Vorgang der Proteinbiosynthesehemmung durch Puromycin ist species-unspezifisch, was die relativ hohe Toxizität dieser Verbindung erklärt.

Tetracycline werden in geringen Konzentrationen an die 30 S-Untereinheiten der 70 S-Ribosomen gebunden. Primär wird das Einpassen der Aminoacyl-tRNA in den

Akzeptorort des Ribosoms durch Tetracyclin unterdrückt und die Polypeptidkettenverlängerung verhindert.

Als ein Hemmstoff der Translation, der in vivo und in vitro häufig in der Zellbiologie eingesetzt wird, hat sich Cyclohexamid erwiesen. Dieses Antibioticum penetriert schnell durch die Zellmembranen und unterdrückt die Peptidbildung spezifisch an den 80 S-Ribosomen.

Antibiotica mit dem Angriffsort Membran

Polymyxin B, die Gramicidine und Tyrocidine sowie andere Polypeptid-Antibiotica erhöhen als oberflächenaktive Stoffe die Permeabilität der Cytoplasmamembran von Bakterien. So kommt es zu einem Austritt cytoplasmatischen Materials wie Aminosäuren, Purin- und Pyrimidin-Derivaten.

Die Polyenantibiotica Nystatin und Amphotericin B reagieren mit bestimmten Sterolen, die in der Cytoplasmamembran von Pilzen lokalisiert sind und verursachen u. a. bei pathogenen Pilzen Permeabilitätsstörungen.

Verschiedene Antibiotica wie Valinomycin, Nonactin, Trinactin, Nigericin sowie die borhaltigen Stoffe Boromycin und Asplamomycin haben ionophore Eigenschaften. Diese Substanzen lagern sich in die Membran bei Bakterien ein und machen sie für bestimmte Ionen (selektiv) durchlässig.

Hemmung der Zellwandbildung

Die Mureinhülle bildet bei gramnegativen und grampositiven Bakterien die Stützmembran der Bakterienzellwände. Etwa 5—10% der Gesamtzellwandmasse bei gramnegativen Bakterien besteht aus Murein. Dem einschichtigen Mureinnetz sind Lipoproteine, Proteine, Phospholipide und Lipopolysaccharide aufgelagert. Letztere sind u. a. für die antigenen Eigenschaften der Bakterien verantwortlich. Die Mureinhülle der grampositiven Bakterien kann 50—95% des gesamten Zellwandmaterials betragen.

Das tuberkulostatisch wirkende C-Cycloserin ist ein kompetitiver Antagonist des D-Alanins und hemmt die Enzyme, welche die Bildung des Dipeptids D-Ala-D-Ala katalysieren. Dadurch wird die Synthese des Uridin-diphosphat-N-acetyl-muraminsäurepentapeptids, eines Grundbausteines des Mureins, verhindert.

Spezielle Hemmstoffe des Phospholipid-Cyclus in der Mureinbiosynthese sind Vancomycin, die Ristotecine und Bacitracin. Das Dedekapeptid Bacitracin hemmt die enzymatische Dephosphorylierung des C_{55}-Lipid-diphosphat und unterdrückt damit den Wiedereintritt des Lipidcarriers in den Phospholipidcyclus.

Im Finalschritt der Mureinbiosynthese erfolgt die Quervernetzung der linearen Glykopeptid-Stränge. Diese Transpeptidierungsreaktion geht so vor sich, daß bei Staphylokokken das Aminoende einer Pentaglycinkette mit der terminalen Peptidbindung eines zweiten Stranges reagiert unter Bildung eines quervernetzten Glykopeptids und Abspaltung eines D-Alanin-Restes.

Die Penicilline und Cephalosporine verhindern nun durch Hemmung der D-Alanin-Transpeptidase die Schließung der Peptidbrücke zwischen den Glykansträngen. Der neu synthetisierten Zellwand fehlt es dadurch an Stabilität. Die nativen Penicilline wirken nur auf grampositive Bakterien. Durch Ampicilline sowie gewisse halbsynthetische Cephalosporine werden auch gramnegative Erreger gehemmt. Dies könnte auf einem transportbedingten besseren Zugang der halbsynthetischen β-Lactamantibiotica zur Transpeptidase der gramnegativen Bakterien beruhen.

Penicilline und Cephalosporine wirken bakterizid nur auf sich teilende Bakterien. Die sog. „ruhenden“ Zellen werden nicht angegriffen.

3. Mutterkornalkaloide

Allgemeines

Pilze und Bakterien bilden eine Vielzahl unterschiedlicher Strukturtypen von Sekundärmetaboliten. Darunter befinden sich auch N-heterocyclische Verbindungen wie Indole, Chinoline, Pyridine, Phenazine, Pyrazine und Phenoxazine. So bilden bestimmte Stämme von *Pseudomonas aeruginosa* die Pseudane (2-n-Alkyl-4-chinoline) und *Penicillium viridicatum* die Chinoline Viridicatin und Viridicatol. Biosynthetisch leiten sich diese Chinolinalkaloide von Anthranilsäure ab.

Die für die Medizin wichtigsten Alkaloide mikrobiellen Ursprungs sind die Mutterkornalkaloide. Vergiftungen mit Mutterkorn, deren Ursache zunächst nicht erkannt wurde, führten während des Mittelalters im europäischen Raum zu verheerenden Epidemien. Man unterscheidet den Ergotismus convulsivus und den Ergotismus gangraenosus, auch bekannt als ignis sacer = Heiliges Feuer. Mutterkorn wird im Kräuterbuch von Adam Lonitzer 1582 erstmalig als Wehenmittel beschrieben. Der amerikanische Arzt J. Stearns führte 1808 diese Droge in die Schulmedizin ein. Zur gleichen Zeit wurde die erste chemisch-pharmazeutische Untersuchung von Mutterkorn durchgeführt (Vauquelin 1816). Das erste einheitliche kristalline Alkaloid, das Ergotamin, erhielt A. Stoll 1918 in Basel. Die Grundlagen der parasitischen Kultivation wurden zwischen 1935—1945 von v. Bekesy, Stoll und Hecht geschaffen. Erste Erfolge bei der saprophytischen Gewinnung dieser Pilzalkaloide erzielte nach 1945 M. Abe in Japan. Die Totalsynthese des Ergotamins gelang 1961 einem Arbeitskreis um A. Hofmann.

Vorkommen

Die wichtigste Quelle zur Gewinnung der Mutterkornalkaloide = Ergoline sind die verschiedenen Arten der Ascomycetengattung *Claviceps*. Man kennt etwa 35 verschiedene Species, von denen nur wenige physiologisch und biochemisch gut charakterisiert sind. Mutterkornpilze finden sich in allen Klimazonen der Erde; die einzelnen Arten haben aber ein unterschiedliches Verbreitungsgebiet. Sie entwickeln sich ausschließlich in den weiblichen Geschlechtsorganen von Gräsern, d. h., der Befall durch *Claviceps* ist eine streng organspezifische Infektionskrankheit (GÄUMANN, 1951).

Die Sklerotien (Dauermycelien) der Art *Claviceps purpurea* (FRIES) TULASNE werden als „Mutterkorn" bezeichnet; sie sind als Secale cornutum Bestandteil in vielen Arzneibüchern. Der Entwicklungscyclus wurde von TULASNE (1851, 1853) in den Grundzügen beschrieben. Während der Entwicklung des Pilzes auf der Roggenpflanze kommt es nach 10—14 Tagen nach der Infektion

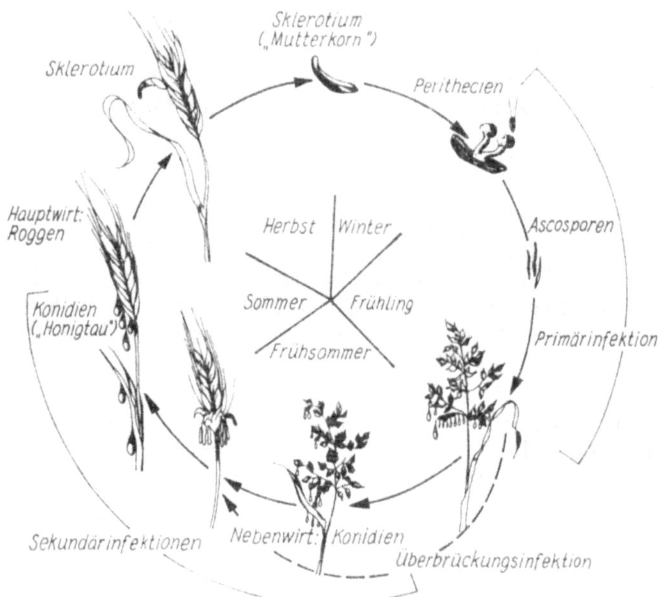

Abb. 33. Der Entwicklungszyklus von Mutterkorn

durch Asco- oder Konidiosporen zur Bildung des Honigtaues. Das Pilzmycel wird in dieser Phase als Sphacelia bezeichnet. Danach beginnt die Entwicklung der Sklerotien. In dieser Periode ist der Pilz biochemisch sehr aktiv und bildet neben Fetten eine Reihe von Sekundärmetaboliten einschließlich der Alkaloide.

Weitere pharmazeutisch wichtige *Claviceps*-Arten sind *Claviceps paspali* Stev & Hall und *Claviceps fusiformis* Loveless. Von Stäger (1922) wurde das Konzept der „biologischen" Rassen bei *Claviceps* entwickelt. Grundlage für die Einteilung war die von ihm beobachtete Wirtsspezifität. Diese Befunde sind von späteren Autoren widerlegt worden.

Bestimmte Clavin-Alkaloide werden auch in Pilzen außerhalb des Genus *Claviceps* gebildet, so in *Aspergillus*-, *Penicillium* und *Rhizopus*-Arten. Gewisse Arten der *Convulvulaceen* enthalten ebenfalls Ergoline unterschiedlicher Struktur. Die Wirkstoffe mexikanischer Zauberdrogen, z. B. Ololiuqui, konnten von Hofmann und Tscherter (1960) als einfache Lysergsäurederivate identifiziert werden. Bei Ololiuqui handelt es sich um Samen verschiedener Windengewächse. Aus einer afrikanischen *Ipomoea*-Art wurde das Peptidalkaloid Ergosin isoliert.

Chemie

Mutterkornalkaloide gehören zur großen Gruppe der Indolalkaloide. Sie leiten sich von einem partiell hydrierten Indolo-[4,3-f,g]-chinolin ab. Das tetracyclische Grundgerüst wird als Ergolin bezeichnet. Strukturell unterscheidet man zwei Hauptgruppen:

a) Derivate der Lysergsäure, also des 8-Carboxy-6-methyl-9,10-dehydroergolins und der stereoisomeren Isolysergsäure.

b) Clavin-Alkaloide oder Clavine. Es sind einfache Hydroxy- und Dehydro-Derivate des 6,8 Dimethylergolins. Bei den Chanoclavinen ist der Ring D zwischen dem N-6-Atom und dem C-7 geöffnet.

Lysergsäurederivate vom Peptidtyp finden sich im offiziellen Mutterkorn. Einfache Lysergsäurederivate werden in beachtlicher Menge in saprophytischen Kulturen von *Clavipes paspali* gebildet.

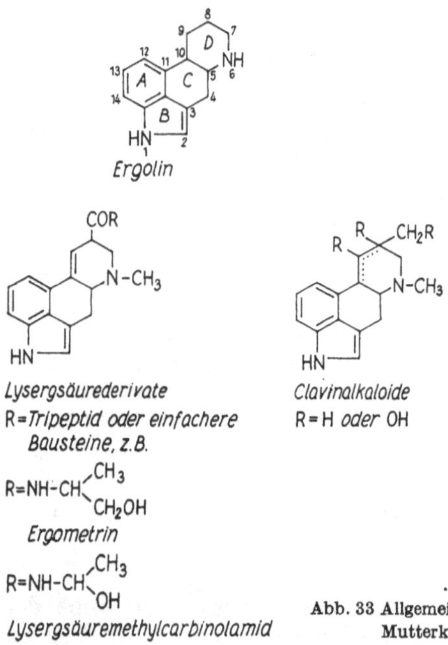

Abb. 33 Allgemeine Formeln der Mutterkornalkaloide

Clavin-Alkaloide sind typische Inhaltsstoffe verschiedener *Claviceps*-Species fernöstlicher und afrikanischer Gräser. Sie kommen in geringer Menge auch in Sklerotien und saprophytischen Kulturen von *C. purpurea* und *C. paspali* vor. Die Alkaloide der Lysergsäurereihe treten paarweise auf. Derivate der Lysergsäure kennzeichnet man durch die Endung „-in". Die stereoisomeren Isolysergsäurederivate enden auf „-inin".

Die natürlich vorkommende d-Lysergsäure besitzt die

(5R:8R)-Konfiguration. Die Isolysergsäure unterscheidet sich von der Lysergsäure durch die Anordnung der Substituenten am Asymmetriezentrum am C-8. Hydriert man die Doppelbindung im Ring D, kommt man zu den Dihydrolysergsäurederivaten. Lysergsäureverbindungen sind pharmakologisch hochaktiv, während die entsprechenden Isolysergsäurederivate nur sehr schwach pharmakologisch wirksam sind. Die erste Totalsynthese der Lysergsäure wurde 1954 von KORNFELD et al. beschrieben.

Von besonderer therapeutischer Bedeutung sind die Peptidalkaloide des Mutterkorn. Sie besitzen zwei charakteristische Strukturelemente: eine α-Hydroxy-α-Aminosäuregruppierung und einen Cyclol-Teil.

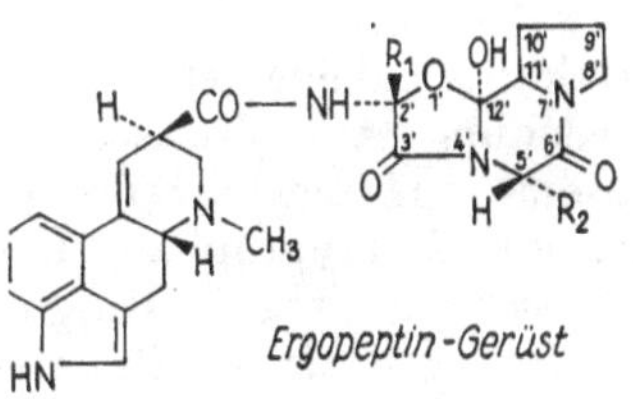

Ergopeptin-Gerüst

R_2	R_1 $-CH_3$	R_1 $-CH_2-CH_3$	R_1 $-CH(CH_3)_2$
$-CH(CH_3)_2$	Ergovalin	Ergonin	Ergocornin
$-CH_2-CH(CH_3)_2$	Ergosin	Ergoptin	Ergokryptin
$-CH(CH_3)-CH_2-CH_3$	β-Ergosin	β-Ergoptin	β-Ergokryptin
$-CH_2-C_6H_5$	Ergotamin	Ergostin	Ergocristin

Abb. 34. Mutterkornalkaloide vom Peptid-Typ

Die Hauptalkaloide sind durch ——— gekennzeichnet

Bei der Hydrolyse erhält man Lyserg- bzw. Isolysergsäure, eine α-Ketosäure, L-Prolin (milde alkalische Hydrolyse) und eine weitere variable Aminosäure. Das Grundgerüst der Peptidalkaloide, bestehend aus d-Lysergsäure und dem tricyclischen Peptidteil, ist als Ergopeptin bezeichnet worden, um eine semirationale Nomenklatur der natürlichen und synthetisch gewonnenen Peptidalkaloide zu ermöglichen (Berde und Stürmer, 1978).

Mutterkorn enthält neben den Alkaloiden u. a. nichtpharmakologisch aktive gelbe und rotviolette Farbstoffe. Es handelt sich um Anthrachinoncarbonsäuren und monomere und dimere Xanthone, die man als Ergochrome bezeichnet.

Biochemie

Die Biosynthese der Mutterkornalkaloide ist in den letzten 20 Jahren unter Verwendung saprophytisch alkaloidbildender *Claviceps*-Stämme untersucht worden. Das Ergolin-Ringgerüst wird aus L-Tryptophan und Mevalonsäure aufgebaut. Die N-Methylgruppe im Ring D wird von Methionin geliefert. Der erste für die Biosynthesekette spezifische Schritt ist die Isoprenylierung am C-4 des L-Tryptophan durch Dimethylallylpyrophosphat. Auf dieser Stufe erfolgt die N-Methylierung.

In der nächsten Reaktion wird der Ring C geschlossen. Dabei wird als obligate Zwischenstufe Chanoclavin-I gebildet. Unbekannt ist der Mechanismus der Hydroxylierung. Via Chanoclavin-I-aldehyd entsteht das erste tetracyclische Ergolin, das Agroclavin. Die Methylgruppe am C-8 kann zur Hydroxymethylgruppe umgesetzt werden unter Bildung von Elymoclavin. Durch einen weiteren Oxidationsschritt entsteht die Carboxylgruppe. Man gelangt so zur Lysergsäure. Detaillierte Untersuchungen haben ergeben, daß das anscheinend „normale“ Markierungsmuster der tetracyclischen Alkaloide, ausgehend von Mevalonsäure-2-^{14}C (Markierung im trans-C-Atom der Isopren-Einheit), in Wirklichkeit die Folge

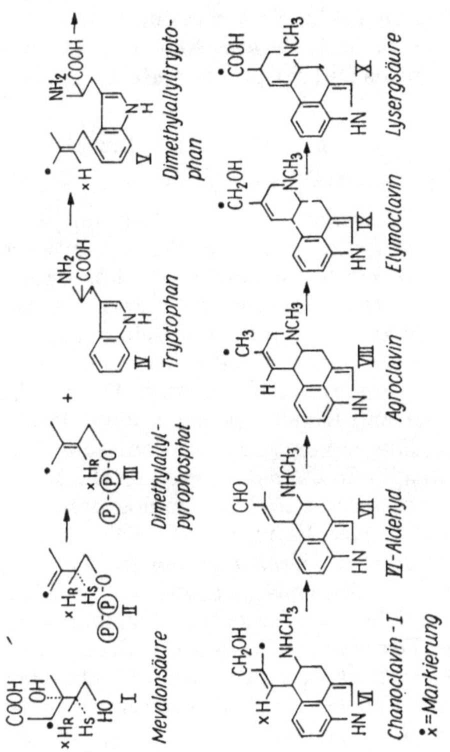

Abb. 35. Biosynthese des Ergolinringes

von zwei Isomerisierungsschritten an der allylischen Doppelbindung ist. Die Dimethylallyltryptophan-Synthetase und Chanoclavin-I-Cyclase, welche die Reaktion III + IV → V bzw. VI → VIII katalysieren, sind in den letzten Jahren näher charakterisiert worden.

Biosynthetisch betrachtet, lassen sich die Peptidalkaloide des Mutterkorns als Tripeptidderivate der Lysergsäure auffassen, z. B.

Ergotamin: d-Lysergyl-alanyl-phenylalanyl-prolin

Ergocornin: d-Lysergyl-valyl-valyl-prolin

Verschiedene Mechanismen der Cyclolbildung sind möglich. So kann der Kettenstart von der Lysergsäure oder aber vom Prolinende her beginnen. Denkbar wäre, daß einzelne Aminosäuren sukzessive oder aber ein Dipeptid bzw. Tripeptid an den „Starter" angefügt werden. Bisherige Fütterungsversuche mit radioaktiv markierten Verbindungen haben ergeben, daß Di- und Tripeptide, Lysergylaminosäuren und Diketopiperazine nicht intakt eingebaut werden. Diese Vorstufen werden vom Pilz gespalten (Peptidasen?) und dann die einzelnen Bausteine eingebaut. Appliziert man einzelne Aminosäuren wie Prolin, Alanin, Leucin oder Valin, so läßt sich ein spezifischer Einbau in den Peptidteil nachweisen. Vorstufe für die α-Hydroxy-α-Aminosäuregruppierung im Ergotamin ist Alanin und bei den Ergotoxin-Alkaloiden die Aminosäure Valin. Denkbar wäre, daß die Ergopeptin-Biosynthese an einem Multienzymkomplex abläuft, ohne daß freie Zwischenstufen faßbar sind, etwa wie bei der Gramicidinbildung. Die Peptidalkaloidbildung ist ein nicht-ribosomaler Prozeß, wie Hemmversuche mit Cycloheximid ergaben. Induktoren der Alkaloidbildung bei bestimmten Clavin-Stämmen sind Tryptophan und einige Analoga dieser Aminosäure.

Gewinnung

Die Weltjahresproduktion beträgt zur Zeit 4000 kg Peptidalkaloide und 12000 kg Lysergsäure. Der Bedarf steigt ständig. Zur Alkaloidgewinnung gibt es prinzipiell drei Verfahren:

1. Extraktion der Wirkstoffe aus Sklerotien von *Claviceps purpurea*, die durch künstliche Infektion auf Roggen erzeugt werden = Parasitische Kultur
2. Isolation der Alkaloide aus saprophytischer Kultur in Fermentern. Vornehmlich werden verwendet *C. purpurea*, *C. paspali* und *C. fusiformis*.
3. Partialsynthese

Bei der parasitischen Kultur dient Roggen als Wirtspflanze. Zur „Beimpfung" der Roggenähren wurden anfänglich Nadelbretter und Impfpistolen benutzt. Heute ist dieser Prozeß vollmechanisiert. Motorgetriebene Impfmaschinen mit mehreren Nadelwalzen durchfahren die Felder mit einer Geschwindigkeit von 5—10 km/h. Die Impfung des Roggens beginnt etwa 10—14 Tage vor der Blüte. Als Impfmaterial verwendet man im Labor saprophytisch gewonnene Konidiosporensuspensionen. Wichtig für eine optimale Sekundärinfektion, welche die Ernte entscheidend beeinflußt, ist eine gute Honigtaubildung. Etwa 6—8 Wochen nach der Impfung findet die Ernte statt. Diese kann per Hand oder maschinell erfolgen. Der Ertrag liegt, je nach Witterung, zwischen 200—400 kg Mutterkorn je Hektar Roggen. Der Anbau von Mutterkorn ist in den letzten 25 Jahren ständig verbessert worden. Der Ertrag hängt außer von den Witterungsbedingungen u. a. von agrotechnischen Parametern ab, wie der Roggensorte, der Standweite, dem Impftermin und der Beimpfungsdichte.

Von auschlaggebender Bedeutung ist der Alkaloidgehalt des Erntegutes. Wildmutterkorn ist hinsichtlich des Alkaloidgehaltes quantitativ und qualitativ sehr uneinheitlich. Bei den meisten Herkünften liegt der Alkaloidgehalt unter 0,1%. Durch großangelegte screening-Programme gelang es, Stämme mit einem ⌀-Alkaloidgehalt von 0,5—0,8% zu selektieren. Vorteilhaft ist ferner, daß diese Hochzuchtstämme nur ein Hauptalkaloid (z. B. Ergotamin) oder Alkaloide der gleichen Gruppe (Ergotoxine) enthalten.

Der erste Durchbruch bei der saprophytischen Gewinnung der Ergoline, die unter strikt sterilen Bedingungen zu erfolgen hat, gelang M. Abe (1945—1948) in Japan. Diese von fernöstlichen Gräsern isolierten Stämme bilden verschiedene Clavine, u. a. Agroclavin und Elymoclavin. Richtungweisend waren die von ihm entwickelten Produktionsmedien (Mannit-Succinat-Nährböden). Die Afrikanische Kolbenhirse (*Pennisetum*) erwies sich ebenfalls geeignet zur Clavinproduktion (Stoll et al. 1954). Englische Autoren haben Verfahren zur halbtechnischen Gewinnung von Agroclavin (4 g/l) beschrieben.

Einfache Lysergsäure-Derivate wurden durch Arcamone et al. (1961) fermentativ zugänglich. Verwendet wurden erstmals Selektanten von *C. paspali*. Die meisten der isolierten Stämme bilden Lysergsäuremethyl-carbinolamid. Manche aus dem iberischen Raum stammenden Herkünfte synthetisieren die $\Delta^{8,9}$-Lysergsäure, die sich leicht in d-Lysergsäure umlagert. Unter bestimmten Kulturbedingungen lassen sich mit Hochzuchtstämmen Ausbeuten von 2—5 g/l Lysergsäure gewinnen, die als Ausgangsmaterial für Partialsynthesen unentbehrlich ist.

Aus der Palette der klassischen Mutterkornalkaloide wurden effektive Verfahren für Ergotamin von Tonolo (1966) und Amici et al. (1966) beschrieben. Bei den Stämmen, die saprophytisch Peptidalkaloide bilden, lassen sich bis heute sieben Chemovarietäten unterscheiden (Prozent bezogen auf Gesamtalkaloid):

1. Ergotamin (80%)
2. Ergosin (90%)
3. Ergocristin (100%)
4. Ergocornin + Ergosin (50%:50%)
5. Ergotamin + Ergokryptin (50%:50%)
6. Ergocornin + Ergokryptin (60%:40%)
7. Dihydroergosin (100%, Ausgangsmaterial war hier ein auf *Sorghum vulgare* parasitierender Pilz).

Voraussetzung für die Produktion ist die Auffindung von Stämmen, die einen sklerotialen Zustand aufweisen. Manche Autoren nehmen an, daß für die Alkaloidsynthese ein heterokaryotischer Pilz vorliegen muß. Vielfältige Selektions- und Mutationsarbeiten sind notwendig, um Ausbeuten von 1—2 g/l Peptidalkaloid unter technischen Bedingungen zu erzielen. In unterschiedlichem Maße werden Ergolinfermentationen in der Schweiz, Italien, der DDR, Ungarn und Jugoslawien durchgeführt.

Anwendung

Mutterkornalkaloide besitzen in Abhängigkeit von ihrer Struktur ein breites pharmakologisches Wirkungsspektrum. Ergoline finden u. a. Anwendung in der Gynäkologie zur Blutstillung und als Wehenmittel. Bestimmte Ergoline sind hochspezifische Serotonin- und Adrenalinantagonisten. Peptidalkaloide, bei denen die Doppelbindung in 9,10-Stellung hydriert ist, dienen zur Behandlung zerebraler und peripherer Durchblutungsstörungen (Hydergin®, Ergocomb®). Einige partialsynthetische Ergoline sind starke Prolaktinhemmer und Dopamin-Agonisten. Auf den Prototyp der Halluzinogene, das partialsynthetisch zugängliche Lysergsäurediethylamid = LSD sei hingewiesen.

4. Organische Säuren

4.1. *Citronensäure*

Die als 2-Hydroxypropan-1,2,3-tricarbonsäure zu bezeichnende Verbindung ist in der Natur weit verbreitet, z. B. in Zitronen, Sanddornbeeren, aber auch in tierischen und menschlichen Geweben und im Blut. Sie wurde bereits 1784 von SCHEELE entdeckt.

Citronensäure ist ein wichtiges Zwischenprodukt beim Abbau der Kohlenhydrate, Fette und Proteine. Man hat daher den Tricarbonsäure-Cyclus (Krebscyclus) auch den Namen „Citronensäurecyclus" gegeben. Dieser Cyclus ist als ein großer „pool" für Zwischenprodukte zu verstehen, die zum Aufbau neuen zelleigenen Materials dienen oder dem Abbau unter Energiegewinn anheimfallen. Zentrales Ausgangsprodukt (vgl. Abb. 36) ist Acetyl-CoA, dessen Abbau bilanzmäßig wie folgt formuliert werden kann:

$$H_3C-\overset{\overset{O}{\|}}{C}\sim S\overline{CoA} + 3\,H_2O \longrightarrow 2\,CO_2 + 8\,H + HS\overline{CoA}$$

Bei dieser Oxidation wird kein Sauerstoff aufgenommen, sondern mehrfach Wasser angelagert und anschließend dehydriert; der Wasserstoff wird von geeigneten Coenzymen übernommen und über die Atmungskette mit dem Sauerstoff zur Reaktion gebracht. Die Reaktion der aktivierten Essigsäure mit der Oxalessigsäure zur Citronensäure stellt eine Aldoladdition dar und wird durch das Enzym Citrat-Synthase katalysiert:

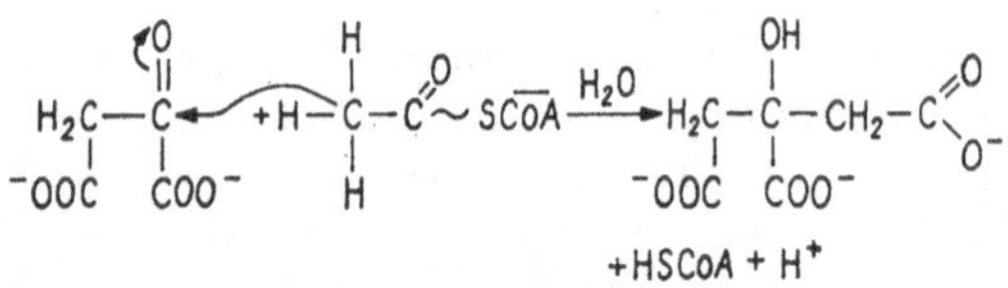

Biochemisch ist die Überproduktion von Citronensäure bei Mikroorganismen durch eine Störung des normalen Stoffwechsels zu erklären. Hierbei scheinen zahlreiche Faktoren wirksam zu sein; Citronensäure wird im Citronensäurecyclus durch das Enzym Aconitat-Hydratase zu cis-Aconitsäure und Isocitronensäure isomerisiert. Diese Reaktion verläuft wahrscheinlich über ein Carbenium-Kation, das die gemeinsame Zwischenstufe zwischen den drei Tricarbonsäuren darstellt.

Die Aconitase-Aktivität ist in der Produktionsphase bei Pilzen vermindert. Als Cofaktor für dieses Enzym fungiert u. a. Eisen. Eisenmangel ist aber gleichzeitig einer der wesentlichsten Faktoren, die die Überproduktion steuern. Deshalb wird bei der fermentativen Gewinnung dem Nährmedium durch Zugabe von $K_4[Fe(CN)_6]$ auch ein Teil des Eisens entzogen. Die positive Wirkung des

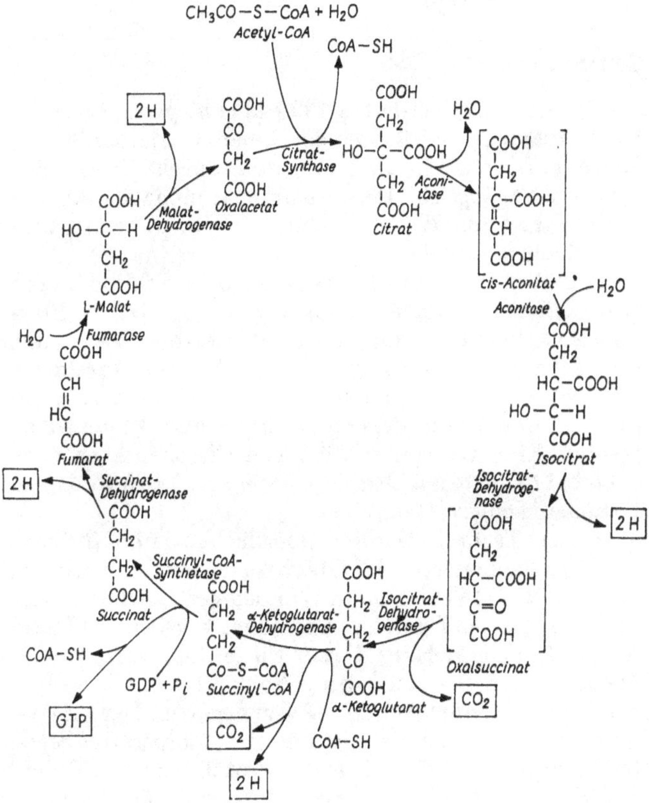

Abb. 36. Der Tricarbonsäure-Cyclus

Kaliumhexacyanoferrats(II) auf die Citronensäurebildung könnte aber auch auf der Hemmung der Isocitrat-Dehydrogenase beruhen.

Gewinnung

Citronensäure wurde bis 1923 überwiegend durch Extraktion aus Citrusfrüchten gewonnen. Chemisch ist diese Säure z. B. aus 1,3-Dichloraceton durch Cyanhydrinsynthese zugänglich. Heute stammen mehr als 90% der Weltproduktion, die über 250000 t pro Jahr liegt, aus mikrobiellen Verfahren.

Carl Wehmer hat als erster 1893 in Schimmelpilzen (*Penicillium*) Citronensäure nachgewiesen. Durch klassische Arbeiten von Currie (1917) wurde diese Verbindung im technischen Maßstab zugänglich. Zur Produktion werden heute besonders selektierte und mutativ veränderte Stämme von *Aspergillus niger* und *A. wentii* eingesetzt. Eine Überproduktion von Citronensäure wurde auch bei *Penicillium*, *Mucor*, *Citromyces*, *Trichoderma* und *Ustilago* nachgewiesen.

In der Technik werden Oberflächen- und Submersverfahren eingesetzt. Bei Oberflächenverfahren wird das Substrat 10—15 cm hoch in Wannen gefüllt, die gestapelt in klimatisierten Räumen angeordnet werden. Als Hauptnährstoff dient Melasse, die zur Entfernung von störenden Metallen vorbehandelt wird. Nach Beginn des Mycelwachstums werden Ammonsalze zugegeben. Der pH-Wert wird auf etwa 2 eingestellt, und die Temperatur beträgt 30 °C. Nach 7—10 Tagen ist der Prozeß beendet. Bezogen auf den verbrauchten Zucker betragen die Ausbeuten 60—90%.

Zweistufige Submersverfahren gewinnen in den letzten Jahren immer mehr an Bedeutung. Hier setzt man als C-Quelle reine Zucker wie Saccharose und Glucose ein. Die Zuckerkonzentration beträgt 15%. In 100000 l-Fermentern ist die Bildung nach etwa 90 h abgeschlossen.

Eine spezielle Variante ist die Verwendung von Kohlenwasserstoffen wie Paraffinen mit 19 C-Atomen als alleinige C-Quelle und gleichzeitigem Einsatz von Ammoniak oder Ammonsalzen als N-Quelle. Bei diesen Nährstoffen wird die Fermentation mit bestimmten Hefen, u. a. *Candida*-Arten durchgeführt.

Aus der Nährlösung wird die Säure als Ca-Salz ausgefällt und anschließend mit Schwefelsäure freigesetzt. Nach einer anderen Methode wird Citronensäure mit 2-Butanol extrahiert. 40% der produzierten Citronensäure wird in der Nahrungsmittelindustrie eingesetzt. Etwa 1/3 der Weltproduktion findet Anwendung in der Pharmazie als Geschmackskorrigens und in Kombination mit anderen Arzneistoffen sowie für Synthesezwecke, u. a. für Isonicotinsäurehydrazid.

4.2. Milchsäure

Allgemeines

Die Milchsäure wurde von Scheele 1780 in saurer Milch entdeckt. Blondeau stellte 1847 fest, daß sie durch Gärung entstehen kann. Nachdem sich Pasteur mit der Mikrobiologie der Milchsäuregärung beschäftigt hatte, stellte Lister 1878 die ersten Reinkulturen von *Streptococcus lactis* („Milchsäurebakterium") her. 1903 bewiesen Buchner und Meisenheimer den enzymatischen Charakter der Milchsäuregärung.

Milchsäure ist in der Natur weit verbreitet, z. B. in verschiedenen tierischen Organen, im Muskel- und Magensaft, in vielen Früchten, in Milch und ihren Produkten, im Wein, Sauerkraut, sauren Gurken, in Produkten der Futtersilierung usw. Als

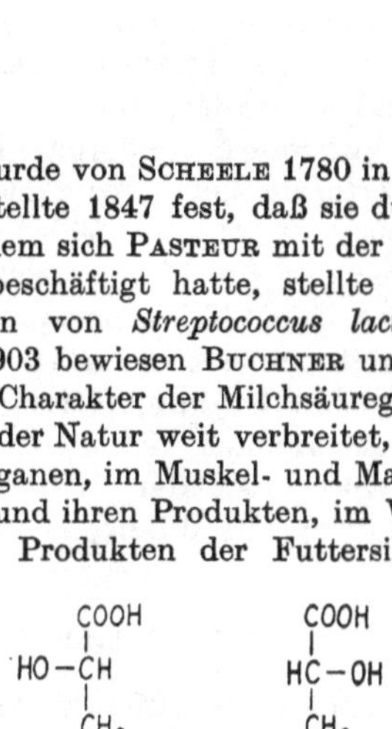

L D

Milchsäure

α-Hydroxy-propionsäure kommt sie in zwei optisch aktiven Antipoden vor: D(-)-Milchsäure, L(+)-Milchsäure (mit der gleichen sterischen Anordnung wie die α-Aminosäuren); außerdem noch als Racemat (DL-Milchsäure). Auf Grund des induktiven Einflusses der Hydroxylgruppe ist Milchsäure eine stärkere Säure als z. B. Essigsäure.

Biochemie

Milchsäurebakterien faßt man als *Lactobacteriaceae* zusammen. Sie sind morphologisch nicht einheitlich (Kokken, Stäbchen), zeigen aber physiologisch zahlreiche gemeinsame Merkmale. Sie sind grampositiv und unbeweglich. Zur Energiegewinnung benötigen sie Kohlenhydrate und scheiden Milchsäure aus. Sie besitzen keine Atmungskette (Cytochrome und Katalase fehlen) und sind daher obligate „Gärer". Auffallend sind ihre komplexen Wuchsstoffansprüche. *Lactobacteriaceae* benötigen eine Reihe von Vitaminen und Aminosäuren in den Nährlösungen. Laktobakterien teilt man in zwei Gruppen ein, in homofermentative und heterofermentative. Zu den heterofermentativen Vertretern gehören *Leuconostoc*-Arten, *Bifidobacterium bifidum* sowie verschiedene *Lactobacillus*-Arten. Biochemisch betrachtet fehlen diesen Bakterien die Hauptenzyme des FDP-Weges des Glucoseabbaues, nämlich Aldolase und Triosephosphat-Isomerase. Als Endprodukte entstehen neben Lactat vor allem Acetat, Ethanol und CO_2. Bei den homofermentativen Bakterien entsteht fast ausschließlich Milchsäure. Bei diesen Bakterien wird Glucose über den EMDEN-MEYERHOF-Weg abgebaut (Glykolyse). Die Bilanzgleichung der Glykolyse lautet:

$$\text{Glucose} + 2\,\text{ADP} + 2\,\text{P} \rightarrow 2\,\text{Lactat} + 2\,\text{ATP} + 2\,H_2O$$

Im Verlaufe des über viele Stufen führenden Abbauweges erfolgt ein Dehydrierungsschritt, wobei das Coenzym in einer Hydrierungsreaktion wieder regeneriert wird. Energetisch liefert die Glykolyse 36 kcal pro Mol Glucose, die im wesentlichen für den Einbau von 2 Mol Phosphorsäure

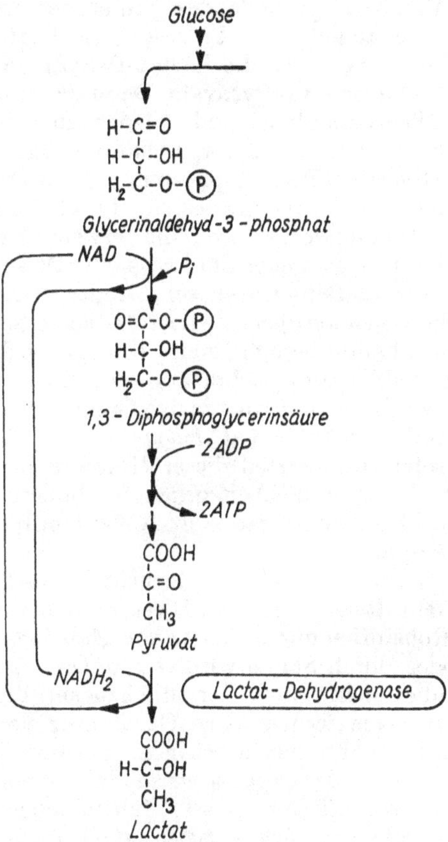

Abb. 37. Finalschritte der Milchsäurebildung

in das energiereiche ATP verwandt werden. Bei anaerob lebenden Mikroorganismen ist dieser Prozeß der einzig energieliefernde. Abb. 37 zeigt die letzten Stufen der bei der Milchsäuregärung ablaufenden Prozesse. Als letzte Reaktion erkennt man die durch die Lactat-Dehydrogenase katalysierte Reduktion des Pyruvats. Dadurch wird gleichzeitig das Nicotinamidnucleotid wieder in dehydrierter Form der diesem Prozeß vorgeschalteten Triosedehydrierung (Glycerinaldehyd-3-phosphat → 1,3-Diphosphoglycerinsäure) zur Verfügung gestellt. Im übrigen ist die Pyruvatreduktion stereospezifisch: die verwendeten Mikroorganismen besitzen entweder eine L(+)-oder D(—)-oder auch beide Lactat-Dehydrogenasen. Andererseits verfügen diese Bakterien auch über eine Lactat-Racemase, so daß das Racemat häufig bereits genuin erzeugt wird.

Zur fermentativen Milchsäureproduktion — bereits seit 1881 betrieben — werden homofermentative Organismen, vor allem *Lactobacillus delbrückii*, *L. bulgaricus* und *L. leichmannii* eingesetzt. Der Vorteil dieser Mikroorganismen liegt in ihrer Unempfindlichkeit gegenüber höheren Temperaturen und Säurekonzentrationen. Außerdem bilden sie kaum Nebenprodukte.

Als Rohstoffe werden vor allem Stärkehydrolysate (aus Mais, Kartoffeln, Reis) eingesetzt. Diese werden aus den angeführten Rohstoffen durch Zusatz von Malz, Diastasepräparaten oder durch Säurehydrolyse in Di- oder Monosaccharide überführt. Auch der Milchzucker der Molke läßt sich für eine fermentative Gewinnung von Milchsäure ausnutzen. Hier finden insbesondere *Lactobacillus bulgaricus*, *L. casei* und *Streptococcus lactis* Verwendung. Der Einsatz von Zuckermelasse, Sulfitablaugen u. a. Ausgangsmaterialien hat sich — meist auf Grund der vom Endprodukt schlecht abtrennbaren Begleitsubstanzen — bisher nicht durchgesetzt.

Für das Wachstum der Lactobazillen ist der Zusatz von löslichen Eiweißen, Phosphaten, Ammoniumsalzen und bestimmten Vitaminen sehr wichtig. Die Fermentation wird in unbelüfteten Fermentern (etwa 100000 l

Inhalt) bei ca. 50 °C durchgeführt. Die Konzentration an vergärbarem Material liegt zwischen 10 und 15%. Ein Zusatz von $MgCO_3$ oder $CaCO_3$ ist zur teilweisen Neutralisation der entstehenden Säure notwendig. In 2—3 Tagen erreichte man Ausbeuten von 90%. Aus dem gebildeten Calciumlactat wird die Milchsäure mit Schwefelsäure in Freiheit gesetzt. Ein besonders reines Produkt „Pharmaqualität" läßt sich gewinnen, wenn man die Roh-Milchsäure mit Methanol oder Ethanol verestert und nach Reinigung des Esters eine Hydrolyse durchführt.

Neben einer ausgedehnten Verwendung in der Lebensmittelindustrie wird Milchsäure in der Pharmazie in Form des leicht wasserlöslichen Calciumlactats zur Behandlung von Calciummangel bzw. zur Regulierung der Darmflora eingesetzt.

4.3. Essigsäure

Biochemisch betrachtet entsteht diese einfache Carbonsäure durch Oxidation des Ethanols unter Beteiligung einer Alkoholdehydrogenase. Als Zwischenprodukt des stark sauerstoffabhängigen Prozesses entsteht Acetaldehyd, der Wasser unter Bildung von Acetaldehydhydrat addiert. Diese Verbindung wird durch eine NADP-abhängige Aldehyddehydrogenase zu Essigsäure umgesetzt. Der Wasserstoff wird vom NADP aufgenommen und über Cytochrome der Atmungskette auf O_2 übertragen. Die Bruttogleichung für den gesamten exothermen Vorgang lautet:

$$C_2H_5OH + O_2 \rightarrow CH_3COOH + H_2O + 118\ \text{kcal}$$

Neben chemischen Verfahren kann die Produktion der Essigsäure auch fermentativ erfolgen. Im alten Orléansverfahren wurden die alkoholischen Lösungen (Weine) von *Acetobacter xylinum* als Emerskultur in Essig überführt. Beim sog. Schnellessigverfahren (SCHÜZENBACH 1823) wird eine ca. 10%ige Ethanollösung über eine Schicht von Buchenholzspänen, die als Träger der Bakterien dient, gegeben. Von unten wird diesem Flüssigkeitsstrom Luft entgegengeleitet. Wesentliche Verbesserungen erreichte man mit der Einführung von kontinuierlichen Submersverfahren. Eingesetzt wird eine glucosehaltige Nährlösung mit 10—12% Ethanol. Die Fermentation erfolgt unter intensiver Belüftung bei ca. 30°C (2 Tage). Die erreichbare Essigsäurekonzentration liegt bei 13%. Als Mikroorganismen kommen einige *Acetobacter* Arten, z. B. *A. suboxydans*, zum Einsatz.

Bei *Acetobacter* lassen sich zwei Gruppen unterscheiden: Erstens solche Bakterien, welche die Enzyme des Citronensäurecyclus besitzen und Essigsäure zu CO_2 und H_2O abbauen können. Die zweite Gruppe besitzt diese Enzyme nicht; Essigsäure wird nicht weiter umgesetzt. Für diese Mikroorganismen hat sich die Bezeichnung *Acetomonas* eingebürgert. Folgt man diesen Vorstellungen, so müßte *A. suboxydans* korrekt als *Acetomonas suboxydans* bezeichnet werden.

Die Verwendungsmöglichkeiten der Essigsäure sind sehr vielseitig, z. B. ist sie Bestandteil zahlreicher Pufferlösungen.

4.4. *Äpfelsäure*

Die natürlich vorkommende linksdrehende Äpfelsäure gehört der L-Reihe an und besitzt die gleiche Konfiguration wie L(+)-Milchsäure und L(+)-Alanin. Sie kann aus unreifen Äpfeln und anderen Früchten isoliert werden (SCHEELE, 1785). D(+)-Äpfelsäure kommt in der Natur nicht vor.

Biochemisch entsteht die Äpfelsäure aus der Fumarsäure. Diese Reaktion wird durch die Fumarase (Fumarat-Hydratase) katalysiert: Die Reaktion ist schwach exergonisch und reversibel. *Aspergillus parasiticus*, *A. ory-*

zae und *A. flavus* können in zuckerhaltigen Nährlösungen Äpfelsäure bilden. *Lactobacillus brevis* überführt Ca-Fumarat in 90%iger Ausbeute in Ca-Malat. Auch Fumarsäure kann fermentativ z. B. durch *Rhizopus*-Arten her-

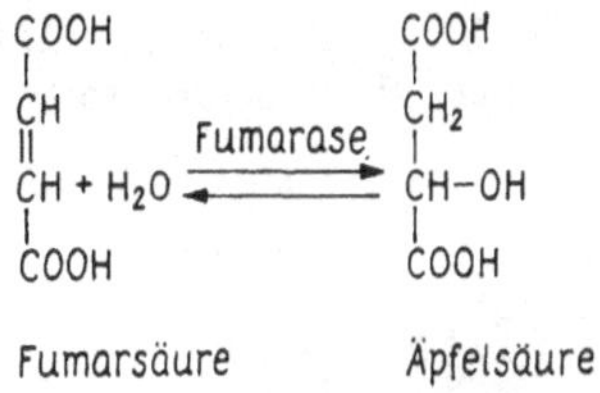

gestellt werden. Allerdings ist es bisher bei beiden Säuren nicht gelungen, die zur Zeit üblichen chemischen Verfahren durch eine fermentative Produktion abzulösen.

Als Hydroxysäure wirkt Äpfelsäure abführend. Sie kann im Gemisch mit anderen Säuren zur Substitution der Magensäure angewandt werden.

4.5. D-Gluconsäure

Bei gelinder Oxidation der Aldosen geht die Aldehydgruppe in die Carboxygruppe über. Man erhält so die „Onsäuren", deren wichtigster Vertreter die aus D-Glucose erhältliche D-Gluconsäure ist. Verbindungen dieses Typs sind nur in alkalischer Lösung als Salze stabil. Unter Wasserabspaltung gehen sie leicht in γ-Lactone über.

Biochemisch wird die nichtphosphorylierte Glucose dehydrogeniert. Die Reaktion wird durch die kristallisierbare Glucose-Oxidase (eine Flavoprotein-Dehydrogenase) katalysiert. Dabei wird der Wasserstoff auf Sauerstoff übertragen und H_2O_2 gebildet, das durch Katalase beseitigt wird. Das gebildete Lacton hydrolysiert rasch zur Säure.

Gluconsäure wird von Bakterien (*Acetobacter*) und Pilzen (*Aspergillus, Penicillium, Pullularia*) aus Glucose gewonnen. Im Gebrauch sind Oberflächen- und Submersverfahren. Unter Belüftung ist die Fermentation bei 30 °C in ca. 40 Stunden beendet. Der pH-Wert wird dabei durch Zugabe von $CaCO_3$ im schwach sauren Bereich gehalten. Die Ausbeute beträgt (ausgehend von 30%iger Glucoselösung) bis 97%. Aus dem Ca-Salz wird mit Schwefelsäure die freie Gluconsäure gewonnen.

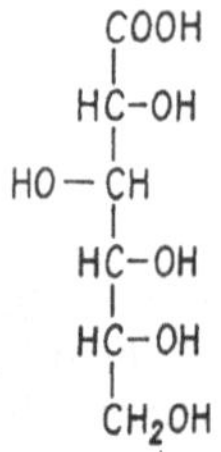

D-Gluconsäure

Neben zahlreichen Einsatzmöglichkeiten, z. B. in der Gerberei, Reinigungsmittel- und Farbenindustrie werden nicht unbeträchtliche Mengen in der Human- und Veterinärmedizin verwendet. Eisengluconat wird z. B. bei Anämie verordnet und gut im Körper resorbiert. Ebenso lassen sich Ca und verschiedene Spurenelemente als Gluconate gut applizieren.

D-5-Ketogluconsäure, L-2-Ketogluconsäure und (2R, 3R)-(+)-Weinsäure

D-5-Ketogluconsäure stellt eine Zwischenstufe für die Vitamin-C-Synthese und die Gewinnung von Weinsäure dar. Die technische Herstellung erfolgt aus Glucose, Sorbit oder Melasse, mittels *Acetobacter*-Arten unter guter Belüftung. Die Oxidation verläuft in zwei Phasen:

1. Schnelle Oxidation des Zuckers zur Gluconsäure in der Vermehrungsphase der Bakterien.
2. Langsamere Oxidation der Gluconsäure zur D-5-Ketogluconsäure nach der Hauptwachstumsphase der Bakterien.

Das Ca-Salz dieser Säure kristallisiert schon während der Fermentation aus. Die Ausbeuten betragen bis 90%. Als Nebenprodukt entsteht L-2-Ketogluconsäure. Die letztere Verbindung kann auch mittels Fermentation aus L-Idonsäure (erhältlich aus 5-Ketogluconsäure durch Reduktion) gewonnen werden. L-2-Ketogluconsäure läßt sich auch direkt aus Glucose mit *Pseudomonas fluorescens, Serratia marcescens* oder *Erwinia carotovora* in hoher Ausbeute erhalten. Aus L-2-Ketogluconsäure läßt sich auf chemischem und fermentativem Wege L-Ascorbinsäure darstellen. Die D-5-Ketogluconsäure wird durch *Acetobacter suboxydans* (oder durch Oxidation auf chemischem Wege) in L-(+)-Weinsäure überführt. Das gleiche Bakterium kann auch Glucose direkt in diese Säure überführen. Als Katalysator muß Vanadiumpentoxid zugesetzt werden.

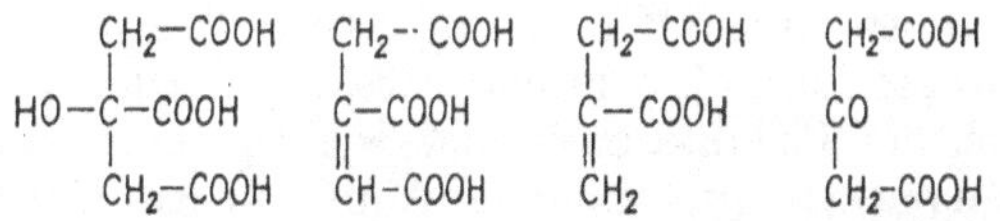

Citronensäure Aconitsäure Itaconsäure Acetondicarbonsäure

Als Dihydroxybernsteinsäure besitzt Weinsäure zwei asymmetrische C-Atome. Statt der zu erwartenden vier optisch aktiven Formen und zwei Racemate gibt es nur zwei optisch aktive Verbindungen, ein Racemat (Traubensäure) und auf Grund des symmetrischen Baues eine optisch inaktive, nicht spaltbare Mesoweinsäure. Am Beispiel der Traubensäure hat PASTEUR erstmalig die Trennung eine Racemats in die beiden optischen Antipoden durchgeführt.

Weinsäure wirkt abführend. Sie kann ferner zur Substitution der Magensäure eingesetzt werden.

Einige weitere Säuren können ebenfalls fermentativ hergestellt werden, doch besitzen sie für die Pharmazie bisher keine Bedeutung, oder aber ihre chemische Synthese ist aus ökonomischen Gründen vorteilhafter. Als Beispiel sei die Itaconsäure genannt, die als Weichmacher in der Kunststoffindustrie viel verwandt wird, aber für medizinische Zwecke zu toxisch ist.

Abschließend sei noch erwähnt, daß in den USA Naphthalin auf fermentativem Wege in Salicylsäure überführt wird. Diese Säure und einige ihrer Derivate werden wegen ihrer guten analgetischen und antirheumatischen Wirkung viel verwendet.

5. Gewinnung von Aminosäuren

5.1. Allgemeines

Durch die rapide Entwicklung der mikrobiologischen Forschung besonders in den letzten 20 Jahren ist die Möglichkeit der fermentativen Produktion wichtiger Aminosäuren geschaffen worden. An diesem Ergebnis sind insbesondere japanische Wissenschaftler beteiligt. Die nach der Produktionsmenge wichtigsten, ausschließlich fermentativ gewonnenen Aminosäuren sind Lysin und Glutaminsäure (Tab. 3). Daneben existieren für die industrielle Aminosäureproduktion synthetische, extraktive (aus Proteinhydrolysaten) und enzymatische Verfahren, die zum Teil miteinander konkurrieren. Das Problem der Trennung der bei synthetischen Verfahren anfallenden Stereoisomeren im industriellen Maßstab wurde ebenfalls erfolgreich gelöst.

5.2. Biochemie

Wirbeltiere (einschließlich des Menschen) können nicht alle Aminosäuren, die als Vorstufen der Proteine und als Ausgangsprodukte für weitere Synthesen von zentraler Bedeutung sind, selbst synthetisieren. Auch Mikroorganismen variieren in ihrer Fähigkeit, Aminosäuren zu bilden. Aminosäuren, welche einem Organismus zugeführt werden müssen, heißen essentielle Aminosäuren. Für den

Tabelle 3

Aminosäuren, die prinzipiell durch Fermentation zugänglich sind

Mikroorganismus	C-, N-Quelle	gebildete Aminosäure
Corynebacterium glutamicum und Mutanten	Glucose oder Stärkehydrolysate, Rohr- u. Rübenzuckermelasse, NH_3, Harnstoff	Glu, Lys, Val, Orn, Met, Trp
Brevibacterium flavum und Mutanten	Melasse, Rohr- und Rübenzuckersaft, Stärkehydrolysate, n-Alkane, Essigsäure, Ethanol, anorg. N-Verbindungen	Glu, Lys, Arg, Ile
Pseudomonas trifoli *E. coli*	Fumarsäure, NH_3	Asp
Torula utilis	α-Hydroxy-β-methyl-n-valeriansäure	Ile
Serratia marcescens	Phenylmilchsäure	Phe
Corynebacterium-Arten *Brevibacterium*-Arten *Candida lipolytica* *E. coli* u. a.	Erdöl, Ammoniumnitrat Phosphate, $MgSO_4MnCl_2$ Spuren von $CaCl_2$ und $FeSO_4$	Glu, Ala Asp. Lys, Arg, Tyr, Ile, Val, Phe, Gly, Trp, Pro, Ser

Ausschließlich durch Fermentation werden folgende Aminosäuren gewonnen (t/Jahr):
L-Glutamin (200 – 300); L-Glutaminsäure · Na (250000);
L-Isoleucin (10 – 50); L-Lysin (HCl) (25000); L-Prolin (50 – 100)

Menschen sind es Valin, Leucin, Isoleucin, Lysin, Methionin, Threonin, Phenylalanin und Tryptophan.

Leuconostoc mesenteroides z. B. kann nur wachsen, wenn es mit 16 Aminosäuren versorgt wird. Die Kohlenstoffskelette der Aminosäuren leiten sich aus dem Intermediärstoffwechsel ab. Durch Transaminierung oder direkte Aminierung wird die Aminogruppe bereitgestellt.

Nitrat, Nitrit und molekularer Stickstoff werden bei den Mikroorganismen zunächst zu Ammoniak reduziert, die in der Lage sind, anorganischen Stickstoff zu nutzen. Die zwanzig proteinogenen Aminosäuren werden durch verschiedene, meist vielstufige Biosyntheseketten synthetisiert. Die zu den Aminosäuren führenden Biosynthesewege und deren katabole Stoffwechselwege sind meist nicht identisch. Die fermentative Gewinnung von Aminosäuren (vgl. Tab. 3) kann mit Hilfe von Wildtyp-Mikroorganismen oder von Mutanten erfolgen. Das erste Verfahren ist allerdings nicht generell anwendbar, da die Produktion von Aminosäuren bei Mikroorganismen durch Rückkopplungsmechanismen („feedback“) geregelt ist (Ausnahme: Glutaminsäuresynthese bei bestimmten Bakterien). Gegenwärtig werden einige Aminosäuren im technischen Maßstab durch auxotrophe und regulatorische Mutanten produziert. Auxotrophe Organismen sind nicht in der Lage, einen oder mehrere Stoffwechselvorgänge zu vollziehen. Die entsprechend nicht mehr gebildete Substanz muß dann als essentieller Wachstumsfaktor zugeführt werden. Andererseits kommt es bei dieser sog. Mangelmutante zu einer Anreicherung der vor dem „Block“ liegenden Substanz. Bei einem angenommenen Syntheseweg

$$A \xrightarrow{a} B \xrightarrow{b} C \xrightarrow{c} D \xrightarrow{d} E$$

sei z. B. die vom Enzym b katalysierte Umwandlung von B zu C blockiert. Dann wird im Organismus B angereichert, bzw. dem Organismus muß C (z. B. eine Aminosäure) für die Aufrechterhaltung des Stoffwechsels zugeführt werden. Bei verzweigten Syntheseketten ist es möglich, daß bei Blockierung des einen Stoffwechselweges das Endprodukt des anderen akkumuliert wird. Abb. 38 zeigt die (technisch realisierte) Akkumulation von Ornithin durch eine Citrullin-Mangelmutante von *Corynebacterium glutamicum*. Dieser Mutante fehlt also die Ornithin-Transcarbamylase. In der Tab. 4 sind weitere

Tabelle 4:

Akkumulation von Aminosäuren durch auxotrophe Mutanten (nach: Y. IZUMI, I. CHIBATA u. T. ITOH, Angew. Chem. **90**, 187 (1978)

Produkt	vom Mikroorganismus benötigte Aminosäure	Mikroorganismus
Ornithin	Citrullin	*Corynebacterium glutamicum*
Lysin	Homoserin (Threonin + Methionin)	*Corynebacterium glutamicum*
Citrullin	Arginin	*Bacillus subtilis*
Valin	Leucin	*Corynebacterium glutamicum*
Threonin	Methionin + Isoleucin + Diaminopimellinsäure	*Escherichia coli*

Tabelle 5

Akkumulation von Aminosäuren durch regulatorische Mutanten (nach: Y. IZUMI, I. CHIBATA u. T. ITOH, Angew. Chem. **90**, 187 (1978)

Produkt	Aminosäure-Analogon	Mikroorganismus
Arginin	2-Thiazoalanin	*Brevibacterium flavum*
Methionin	Äthionin + Selenomethionin + Methioninhydroxamat	*Corynebacterium glutamicum*
Isoleucin	Isoleucin-hydroxamat	*Serratia marcescens*
Isoleucin	α-Amino-β-hydroxy-valeriansäure + O-Methylthreonin	*Brevibacterium* flavum
Tryptophan	5-Fluor-tryptophan + Tryptophan-hydroxamat	*Corynebacterium glutamicum*
Lysin	S-(2-Aminoäthyl)-L-cystein	*Brevibacterium flavum*

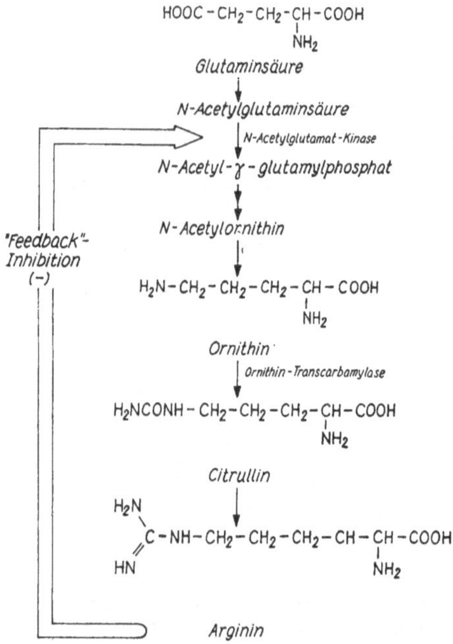

Abb. 38. Biosynthese von Arginin

Bei Ausfall der Ornithin-Transcarbamylase in Mutanten von *C. glutamicum* wird Ornithin angereichert

Beispiele für die Anreicherung von Aminosäuren durch auxotrophe Mutanten aufgeführt.

Durch Zugabe verschiedener Aminosäure-Analoga kann das Wachstum von Mikroorganismen gehemmt werden. In bestimmten, sog. regulatorischen Mutanten ist die Empfindlichkeit gegenüber diesen Antimetaboliten aufgehoben, und es kann zu einer starken Anreicherung von einzelnen Aminosäuren kommen (Tab. 5).

5.3. Glutaminsäure

Sowohl in Mikroorganismen als auch in den meisten anderen Organismen entsteht Glutaminsäure aus α-Ketoglutarat und Ammoniak. Diese als (Trans-) Aminierung bezeichnete Reaktion wird durch die L-Glutamat-Dehydrogenase unter Verwendung von NADPH katalysiert. Diese Reaktion ist für die Biosynthese aller Aminosäuren von fundamentaler Bedeutung. Die Aminogruppe des

$$\alpha\text{-Ketoglutarsäure} + NH_4^+ + NADPH + H^+ \text{ (oder } NADH + H^+\text{)} \xrightarrow[\text{Dehydrogenase}]{\text{L-Glutamat-}} \text{L-Glutaminsäure} + H_2O + NADP^+ \text{ (oder } NAD^+\text{)}$$

Glutamats kann anschließend in einer NAD-abhängigen Reaktion auf verschiedene α-Ketosäuren unter Bildung entsprechender Aminosäuren übertragen werden, z. B. Alanin aus Brenztraubensäure, Serin aus Hydroxybrenztraubensäure.

Die Glutamat-Dehydrogenase ist ein regulatorisches Enzym; das aus Rinderleber isolierte Enzym hat ein Molekulargewicht von etwa 336000 und enthält sechs identische Untereinheiten, von denen jede zwei Bindungsstellen für das Coenzym besitzt. Einige Mikroorganismen, z. B. *Corynebacterium glutamicum* synthetisieren Glutamin nach folgender Reaktion:

$$NH_3 + \text{Glutaminsäure} + ATP \rightleftharpoons \text{Glutamin} + ADP + P$$

Das katalysierende Enzym heißt Glutamin-Synthetase, und die Reaktion verläuft über mehrere Stufen. Als enzymgebundenes Zwischenprodukt wurde γ-Glutamylphosphat nachgewiesen. Das Enzym besitzt ein Molekulargewicht von 350000 bis 600000.

Auch Glutamin ist in der Lage, α-Ketoglutarsäure in Glutaminsäure umzuwandeln.

α-Ketoglutarat entsteht aus der bei der Fermentation eingesetzten Glucose über Pyruvat und *Acetyl-CoA*, das in den Citronensäurecyclus eingeschleust wird und praktisch den „Treibstoff“ des Prozesses darstellt.

Es sei darauf hingewiesen, daß der Citratcyclus zu seinem Funktionieren auch ein genügendes Reservoir von Oxalacetat benötigt. Steht dieses Akzeptormolekül nicht in genügender Menge zur Verfügung — weil z. B. für die Bildung von Aminosäuren zuviel α-Ketoglutarat abgezweigt wird, — kann durch eine sog. „anaplerotische („Auffüll-") Reaktion" (KORNBERG) Oxalacetat nachgeliefert werden. Dies geschieht durch enzymatische Carboxylierung von Pyruvat mit Hilfe der Pyruvat-Carboxylase nach folgender summarischer Gleichung:

$$\text{Pyruvat} + CO_2 + \text{ATP} + H_2O \underset{}{\overset{Mn^{2+}}{\rightleftharpoons}} \text{Oxalacetat} + \text{ADP} + \text{P}$$

Das Enzym besitzt ein Molekulargewicht von etwa 650000 und enthält als prosthetische Gruppe Biotin. Letztere Verbindung besitzt bei der fermentativen Gewinnung von Glutaminsäure eine wichtige regulatorische Funktion. Hochleistungs-Produktionsstämme sind gekennzeichnet durch das Fehlen der α-Ketoglutarsäure-Dehydrogenase und durch einen hohen Gehalt an NADPH-spezifischer Glutaminsäure-Dehydrogenase.

Das erste Verfahren zur technischen fermentativen Glutaminsäureproduktion wurde von KINOSHITA et al. (Japan) 1956 auf der Basis von Zucker und Ammoniak entwickelt. Heute verwendet man billigere C-Quellen, z. B. Melasse oder auch langkettige gesättigte Kohlenwasserstoffe. Als N-Quelle kann auch Harnstoff eingesetzt werden. Der verwendete Mikroorganismus ist *Corynebacterium glutamicum* bzw. *C. hydrocarboclastus*, häufig auch *Brevibacterium flavum*.

Dem Medium werden einige Vitamine (insbesondere Biotin, s. o.) und Mineralstoffe zugesetzt. Die Fermentation erfolgt in Submerskultur mit guter Belüftung. Sie wird bei 35 °C durchgeführt und dauert ca. 40 Stunden. Die gebildete Glutaminsäure wird in das Nährmedium ausgeschieden. Aus einer Tonne Glucose lassen sich ca. 500 kg L-Glutaminsäure gewinnen. Neuerdings wird über Spitzenerträge bei Verwendung von Essigsäure und bestimmten Mutanten von *Brevibacterium flavum* berichtet (98 g/l).

Aus der oben erörterten biosynthetischen Bildung von Glutaminsäure wird verständlich, daß auch mikrobiologische Verfahren zur Umwandlung von z. B. α-Ketoglutarsäure oder Citronensäure in diese Aminosäure existieren. Mit Hilfe von *Bacillus pumilus* und *B. subtilis* kann auch Fumarsäure mit sehr guter Ausbeute in Glutaminsäure überführt werden. Mit Hilfe von *Lactobacillus fermenti* (enthält eine Glutaminsäure-Racemase) und *Pseudomonas cruciviae* (besitzt eine L-Glutamat-Dehydrase) ist die Umwandlung von durch chemische Synthese gewonnener DL-Glutaminsäure möglich. Durch Hydrolyse kann das in 90%iger Ausbeute erhaltene L-Pyrrolidon-carboxylat in L-Glutaminsäure überführt werden.

5.4. Weitere Aminosäuren (Lysin, Prolin, Isoleucin)

Nachdem es gelungen war nachzuweisen, daß Lysin durch Hefe (1948) bzw. *Neurospora* (1951) aus α-Aminoadipinsäure sowie durch *Escherichia coli* aus Diaminopimelinsäure (1952) gebildet wird, wurden die Untersuchungen zur industriellen fermentativen Produktion dieser Aminosäure stark intensiviert. Heute erfolgt ihre Gewinnung mit Hilfe einer auxotrophen Mutante von *Corynebacterium glutamicum*. Bei ihr ist die Überführung von Asparaginsäure-semialdehyd in Homoserin blockiert. Für das Wachstum muß dem Mikroorganismus also die gerade nötige Menge Homoserin zugeführt werden (ca. 40 μg/ml). Statt Homoserin kann auch ein Gemisch von Methionin und Threonin Verwendung finden. Es wird z. B. ein glucosehaltiges Substrat mit einem Zusatz von enzymatisch aufgeschlossenem Casein verwandt (pH 7, Dauer 3—4 Tage). Während der Fermentation wird alle 5 Stunden 10%ige NH_3-Lösung zugegeben.

Auch aus synthetisch (z. B. aus 2-Ethoxy-3,4-dihydropyran) oder fermentativ hergestellter Diaminopimelinsäure läßt sich L-Lysin durch *Aerobacter aerogenes, Bacillus sphaericus, Escherichia coli* u. a. gewinnen. Die enzymatische Decarboxylierung erfolgt mit über 50%iger Ausbeute. Interessant ist, daß das mikrobielle Enzym selektiv die Mesoform, nicht aber die DL-Form der bei der chemischen Synthese anfallenden Diaminopimelinsäure zu L-Lysin decarboxyliert. Nach Abtrennung des L-Lysins wird die verbleibende racemische Diaminopimelinsäure durch Erhitzen mit einem Ionenaustauscher (z. B. Dowex-50 in der H^+-Form) epimerisiert und die Mesoform im so erhaltenen Epimerengemisch erneut decarboxyliert. Durch die stereospezifische Wirkung der Decarboxylase fällt die umständliche und kostenaufwendige chemische Trennung der optischen Isomeren fort.

Prolin kann in Mengen von 12 g/l durch eine Isoleucin-Mangelmutante von *Brevibacterium flavum* produziert werden; mit Hochleistungsstämmen von *Kurthia catenaforma* lassen sich 30 g Prolin/l gewinnen.

Für die fermentative Herstellung von Isoleucin existieren einige Möglichkeiten. So läßt sich z. B. bei *Pseudomonas aeruginosa* und *P. fluorescens* durch Zugabe von α-Aminobuttersäure eine Ausbeute von 14 g/l erreichen.

Therapeutische Verwendung finden Aminosäuren in Form von Infusionslösungen zur parenteralen Ernährung. Glycin wird in Salben oder Pudern bei der Wundbehandlung eingesetzt. Die Annahme, daß Glutaminsäure die geistige Leistungsfähigkeit steigert, konnte bisher nicht eindeutig bewiesen werden. Der Hauptteil der produzierten Glutaminsäure wird in der Nahrungsmittelindustrie verwandt.

Lysin ist indiziert bei chronischem Appetitmangel, langsamem Wachstum und langsamer Gewichtszunahme. Ferner dient es zur Verbesserung des Nährwertes von Viehfutter.

6. Mikrobielle Polysaccharide

Dextrane sind hochmolekulare Polysaccharide, in denen D-Glucose α-glykosidisch in 1,3-, 1,4- und besonders in 1,6-Bindung verknüpft ist. Die parallelen Ketten sind untereinander vernetzt. Sie unterscheiden sich im Molekulargewicht, der Viskosität, Löslichkeit usw. Dextrane gehören zu den Glucanen, worunter allgemein aus D-Glucose gradkettig oder verzweigt aufgebaute hochmolekulare Polysaccharide verstanden werden. Dextrane werden von verschiedenen Bakterien gebildet.

Je nach Bakterienart und Nährmedium sind die gebildeten Dextrane etwas unterschiedlich. Am besten untersucht und in der industriellen Produktion in großem Umfang angewandt ist die Kultivierung der *Lactobacteriaceae Leuconostoc mesenteroides* und *Leuconostoc dextranicum* auf saccharosehaltigen Nährmedien. Die Anwesenheit von *L. mesenteroides* in Zuckerfabriken ist sehr gefürchtet, da durch seine Tätigkeit gelatinierende Verbindungen („Froschlaichbacterium“) produziert werden, die zu Verlusten und technologischen Schwierigkeiten führen.

Für die technische Produktion von Dextranen wird eine Nährlösung verwandt, die Saccharose (10%), Pepton, KCl und Na_2HPO_4 enthält. Pepton, ein aufgeschlossenes Eiweiß aus tierischem Gewebe, dient den Bakterien als Stickstoffquelle. Saccharose wird sowohl für die Dextransynthese wie auch als Kohlenstoffquelle für den Bau- und Betriebsstoffwechsel benötigt. Von den Salzen erfüllt das Phosphat zwei Funktionen; es verhindert eine zu schnelle Säuerung der Nährlösung (Pufferwirkung) und ist für den Stoffwechsel unentbehrlich.

Die Umwandlung der Saccharose erfolgt durch eine extracelluläre Transglucosidase, genannt Dextransucrase oder Dextransaccharase. Die Fermentation geht bei 25—28 °C vor sich und wird bei einem Anfangs-pH-Wert von 6,5—7,0 gestartet. Im Verlauf der Dextranbildung, die nach 3 Tagen beendet ist, sinkt der pH-Wert auf 4,0.

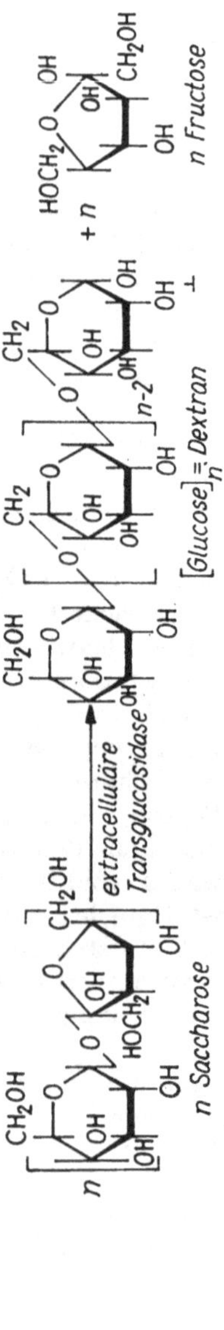

Abb. 39. Bildung von Dextran

Beim enzymatischen Verfahren wird in der ersten Stufe mittels der Bakterien in 2%iger Saccharoselösung die Dextransucrase gewonnen (Dauer 12 h). Danach werden die Zellen abgetrennt und die Enzymlösung nach Zugabe der berechneten Menge Saccharose, Starterdextran und Puffer zur gelenkten Dextransynthese eingesetzt.

Das Molekulargewicht der Dextrane kann einige Millionen betragen, es ist aber auch durch eine gelenkte mikrobielle Synthese möglich, zu niedermolekularen Produkten zu gelangen. Dextrane lassen sich ferner hydrolytisch (z. B. mit Säuren oder Enzymen) zu niedermolekularen Produkten abbauen. Verbindungen mit einem MG um 75000 besitzen etwa den kolloidosmotischen Druck des Blutes und werden deshalb als Blutplasmaersatzmittel verwendet. Dafür muß das Dextran durch fraktionierte Fällung bzw. durch Dialyse von Eiweißstoffen und evtl. an Ionenaustauschern von Ionen befreit werden. Ein so gereinigtes Dextran wirkt nicht antigen. Infukoll® enthält 6% Dextran in 0,9%iger Natriumchloridlösung. Etwa 1/3, die niederpolymeren Anteile, verlassen den Körper binnen 5 bis 6 Stunden durch die Nieren; ein weiteres Drittel wird durch den Darmkanal eliminiert bzw. in diesem reduktiv abgebaut. Der Rest kreist in der Blutbahn und wird wahrscheinlich intermediär verarbeitet.

Durch eine spezielle Technologie gelang es, zwischen den Polysaccharidketten eine gezielte Quervernetzung zu erreichen. Dadurch entsteht ein dreidimensionales Netzwerk mit zahlreichen Hydroxylgruppen. Diese Verbindungen werden als Molekularsiebe besonders in der biochemischen Forschung und bei der Produktion bzw. Reinigung von Enzymen und anderen Biochemikalien weltweit in großem Umfange angewandt (Epidex®, Sephadex®).

Dextrane werden in der Lebensmittelindustrie als Stabilisatoren und Quellmittel verwendet. Ferner sind sie Bestandteil von Klebstoffen, Filmen, Anstrichen, Kosmetika und anderen Produkten.

Das dem Dextran analoge Fructosan Lävan (β-2,6-Fructosan) und die es bildenden Bakterien sind häufig mit den

Dextranbildnern vergesellschaftet. Wie Dextran kann Lävan aus Saccharose mikrobiell erzeugt werden. Während bei der Dextransynthese der Glucoseanteil polymerisiert wird, ist es beim Lävan der Fructose-Anteil. Während aber Dextran im wesentlichen nur von Arten der Gattung *Leuconostoc* gebildet wird, sind die Lävanbildner in verschiedenen Gattungen anzutreffen, so z. B. *Bacillus*, *Xanthomonas*, *Acetobacter*, *Aerobacter*, *Bacterium*, *Pseudomonas* und andere. Auch ist der Ort der Lävanbildung und die Art der Lävansucrase unterschiedlich. Technische Anwendung haben Lävane oder ihre Derivate aber noch nicht gefunden.

Durch die Hefe *Hansenula holstii* wird aus Glucose ein Mannan gebildet, das zu 20% mit Phosphorsäure verestert ist. Seine Anwendungsmöglichkeiten sind sehr vielseitig. Es kann als Verdicker, Stabilisator, Emulgator usw. in ähnlicher Weise eingesetzt werden, wie es von den pflanzlichen Polysacchariden bekannt ist. Das pflanzenpathogene Bakterium *Xanthomonas campestris* synthetisiert aus Glucose ein leicht saures Polysaccharid, welches ebenfalls in der Nahrungsmittelindustrie Verwendung findet.

Es sei auch erwähnt, daß einige Mikroorganismen weitere Glucane ausscheiden, so z. B. der Rußtaupilz *Pullularia* (*Dematium*) *pullulans* das Pullulan (ein α-1,4-Glucan). Nigeran (ein unverzweigtes, alternierend α-1,3- und α-1,4-Bindungen enthaltendes Glucan) wird in den Mycelien von *Aspergillus*- und *Penicillium*-Arten angehäuft. Diese Verbindungen besitzen gegenwärtig keine größere pharmazeutische Bedeutung.

7. Vitamine

7.1. Allgemeines

Die Vitamine gehören strukturell unterschiedlichen Substanzenklassen an. Häufig werden sie in „fettlösliche“ und „wasserlösliche“ eingeteilt. Vitamine sind essentielle Wirkstoffe, die dem tierischen und menschlichen Organismus mit der Nahrung zugeführt werden müssen. Sie sind für den Ablauf der Lebensfunktionen unersetzlich und können vom Organismus (abhängig von Vitaminen und Tierart) nicht selbst synthetisiert werden, ausgenommen ausgehend von den unmittelbaren Vorstufen, den sog. Provitaminen.

Die meisten Vitamine werden in Coenzyme oder prosthetische Gruppen von Enzymen eingebaut, so daß ihnen eine überwiegend katalytische Funktion zukommt. Dementsprechend gering ist auch der Tagesbedarf des Menschen, der mit Ausnahme der Ascorbinsäure unter 10 mg/Tag liegt. Während „niedere“ Organismen in der Lage sind, alle benötigten Stoffe selbst aufzubauen, besitzen bestimmte „höhere“ Organismen diese Fähigkeit nicht mehr. Mangel an bestimmten Vitaminen, z. B. durch einseitige Ernährung, führt zu charakteristischen Störungen (Avitaminosen); relative Mangelzustände werden als Hypovitaminosen bezeichnet. Als Folge falscher Dosierung bei einer Vitamintherapie kann es auch zu Hypervitaminosen kommen.

Industriell zugänglich sind die Vitamine durch Totalsynthese, Partialsynthese, Extraktion aus pflanzlichem Material sowie auf fermentativem Wege. Die Methode der Wahl ist für die einzelnen Strukturtypen unterschiedlich.

7.2. β-Carotin (Provitamin A)

β-Carotin wurde 1931 durch R. Kuhn aus dem bereits 1831 von Wackenroder isolierten und für chemisch einheitlich gehaltenen Carotin isoliert. Neben ca. 85% β-Carotin sind darin ca. 15% optisch aktives α-Carotin und 0,1% γ-Carotin enthalten. Die Carotine — eine Untergruppe der Carotinoide — sind Kohlenwasserstoffe ($C_{40}H_{56}$) und unterscheiden sich durch die endständigen Kohlenstoffringe. Sie sind untereinander und mit Lycopin isomer. In α- und β-Carotin sind die zwei endständigen Isoprenmolekeln der Polyenkette zum Sechsring des α- bzw. β-Jonons geschlossen. β-Carotin enthält zwei β-Jononringe und α-Carotin je einen α- und β-Jononring. Dadurch unterscheiden sich diese beiden Carotine nur durch die Lage einer Doppelbindung im Jononring. Im γ-Carotin befindet sich nur an dem einen Ende der Kette ein β-Jononring. Das Molekül des β-Carotins ist in bezug auf die mittlere C=C-Doppelbindung völlig symmetrisch, d. h., die Isoprenbausteine sind nicht gleichartig aneinandergereiht, sondern haben in der Mitte eine Umstellung erfahren. Zwischen zwei Verzweigungsstellen der Kette stehen hier nicht wie üblich drei, sondern vier C-Atome.

Bei oxidativer Spaltung (durch die β-Carotin-15,15'-dioxygenase, z. B. im Säugetiermagen) liefert β-Carotin 2 Moleküle Retinal. Dieser Aldehyd wird schließlich zum Retinol (Vitamin A_1) reduziert (Abb. 40). Letzteres kommt

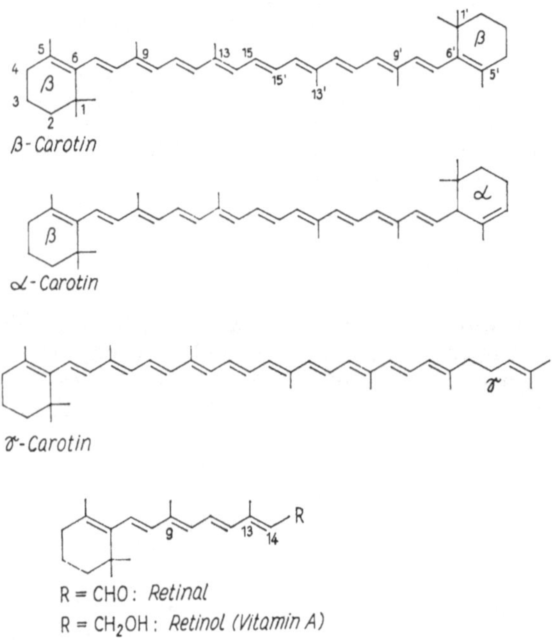

Abb. 40. Verschiedene Carotinoide

in hoher Konzentration (als freier Alkohol und verestert mit Fettsäuren) in Fischleberölen vor und findet sich auch in der Butter, Milch und Eigelb. Es ist licht- und luftempfindlich, gegen Alkalien relativ stabil; durch Säuren wird es zersetzt.

Biosynthetisch entstehen die Carotine aus Mevalonsäure. Die Reaktion verläuft über Geranyl-geranyl-pyrophosphat, von dem 2 Moleküle miteinander reagieren. Das erste isolierbare Produkt ist das noch farblose Phytoen, das schrittweise zum Lycopin dehydriert wird. Durch Ringschluß an einem oder beiden Enden der Kette gelangt man schließlich zu den verschiedenen Carotinen.

Gewinnung

β-Carotin kann durch verschiedene Pilze, die zur Klasse der Phycomyceten und zur Gruppe der Mucorales gehören, produziert werden. Von besonderem Wert sind die Arten *Mucor hiemalis*, *Blakeslea trispora*, *B. circinans*, *Choanephora conjuncta*, *C. cucurbitarum*, *Phycomyces blakesleeanus*, *Pilaira anomala* und *Parasitella simplex*. Man kann Plus- und Minusstämme der gleichen Spezies miteinander zum Wachstum bringen; gute Resultate werden auch erzielt, wenn entgegengesetzte Paarungstypen verschiedener Spezies verwendet werden. Als Kohlenhydratquelle dient Glucose, Saccharose, aber auch Kartoffeln, Rohrzucker- oder Rübenmelasse und Stärke. Als Quelle für assimilierbaren Stickstoff können eingesetzt werden: proteinhaltige Materialien wie Sojabohnenmehl, Maismaische, aber auch Harnstoff oder Ammoniumsalze. Notwendig ist die Zugabe von Thiamin und β-Jonon als Precursor. Die Fermentation erfolgt unter aeroben Bedingungen bei ca. 28 °C (2—7 Tage). Im Verlaufe des Prozesses färbt sich das Pilzmycel gelborange. Am Ende der Fermentierung wird das Mycel mit dem eingelagerten Carotin durch Filtrieren gewonnen.

Neuerdings gewinnen auch Verfahren zur Herstellung von Carotinoiden mit Hilfe von Algen (z. B. *Chlorella pyrenoidosa*) an Interesse. Auch die Vergärung von Karotten mit *Saccharomyces* oder Milchsäurebakterien wurde beschrieben. — β-Carotin soll durch *Pseudomonas aeruginosa* bei neutralem pH in einer Ausbeute von 70% in Vitamin A umgewandelt werden.

Vitamin A_1 und A_2 (mit einer zusätzlichen Doppelbindung im Ring) stellen „Wachstumsvitamine" dar. Sie sind ebenso für bestimmte Haut-, Schleimhaut- und Sexualfunktionen wichtig. Außerdem spielen sie eine entscheidende Rolle beim Sehvorgang (Umwandlung des Lichtes in Nervenimpulse); ein Mangel an Vitamin A führt zur Nachtblindheit.

Ein gelbes, in der Natur weit verbreitetes Carotinoid ist das Zeaxanthin. Chemisch handelt es sich um das 3R, 3R'-Dihydroxy-β-carotin. Die erste Totalsynthese wurde möglich, nachdem es gelang, (4R)-4-Hydroxy-2,2,6-trimethylcyclohexanon in hohen Ausbeuten zu gewinnen. Dieses optisch aktive Zwischenprodukt läßt sich mittels chemischer und mikrobieller Methoden — ausgehend von Oxo-Isophoron — herstellen.

7.3. *Riboflavin*

Neben der chemischen Synthese besitzt die fermentative Produktion des früher auch als Lactoflavin bezeichneten 6,7-Dimethyl-9-ribitylisoalloxazin eine große Bedeutung. Chemisch bemerkenswert ist, daß im Riboflavin kein

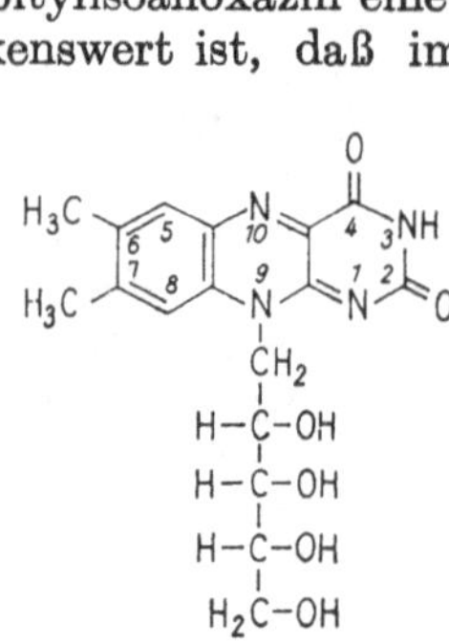

Riboflavin

N-Glykosid der Ribose vorliegt, sondern der Zuckeralkohol Ribit. Das tricyclische Ringsystem Isoalloxazin wird auch als Flavin bezeichnet. Riboflavin ist eine gelbe, kristalline Substanz, deren wäßrige Lösung stark gelbgrün fluoresziert. Es zählt zu den Vitaminen des Vitamin B_2-Komplexes, zu dem auch noch Nicotinamid, Nicotinsäure, Folsäure und Panthothensäure gehören. Isoliert wurde es aus biologischem Material (Molke, Eiklar) von SZENT-GYÖRGY, R. KUHN, und TH. WAGNER-JAUREGG (1933). Bereits zwei Jahre später wurde von R. KUHN und KARRER die Strukturaufklärung abgeschlossen und die erste Synthese vorgestellt.

Riboflavin kommt in der Natur fast ausschließlich in gebundener Form vor (FMN, FAD). Nur Milch enthält freies Riboflavin. Von besonderer Bedeutung sind Riboflavin-5'-phosphorsäure (FMN) und Flavin-adenin-dinucleotid (FAD). Riboflavin ist in den prosthetischen Gruppen der Flavoproteine enthalten. Bis heute sind etwa 60 verschiedene flavinhaltige Enzyme bekannt. Ihre Bedeutung liegt in der Übertragung von Wasserstoff. Dabei wirkt das Flavin-System als reversibles „Redoxsystem". Die übertragenen 2 H werden z. B. beim FMN am N-1 und N-10 angelagert.

Bei einigen Flavoproteinen wird nur 1 H aufgenommen. Das entstehende Semichinon-Radikal ist sehr reaktionsfähig. Einige Flavoproteine sind für die Atmungskette (also die Wasserstoffübertragung auf Sauerstoff) von besonderer Bedeutung, z. B. NADH-Dehydrogenase, die den Wasserstoff vom reduzierten Nicotinamidadenin-dinucleotid übernimmt und ihn an das nächste Redoxsystem, das Ubichinon, weitergibt. Die prosthetische Gruppe dieses Enzyms besteht aus FMN und Eisenionen.

Die Biosynthese geht von Guanosintriphosphat aus, das in einem bisher noch nicht völlig aufgeklärten mehrstufigen Prozeß zu Riboflavin umgewandelt wird. Im Verlauf der Biosynthese wird das C-8 des Purinringes entfernt, die Ribose zu Ribit umgewandelt und ein C_4-Körper (Diacetyl ?) angelagert. Bilanzmäßig wird aus 1 Mol Guanosintriphosphat 1 Mol Riboflavin gebildet. Wildstämme bestimmter Pilze sind in der Lage, dieses Vitamin in großen Mengen zu bilden und weitgehend auszuscheiden. Bei *Candida* verhindert eine normale Eisenkonzentration die Überproduktion; Eisenmangel fördert sie dagegen.

Gewinnung

Riboflavin wird durch einige Pilze (z. B. *Ashbya gossypii*, *Eremothecium ashbyii*), Hefen (u. a. *Candida guilliermondii*) und Bakterien (z. B. *Clostridium* spec., *Escherichia coli*) produziert. Für die mikrobielle Produktion werden allerdings nur die beiden Ascomyceten *Ashbya gossypii* und *Eremothecium ashbyii* eingesetzt.

Die Riboflavinsynthese ist ein streng aerober Prozeß. Bei der Submerskultivation mit *Ashbya gossypii* ist deshalb eine starke Belüftung notwendig. Der Einsatz von komplexen C-Quellen, wie Cornsteep-Lösung, pflanzlichen Proteinen sowie von Destillationsrückständen ist beschrieben worden, auch flüssige Fette und Fischmehlprodukte sollen geeignet sein. Peptone und Ammoniumacetat sind als N-Quellen eingesetzt worden. Die Fermentation läuft bei etwa 28 °C ab und ist nach 5—7 Tagen beendet. Die Ausbeuten können bis zu 5 g/l betragen. Zur Gewinnung müssen das Mycel und die Nährlösung aufgearbeitet werden.

7.4. Vitamin B_{12} (Cobalamin)

Dieses seiner Struktur nach komplizierteste Vitamin wurde 1948 von Folkers und Rickes (USA) und von L. Smith (England) aus frischer Leber kristallin isoliert. 1954/56 gelang D. C. Hodgkin und Lord Todd die vollständige Strukturaufklärung u. a. mit Hilfe der Röntgenkristallstrukturanalyse. Bereits vorher waren schon durch chemische Abbaureaktionen tiefgreifende Einblicke in die Struktur dieses dunkelrotgefärbten kristallinen Naturstoffes erfolgt. 1972 wurden die mit großem Einsatz geführten Arbeiten zur Totalsynthese des Vitamin B_{12} abgeschlossen (Eschenmoser sowie Woodward). Die Hauptschwierigkeiten der Synthese beruhten vor allem darauf, daß Cobyr-Säure, eine — vor allem aus Faulschlamm isolierte — Zwischenstufe der Vitamin B_{12}-Synthese und —Biosynthese, neun Asymmetriezentren besitzt. Diese Synthese markiert einen absoluten Höhepunkt totalsynthetischer Forschungsarbeit. Die mit enormen Einsatz geführten Untersuchungen führten bei der Bearbeitung eines Teilproblems zu den nach WOODWARD und R. HOFFMANN benannten Regeln von der Erhaltung der Orbitalsymmetrie, welche eine neue Ära in der Theorie organischer Reaktionen eingeleitet haben. Die Entdeckung dieser Gesetzmäßigkeiten illustriert gleichzeitig das stimulative Potential der Naturstoff-Forschung für die gesamte organische Chemie.

Das Vitamin B_{12}-Molekül enthält ein Co^{3+}-Atom, das sich im Mittelpunkt eines aus vier, teilweise hydrierten, Pyrrolringen bestehenden porphyrinähnlichen Grundkörpers befindet. Das Kobaltatom ist mit drei N des Corrinringes und einem N des Benzimidazolrestes koordinativ verbunden, mit dem vierten N des Corrinringes besteht eine kovalente Bindung. Dem Makroring mit vier N-Atomen nennt man Corrin; Verbindungen mit diesem Ringsystem Corrinoide.

Der Corrinring mit desamidierten Seitenketten heißt Cobyrinsäure. Wenn die Carboxylgruppen amidiert werden und in Stellung f eine D-1-Amino-2-propanol-Gruppe eingeführt wird, erhält man das Cobinamid. Durch Anlagerung von 3′-Phosphoribofuranose entsteht das Cobamid.

Cobamide mit einer α-glykosidisch gebundenen Base heißen „komplette" B_{12}-Formen. Die kompletten Vit. B_{12}-Formen, welche 5,6-Dimethylbenzimidazol als Aglykon enthalten, nennt man Cobalamine. Vit. B_{12} enthält eine Cyanidgruppe, die an das zentrale Kobaltatom gebunden ist. Danach ist Vit. B_{12} als Cyanocobalamin zu bezeichnen.

Es existieren eine Anzahl von nahe verwandten Substanzen mit Vit. B_{12}-Struktur, bei denen die CN-Gruppe durch einen anderen Liganden (Wasser, Anionen usw.) ersetzt ist.

Ferner existieren Analoga des Vit. B_{12}, die sich im Basen-Teil voneinander unterscheiden.

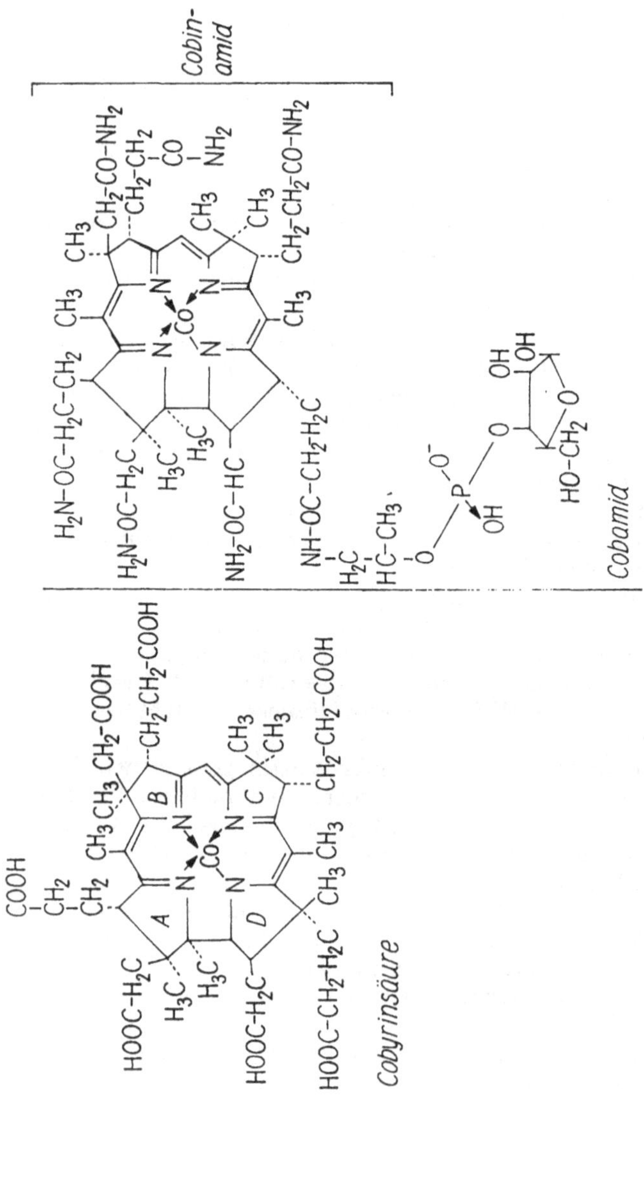

Abb. 41. Verschiedene Corrinoide

Bei verschiedenen durch Vitamin B_{12} katalysierten Reaktionen wirkt Vitamin B_{12} als Coenzym. Im Coenzym B_{12} ist der Cyanidrest ersetzt durch 5'-Desoxyadenosin.

Folgende Reaktionen werden katalysiert: Isomerisierung des C-Gerüstes, Eliminierung von H_2O und NH_3, Wanderung der Aminogruppe sowie Reduktion der Ribose zur Desoxyribose. Vitamin B_{12}-abhängige Enzyme sind u. a.: Glutamat-Mutase, Methylmalonyl-CoA-Mutase, Ribonucleotidreduktase und Ornithin-Mutase. Ferner kennt man Reaktionen, die ein methyliertes Corrinoid als Coenzym erfordern. Zu nennen sind die Methionin-Synthese bei Bakterien und Säugern sowie die Methan- und Acetat-Synthetase bei Bakterien.

Die Biosynthese der Cobalamine konnte in den letzten Jahren in den Grundzügen aufgeklärt werden. Es ist sicher, daß die Biosynthese von Porphyrinen, Chlorophyll und Vitamin B_{12} in den ersten Stufen auf gleichem Wege verläuft. Ausgehend von Succinyl-CoA und Glycin (gebunden an Pyridoxalphosphat) werden die vier Pyrrolringe des Corrinringes über δ-Aminolävulinsäure synthetisiert (Abb. 42). Zwei Moleküle dieses Aminoketons bilden ein Molekül Porphobilinogen, welches zu Uroporphyrinogen III kondensiert. Die Umwandlung von Uroporphyrinogen III in Cobyrinsäure umfaßt 11 Schritte. So müssen u. a. sieben Methylgruppen eingeführt, das C-20 eliminiert und Kobalt eingefügt werden. Als Zwischenstufe wird Sirohydrochlorin durchlaufen. Die entstandene Cobyrinsäure wird anschließend an den sechs Carboxygruppen amidiert, so daß ein Cobyrinsäure-hexamid entsteht. Dann wird eine Aminopropanolgruppe an die Carboxylgruppe f angelagert (→Cobinamid).

Guanosin-diphosphat-cobinamid (GDP-Cobinamid) reagiert offenbar mit Dimethylbenzimidazol-α-ribosid unter Bildung von Cobalamin und GMP.

Gewinnung

Höhere Pflanzen und tierische Zellen sind nicht in der Lage, Corrinoide zu bilden. Nur Mikroorganismen sind

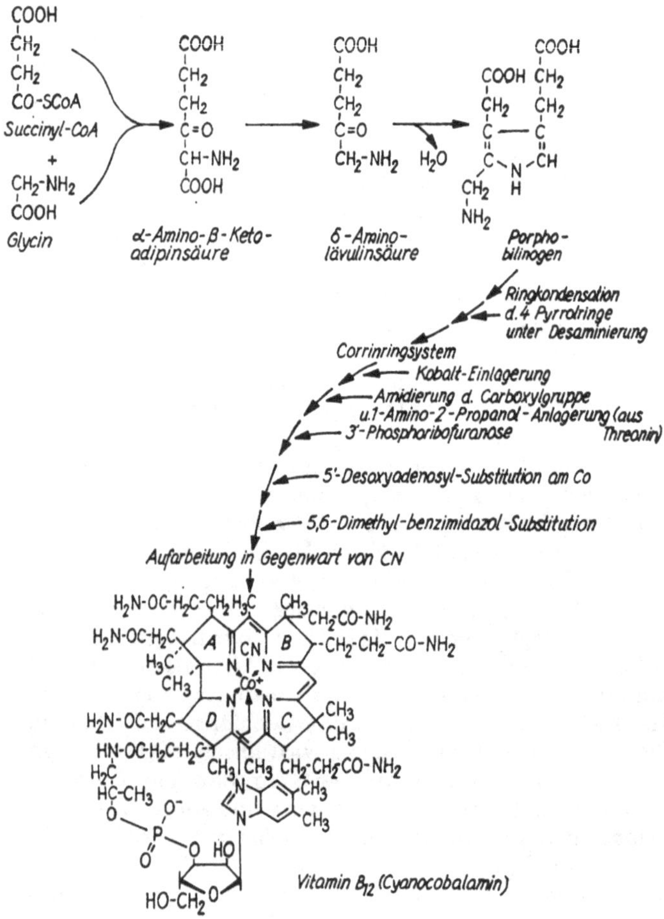

Abb. 42. Biosynthese von Vit. B_{12}

fähig, Cobalamine zu synthetisieren! Das natürliche Vorkommen von Vitamin B_{12} geht immer auf mikrobielle Tätigkeit zurück. Durch das Vorkommen von Bakterien in den Knöllchen der Schmetterlingsblütler enthalten diese relativ viel Vitamin B_{12}.

Faulschlamm enthält etwa 4—10 mg/kg Corrinoide. Hier dürften die Methanbakterien die wichtigsten Produzenten sein. Die Aufarbeitung von Faulschlamm zur Vitamin B_{12}-Gewinnung ist in den 50er Jahren propagiert worden. Zahlreiche Bakterien, Streptomyceten, Hefen und Pilze sind in der Lage, Cobamide zu bilden. Hier eine Auswahl: *Flavobacterium*, *Propionibacterium*, *Bacillus*, *Clostridium*, *Nocardia*, *Streptomyces*, *Aspergillus*, *Neurospora*, *Ashbya*.

Vor rund 25 Jahren wurden zur Vitamin B_{12}-Gewinnung die bei der Antibioticaproduktion anfallenden Mycelien aufgearbeitet. Besonders verbreitet war dies bei der Streptomycin- und Tetracyclinfermentation. Dann erfolgte die Entwicklung submerser fermentativer Prozesse mit dem ausschließlichen Ziel der Vitamin B_{12}-Produktion. Bevorzugt werden *Bacillus megatherium*, eine *Streptomyces* sp. Mutante, sowie Propionibakterien eingesetzt. Industriell am bedeutendsten sind verschiedene Arten der Gattung *Propionibacterium*, die sich in zwei Gruppen einteilen lassen. Vertreter der Gruppe I bilden unter anaeroben Bedingungen Adenosylcobinamid. Eine nachträgliche Belüftung ergibt Adenosylcobalamin (*P. shermanii*, *P. freudenreichii*). Vertreter der Gruppe II bilden Purin-corrinoide. Sie können kein 5,6-Dimethylbenzimidazol bilden (*P. rubrum*, *P. arabinosum*). Sie eignen sich deshalb besonders zur Gewinnung unnatürlicher Cobamide. Man fügt zur Nährlösung geeignete Basen hinzu, die dann in das Cobamid-Molekül eingebaut werden = gelenkte Fermentation

Zur Kultivation von *P. shermanii* lassen sich komplexe C- und N-Quellen verwenden, wie Malzextrakt, Schlempen, Sojamehl, Caseinhydrolysat. Zur Stimulation werden häufig bis 5 mg/l Kobaltsalze und/oder 5,6-Dimethylbenzimidazol hinzugefügt. Nach etwa 3 Tagen ist der Prozeß abgeschlossen. Mit Hochleistungsstämmen lassen sich Ausbeuten von 10—25 mg/l erzielen. Die Corrinoide sind in den Zellen lokalisiert und werden nicht in die Nährlösung ausgeschieden, In nativer Form liegen die Cobalamine überwiegend als Coenzym vor (Adenosyl-Cobalamin). Wenn man die stabilen Cyano-Corrinoide darstellen will, setzt man bei der Extraktion des Zellmaterials Cyanid zu, wodurch die Coenzymform in die Cyanoform umgewandelt wird. Zur Extraktion werden Pufferlösungen, Alkohol : Wasser sowie Aceton : Wassermischungen, eingesetzt. Zur Auftrennung der Corrinoid-Gemische eignen sich Cellulose-Austauscher sowie elektrophoretische Methoden.

Bei Vitamin B_{12}-Mangel ist die Erythrocytenneubildung gestört; es kommt außerdem zu schweren neurologischen Ausfallerscheinungen und zur Atrophie der Schleimhaut des Magen-Darmkanals. Zur Behandlung der perniziösen Anämie werden Vitamin B_{12}-Präparate parenteral verabreicht.

7.5. Vitamin C (Ascorbinsäure)

Dieses wasserlösliche Vitamin wurde 1928 von SZENT-GYÖRGYI aus Nebennieren und 1932 von KING und WAUGH aus Zitronen isoliert. Es findet sich auch in zahlreichen anderen Früchten, in Kartoffeln und in der Milch.

Ascorbinsäure ist das γ-Lacton einer Ketohexonsäure, der 2-Keto-L-gulonsäure, deren Ketogruppe in der Enolform vorliegt. Die Totalsynthese wurde von REICHSTEIN, HAWORTH und HIRST (1933) ausgearbeitet.

Da Ascorbinsäure die zwei asymmetrischen C-Atome 4 und 5 enthält, sind vier optisch aktive Verbindungen möglich.
Physiologisch aktiv ist nur die L(-)-Ascorbinsäure. Sie nimmt im Organismus an Redox-Prozessen teil. Ihre diesbezügliche Wirkung wird durch bestimmte Schwermetallionen katalytisch gefördert. Auch bei manchen enzymatischen Hydroxylierungen ist Vitamin C beteiligt, z. B. bei der Umwandlung von Prolin, bei der Kollagenbildung sowie der Steroidhydroxylierung.

Die Biosynthese des Vitamin C geht aus von D-Glucuronat, das zu L-Gulono-γ-lacton umgesetzt wird. Die Oxidation mit Hilfe der Gulonolacton-Oxidase zu 2-Keto-L-gulonolacton kann durch den Menschen, den Menschenaffen und das Meerschweinchen nicht vollzogen werden. Sie sind deshalb auf die Zufuhr von Vitamin C angewiesen.

Gewinnung

Ausgangsmaterial für die Synthese der Ascorbinsäure (Abb. 43) ist D-Glucose, die in Gegenwart von Raney-Nickel unter Druck und erhöhter Temperatur zu D-Sorbit katalytisch reduziert wird. Auch die elektrochemische Reduktion ist möglich und wurde in der Vergangenheit im bedeutenden Maßstab durchgeführt. Dieser Hexit wurde nun zur L-Sorbose in einem hochspezifischen Prozeß dehydrogeniert. Seit den klassischen Untersuchungen von Reichstein und Grüssner (1934) wird dieser Prozeß mikrobiell unter Verwendung von *Acetobacter suboxydans* oder *A. xylinum* durchgeführt. Mit dieser Reaktion hat u. a. die Ära der Anwendung mikrobiologischer Verfahren in der pharmazeutischen Industrie in den dreißiger Jahren ihren Anfang genommen. Durch diese Oxidation wird die Hydroxylgruppe am C-5 des Sorbits in die Ketogruppe überführt. Gleichzeitig ist damit ein Übergang in die L-Reihe verbunden. Verschiedene *Pseudomonas*-, *Acetobacter*- und *Acetomonas*-Arten oxidieren Sorbit zu 2-Oxo-L-gulonsäure und könnten damit zukünftig die Vitamin-C-Synthese stark vereinfachen.

Die Fermentation verläuft heute submers. Als Substrat verwendet man z. B. einen 0,5%igen Hefeextrakt. Die Konzentration an Sorbit darf anfänglich 20% nicht übersteigen, da höhere Konzentrationen toxisch wirken. Im Verlauf der 1—3tägigen Fermentation bei 30—35 °C (unter guter Belüftung) kann die Sorbitkonzentration auf 30% erhöht werden. Es kann eine fast quantitative Ausbeute von L-Sorbose erreicht werden.

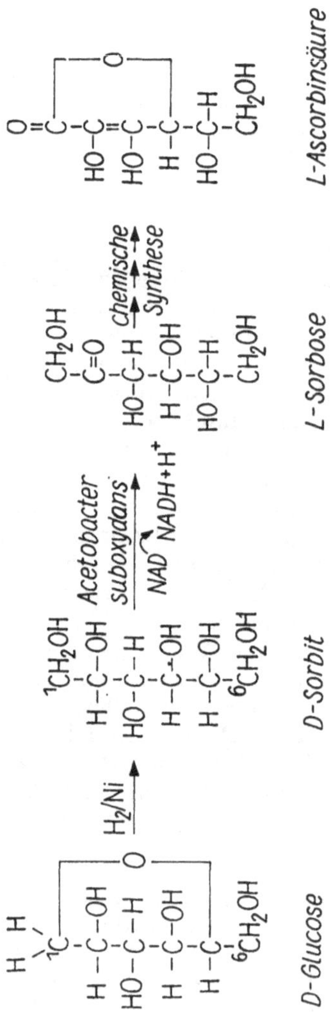

Abb. 43. Synthese von Vit. C

Für die weitere (chemische) Umsetzung müssen die Hydroxylgruppen an C-2', -3', -4' und -6' geschützt werden. Dies geschieht durch Ketalisierung mit Aceton zu Diaceton-L-sorbose, die mit Kaliumpermanganat zu Diaceton-2-keto-gulonsäure oxydiert wird. Die Abspaltung der Isopropylidenreste erfolgt mit Salzsäure. Die dabei primär entstehende 2-Keto-L-gulonsäure bildet unter Wasserabspaltung spontan das γ-Lacton.

7.6. Vitamin E (α-Tocopherol)

Dieser Wirkstoff gehört zur Gruppe der fettlöslichen Vitamine und findet sich im Weizenkeimlingsöl, in anderen pflanzlichen Ölen sowie in grünem Gemüse. Die Tocopherole sind Chromanabkömmlinge. Es existiert eine Anzahl von Tocopherolen, wobei α-Tocopherol die stärkste biologische Wirkung besitzt. Ausgeprägt ist der antioxidative Effekt; deshalb wird α-Tocopherol auch als Antioxidans in der Lebensmittelindustrie eingesetzt.

Neben rein chemischen Synthesen, ausgehend von Phytol und Trimethylhydrochinon, wurde kürzlich eine neue entwickelt, bei welcher die optisch aktive Seitenkette mikrobiell erzeugt wird. Durch enantioselektive mikrobielle Reduktion ungesättigter C_5-Precursoren (normales Glucosemedium, 12—20 g Substrat/l) erhält man geeignete bifunktionelle chirale C_5-Synthone (z. B. (S)-3-Methyl-γ-butyrolacton). Aus zwei chiralen C_5-Einheiten und einem achiralen Endteil wird dann auf chemischem Wege (3R, 7R)-Hexahydrofarnesol synthetisiert und mit dem optisch aktiven Chromanteil verknüpft.

8. Produktion von Enzymen

8.1. Allgemeines

Enzyme sind Biokatalysatoren, die den Ablauf chemischer Reaktionen im Organismus spezifisch beschleunigen. Sie sind für den geregelten Ablauf von Stoffwechselvorgängen unentbehrlich. Enzyme gehören zu den Proteinen oder Proteiden. Die Proteide bestehen aus dem Proteinanteil (Apoenzym) und der prosthetischen Gruppe. Der Proteinanteil entscheidet über die Substratspezifität und bei einer Reihe von Enzymen auch über die Wirkungsspezifität.

Die Enzyme teilt man gemäß international gültigen Regeln in sechs Klassen ein, die noch weiter untergliedert werden: Oxydoreduktasen (E. C. 1); Transferasen (E. C. 2); Hydrolasen (E. C. 3); Lyasen (E. C. 4); Isomerasen (E. C. 5); Ligasen (E. C. 6) . Zahlreiche Enzyme besitzen einen Trivialnamen. Der systematische Name und die viergliedrige Schlüsselnummer werden von der Enzyme Commission (E. C.), d. h. von der „Commission of Enzymes of the International Union of Biochemistry", vergeben. Man nimmt an, daß in der belebten Natur etwa 12000 Enzyme existieren. Bislang sind etwa 2000 von ihnen nachgewiesen worden. Von 50 Enzymen hat man die Primärstrukturen ermittelt, und von 30 sind die Raumstrukturen bekannt.

Bei der industriellen Gewinnung von Enzymen kann man von tierischem oder pflanzlichem Material ausgehen. Tierische Enzyme werden meist aus Nebenprodukten gewonnen, die bei der Schlachtung anfallen. Medizinisch verwendet werden z. B. das Pepsin aus der Magenschleimhaut der Schweine und das Pankreatin aus der Bauchspeicheldrüse. Von den pflanzlichen Enzymen seien das besonders Amylase enthaltende Malz und die Proteinasen Papain, Bromelin und Ficin erwähnt.

In den letzten 30 Jahren haben sich Mikroorganismen als Enzymproduzenten immer stärker in den Vordergrund geschoben. Enzyme mikrobiellen Ursprungs werden in großem Umfang industriell gewonnen.

Enzyme, die innerhalb einer Zelle lokalisiert sind und die zur Freisetzung spezifischer Aufschlußmethoden bedürfen, nennt man intrazelluläre Enzyme. Die extrazellulären Enzyme werden ausgeschieden und finden sich z. B. in dem die Zellen umgebenden Nährmedium.

Vom Verwendungszweck her kann man zwischen Enzymen für analytische Zwecke und technische Zwecke unterscheiden. Enzyme für technische Zwecke werden in großem Umfang benötigt und nur selten stark gereinigt. Ihre Haupteinsatzgebiete sind die Lebensmittelindustrie (stärkeverarbeitende und milchverarbeitende Industrie, Brauerei u. a.) und die Waschmittelindustrie. Daneben finden Enzyme Anwendung im medizinischen Bereich, therapeutisch u. a. zur Ergänzung von intestinalen Enzymen. Hier sind besonders zu nennen Gemische aus Proteasen, Lipasen, Cellulasen, Pektinasen und Amylasen.

Gewinnungsverfahren

Bakterien und Pilze sind die Lieferanten mikrobieller Enzyme. Zur Enzymgewinnung werden heute noch Emers- und Submersverfahren nebeneinander eingesetzt.

Bevorzugte Nährboden bei der Emers-Technik unter Verwendung von Pilzen sind Reis- oder Weizenkleie, die man unter Druck 30′—120′ sterilisiert und anschließend mit einer Sporensuspension oder einer vegetativen Vorkultur beimpft. Die Bebrütungsdauer beträgt je nach Stamm 1—7 Tage. In einer feuchtigkeitsgesättigten Atmosphäre wird eine Temperatur zwischen 25—35 °C eingehalten. Nach Erreichen des maximalen Enzymgehaltes wird das mit Mycel durchsetzte Substrat schonend getrocknet und kann anschließend mit Pufferlösung extrahiert werden. Nach Ausfällen mit organischen Lösungsmitteln werden die Rohenzym-Präparate getrocknet und standardisiert.

Nach der Technologie unterscheidet man 3 Verfahrenstypen, das Pfannen-, das Rotationstrommel- und das Hochschichtverfahren.

Beim Pfannenverfahren wird der sterilisierte und beimpfte Nährboden auf Horden, Pfannen oder Sieben in klimatisierten Räumen ausgebreitet. Die Schichthöhe beträgt 2—4 cm. Rotationstrommeln werden häufig zur Gewinnung von Taka-Diastase eingesetzt. Beim Hochschichtverfahren benötigt man niedrige Inkubationsräume. Das Substrat besitzt eine Schichtdicke von 20 cm. Erforderlich ist hier das Durchleiten eines kontinuierlichen Luftstromes. Flüssige Emerskulturen dienen zur Gewinnung bakterieller Proteasen.

Angestrebt wird in jedem Fall eine submerse Kulturführung in Fermentoren. Die unter Emersbedingungen optimalen Bedingungen müssen an diese Verhältnisse angepaßt werden. Als C- und N-Quellen dienen die in der technischen Mikrobiologie üblichen Einsatzstoffe. Die Fermenter aus nichtrostendem Stahl können bis zu 100 m^3 fassen. Bei der Kulturführung ist zu beachten, daß häufig ein optimales Wachstum nicht mit maximaler Enzymbildung gekoppelt ist.

8.2. Gewinnung einzelner Enzyme

Amylasen

Diese Enzyme stellen eine Gruppe weitverbreiteter Hydrolasen dar, die in Oligo- und Polysacchariden die 1,4-α-glykosidischen Bindungen spalten. Man unterscheidet eine Endoamylase = α-Amylase, welche die Bindungen im Innern des Substrates spaltet, und zwei Exoamylasen (β-Amylase und γ-Amylase = Glucoamylase). Das MG der α-Amylase beträgt etwa 50000. Diese Enzyme sind calciumabhängig. Bakterienamylasen sind stabiler als Pilzamylasen. Das Temperaturoptimum bei bakteriellen Präparaten liegt bei 80 °C, bei pilzlichen Amylasen zwischen 60—70 °C. Bevorzugte Produzenten sind *Bacillus subtilis* und *B. mesentericus* sowie *Aspergillus niger* und *A. oryzae*.

Die durch *Aspergillus niger*, *Rhizopus*- oder *Endomycopsis*-Arten produzierte Glucoamylase spaltet aus Stärke, Glykogen, Dextrin usw. vom nichtreduzierenden Kettenende her Glucose ab. Dieses Enzym hydrolysiert die α-1,3-; α-1,4- und α-1,6-glykosidische Bindung.

Amylasegemische werden u. a. beim sog. „Enzym-Enzym-Verfahren“ zur Gewinnung von Traubenzucker eingesetzt. Durch α-Amylase wird die eingesetzte Stärke verflüssigt und nachfolgend durch Glucoamylase innerhalb von 2—3 Tagen in D-Glucose gespalten.

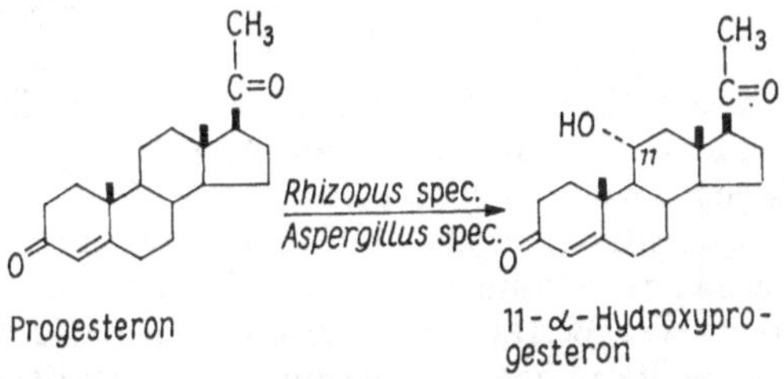

Dieses Formelbild bezieht sich auf den Text von S. 240

Pektinasen

Pektine sind hochmolekulare Polyuronide, die α-1,4-glykosidisch aus Galakturonsäure aufgebaut sind. Die freien Säuren sind teilweise methylverestert. Bei den pektinspaltenden (pektinolytischen) Enzymen handelt es sich um verschieden wirksame Einzelkomponenten, deren Substratspezifität als Basis für ihre Klassifizierung dient. Für die technische Gewinnung werden bevorzugt Pilze eingesetzt, wie *Rhizopus liquefaciens*, *Aspergillus niger*, *A. oryzae* und *A. wentii*. Man kultiviert sie auf pektinhaltigen Medien unter Zusatz von ammoniumhaltigen Salzen.

Cellulasen

Cellulasen sind Hydrolasen pflanzlichen oder mikrobiellen Ursprungs, die Cellulose zu Cellobiose und weiter bis zur Glucose abbauen können. Im Polysaccharid Cellulose sind mehr als 10000 Glucosereste β-1,4-glykosidisch verknüpft. Man nimmt an, daß jährlich auf der Erde 100×10^9 Tonnen Cellulose von den grünen Pflanzen produziert werden.

Zur mikrobiellen Cellulase-Gewinnung werden häufig Pilze, wie *Trichoderma* und *Sporotrichum*-Arten herangezogen, die das Enzym in die sie umgebende Nährlösung abgeben. Der Enzymkomplex Cellulase enthält mindestens drei Komponenten: eine Endoglucanase, eine Exoglucanase und die β-Glucosidase, die Cellobiose in Glucose spaltet.

Proteasen

Die proteolytischen Enzyme hydrolysieren Proteine und Peptide. Sie werden nach dem Angriffsort unterteilt in Endopeptidasen (Proteinasen) und Exopeptidasen. Die Endopeptidasen greifen die innerhalb einer Peptidkette gelegenen Bindungen an und bilden unterschiedlich große Spaltprodukte. Bei den Exopeptidasen werden die kettenendständigen Aminosäurereste gespalten, entweder vom N-terminalen oder C-terminalen Ende her. Die Substratspezifität der Enzyme variiert sehr stark.

Zahlreiche Mikroorganismen sind in der Lage, proteolytische Enzyme zu bilden. Proteasen werden häufig zusammen mit Amylasen hergestellt.

Lipasen

Von *Rhizopus*-Arten werden α- und β-Lipasen bei starker Belüftung der Submerskultur in das Nährmedium ausgeschieden. Auch *Pseudomonas*- und *Streptococcus*-Arten werden zur Gewinnung spezifischer Lipasen eingesetzt.

Streptokinase

Dieses Protein (MG 47700) wird von β-haemolysierenden Streptokokken in das Nährmedium abgegeben. Durch Reinigung an Florisil, DEAE-Cellulose und Kolonnenelektrophorese gewinnt man hochreine Produkte, die eine Aktivität von 100000 E/mg Protein besitzen. Streptokinase dient zur Aktivierung des körpereigenen Plasminogens zu Plasmin, welches die Fähigkeit besitzt, Fibringerinnsel in niedere Polypeptide zu spalten. Streptokinase wird deshalb zur Auflösung von Blutgerinnseln und fibrinösen Exsudaten, welche lebensbedrohend sein können, angewandt (Herzinfarkt, Lungenembolie).

Penicillinase (β-Lactamase)

Eine Reihe von Bakterien sind in der Lage, dieses Enzym zu bilden, welches den β-Lactamring des Penicillins öffnet und dadurch das Antibioticum inaktiviert.

Zur Gewinnung der β-Lactamase verwendet man *Bacillus licheniformis.* Man kultiviert die Bakterien 2 Tage bei 26 °C. Anschließend wird das Enzym aus der Nährlösung durch Aceton ausgefällt und mittels Dialyse gereinigt.

Man verwendet Penicillinase therapeutisch zur Inaktivierung des Penicillins, wenn es unter bestimmten Bedingungen erforderlich ist (Allergie), sowie bei der Qualitätskontrolle der Penicillinherstellung.

Die **Hyaluronidase** gehört zur Gruppe der Glucosidasen. Sie katalysiert die Spaltung der Hyaluronsäure, die als ein Bestandteil der Mucoproteide im Bindegewebe verankert ist. Zur Gewinnung dieses Enzyms dienen vornehmlich Säugetierhoden und neuerdings gewisse Bakterien.

L-Asparaginase

Diese Amidhydrolase spaltet Asparagin in Asparaginsäure und NH_3. Zur Gewinnung verwendet man Kulturen von *E. coli* und *Serratia marcescens.* Einige Tumoren benötigen zum Wachstum L-Asparagin. Durch Applikation der L-Asparaginase läßt sich der Aspartat-Spiegel unter den für das Tumorwachstum erforderlichen Wert senken. Somit bieten sich therapeutische Möglichkeiten einer Krebstherapie, die bislang klinisch aber noch nicht voll befriedigen konnte.

Nucleinsäurespaltende Enzyme

Nucleasen oder unspezifische Phosphodiesterasen spalten Nucleinsäuren zu Poly-, Oligo- oder Mononucleotiden. Die hydrolytisch wirkenden Nucleasen werden je nach ihrem Substrat (wirksam gegenüber RNA oder DNA) als „RNasen“ oder „DNasen“ bezeichnet. Die Nucleasen werden von einer Reihe von Bakterien und Pilzen intra- oder extracellulär gebildet. Man versucht seit einigen Jahren diese Enzympräparate zur Bekämpfung von Viruskrankheiten einzusetzen. Die Antivirusdosen dieser Präparate sollen für die Wirtszellen nicht toxisch sein. Über Erfolge bei durch Herpes-Viren hervorgerufene Krankheiten ist berichtet worden. Daneben werden die mittels Nucleasen gewonnenen 5'-Purinnucleotide, insbesondere 5'-JMP und 5'-GMP als Würz- und Aromastoffe eingesetzt.

Verschiedenes

Neben der therapeutischen Verwendung von Enzymen gewinnt ihre Herstellung für analytische Arbeiten zunehmend an Bedeutung. Für diesen Zweck ist ein hoher Reinheitsgrad der Enzyme anzustreben. Als ein besonderer Vorteil der „enzymatischen Analyse“ sind die große Spezifität dieser Methoden und die Möglichkeit, kleinste Substanzmengen zu erfassen, anzusehen. So ergeben sich, analytisch gesehen, drei Hauptanwendungsgebiete:

a) Bestimmung von Substraten unter Enzymeinsatz
b) Bestimmung von Enzymaktivitäten
c) enzymatische Effektoranalyse.

Die Bestimmung von Enzymaktivitäten ist von großer Bedeutung in der klinischen Diagnostik. Bei pathologischen Vorgängen ist die Permeabilität der Zellwände vergrößert, und die gewebeeigenen Enzyme treten dadurch verstärkt im Blutserum auf. So ist z. B. nach einem Herzinfarkt die Aktivität der Glutamat-Oxalacetat-Transaminase (GOT) und bei Hepatitis die der Glutamat-Pyruvat-Transaminase (GTP) stark erhöht.

8.3. Mikrobielle Gewinnung von Enzyminhibitoren

Allgemeines: Spezifische Hemmstoffe, welche die Aktivität von Enzymen beeinflussen, sind unentbehrliche „Werkzeuge“ zum Studium der Lebensvorgänge und ihrer regulatorischen Prozesse. Lange Zeit waren nur Enzyminhibitoren aus Pflanzen und Tieren bekannt. Die MG der Proteinaseinhibitoren tierischer und pflanzlicher Herkunft liegen zwischen 5000—25000. Noch höhere Mol. Gew. besitzen dagegen Hemmstoffe des menschlichen Blutplasmas, die man strukturell den α-Globulinen zuordnet.

Die gezielte Suche nach mikrobiellen Enzyminhibitoren wurde erstmals 1965 in Japan durch UMEZAWA begonnen. Bislang sind aus mikrobiellen Kulturen etwa 50 derartige neue Verbindungen mit unterschiedlicher pharmakologischer Wirkung isoliert worden. Meist handelt es sich um niedermolekulare Substanzen.

Häufig ist zu beobachten, daß Inhibitoren mikrobieller Herkunft chemisch keinerlei Verwandtschaft zum Substrat erkennen lassen, d. h. ihre Wirkung beruht nicht auf einer kompetitiven Hemmung gemäß dem klassischen Antimetabolitkonzept. Dagegen wurden hier neue Wirkprinzipien entdeckt. Eine Reihe von mikrobiellen Inhibitoren wurden als sog. „transition state“ Analoga erkannt. Die Entdeckung neuartiger Enzyminhibitoren wird in entscheidendem Maße von der Entwicklung geeigneter Testverfahren beeinflußt.

Protease-Inhibitoren: UMEZAWA und Mitarbeiter entdeckten in einer Reihe von Streptomyceten die Leupeptine, Chymostatine, Pepstatine und das Antipain. Dabei handelt es sich jeweils um niedermolekulare Peptide. Das Hauptstrukturelement der Leupeptine ist das Acetyl- bzw. Propionyl-L-leucyl-L-leucyl-D,L-arginal. Bei den Pepstatinen handelt es sich um Pentapeptide, die L-Alanin, zwei Mol L-Valin und 2 Mol der 4-Amino-3-hydroxy-6-methylheptansäure enthalten. Antipain ist ein (S)-1-

Carboxy-2-phenylethyl-carbamoyl-L-arginyl-L-valyl-arginal. Bestatin, aus einem Streptomyceten gewonnen, ist ein spezifischer Inhibitor für Aminopeptidase B. Ein möglicher Einsatz zur Tumorbehandlung der letztgenannten Verbindung wird diskutiert. Pepstatine hemmen

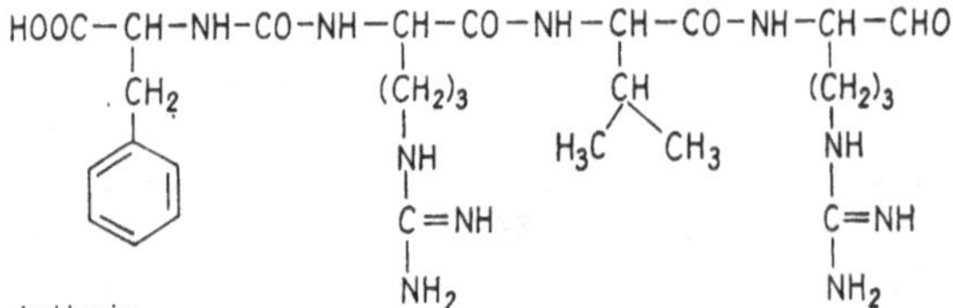

Antipain

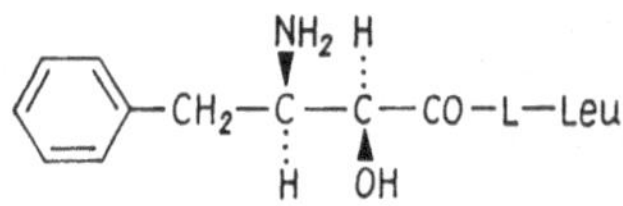

Bestatin

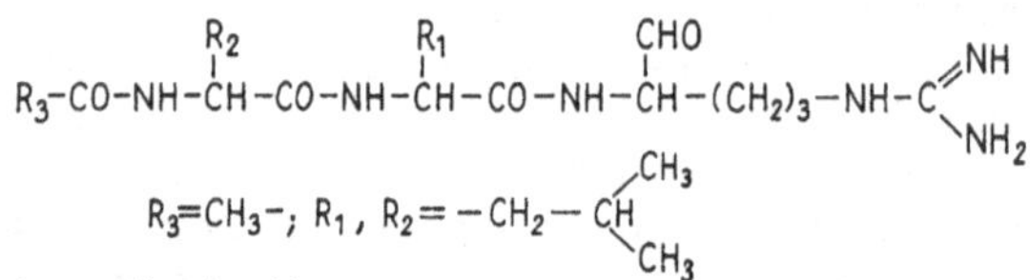

Leupeptin Ac–LL

Pepsin und Cathepsin. Leupeptine hemmen Pepsin, Trypsin, Papain und Cathepsin B. Derartige Hemmstoffe könnten als Antikoagulans sowie bei Magengeschwür zum Einsatz kommen.

Hemmstoffe der Adrenalinbiosynthese: Der gleiche Arbeitskreis um Umezawa beschäftigte sich mit der Auffindung von spezifischen Inhibitoren der Adrenalinbildung. Es gelang ihm, Hemmstoffe für die an der Umwandlung von Tyrosin in Adrenalin verantwortlichen Enzyme zu isolieren. Das Oudenon aus einem Basidiomyceten hemmt die Tyrosin-hydroxylase. Die Fusarinsäure aus *Fusarium oxysporum* ist ein starker Inhibitor der Dopamin-β-hydroxylase, und eine Reihe von mikrobiellen Metaboliten hemmen die Aktivität der Catechol-O-methyl-transferase. Die 5-Butylpicolinsäure = Fusarinsäure und eine Reihe von 5-Alkylpicolinsäure-Derivaten sind intensiv pharmakologisch untersucht worden und werden klinisch zur Blutdrucksenkung eingesetzt.

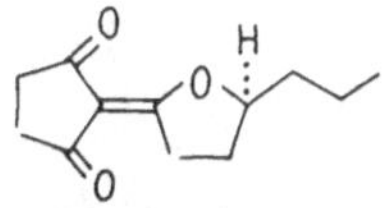

Oudenon

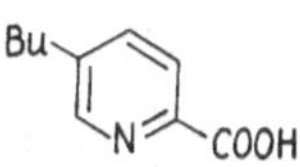

Fusarinsäure

β-Lactamase-Hemmer: In den letzten Jahren sind verschiedene neuartige Naturstoffe mit β-Lactam-Struktur in Streptomyceten entdeckt worden. Neben den Nocardicinen und der Clavulansäure (s. S. 60) sind die Thienamycine, die Olivansäuren und die Substanz PS5 zu nennen. Clavulansäure erwies sich als ein besonders potenter β-Lactamasehemmer. So fand man bei in vitro Versuchen, daß zusammen mit Ampicillin 5 µg/ml Clavulansäure die MIC von Ampicillin von >1000 µm/ml auf $<1{,}0$ µg/ml gegenüber einem β-Lactamase produzierenden Stamm von *Str. aureus* senkt.

Inzwischen sind zahlreiche Analoge dieser Verbindung synthetisiert und auf ihre Hemmwirkung untersucht worden. Clavulansäure hat in Kombination mit Penicillinen Eingang in die Therapie gefunden.

Glycosid-Hydrolasen-Inhibitoren: Diese Hemmstoffe lassen sich praktisch in allen Gattungen der Ordnung *Actinomycetales* nachweisen. Besonders aktive Präparate konnte der Arbeitskreis um Frommer (1979) aus *Actinoplanes* Stämmen isolieren. Dabei wird durch die Art der C-Quelle in der Nährlösung die Inhibitor-Aktivität erheblich beeinflußt. Häufig wird ein Gemisch naher verwandter Verbindungen gebildet, die aus einem stickstoffhaltigen Teil sowie einer unterschiedlichen Anzahl von D-Glucose-Einheiten aufgebaut sind. Die verschiedenen Komponenten erwiesen sich teils als α-Amylase- sowie Saccharaseinhibitoren. Der Saccharasehemmer BAY 5421 liefert bei der Hydrolyse Validatol und ein stickstoffhaltiges Trisaccharid. Die Glycosid-Hydrolase-Inhibitoren verzögern den Abbau der Nahrungskohlenhydrate. Eine Verwendung dieser Präparate bei Adipositas und Diabetes wird geprüft.

9. Hefe

Schon vor Beginn unserer Zeitrechnung kannte man in verschiedenen Kulturkreisen Bier, Wein und andere alkoholhaltige Getränke. Allerdings war damals die Ursache der alkoholischen Gärung unbekannt. Als Arzneimittel verwendeten bereits Griechen und Römer Hefe. Somit dürften Hefen die am längsten von Menschen genutzten Mikroorganismen sein.

Die Massenzüchtung von Hefezellen besitzt eine lange Tradition. Für die Backhefegewinnung unter Verwendung bestimmter Stämme von *Saccharomyces cerevisiae* arbeitet man im wesentlichen nach dem bereits 1915 eingeführten „Zulaufverfahren". Dabei dient Melasse als C-Quelle, der noch Ammoniakwasser oder andere N-Quellen zugefügt werden. Man arbeitet mit Reinzuchthefen, die intensiv belüftet werden. Die letzte Hefegeneration wird in einem geschlossenen Bottich mit Strahlrohrbelüftung bei einer Temperatur von 20—30 °C 9—12 Stunden kultiviert. In dieser Zeit vermehrt sich die Hefe auf das 4—5fache der Impfmenge. Die so hergestellte Backhefe oder auch Preßhefe hat eine hellgelbe bis beige Farbe und kommt mit einem Wassergehalt von 75% in den Handel.

Bei der medizinischen Hefe handelt es sich um ausgewaschene, entbitterte untergärige Bierhefe, die bei einer Temperatur von höchstens 40 °C getrocknet und anschließend mittelfein gepulvert wird. Manche Pharmakopöen schreiben für die therapeutische Verwendung ausschließlich Trockenhefen vor, die nicht mehr gärfähig sind.

Hefe enthält etwa 50% Proteine und 25—35% Kohlenhydrate. Die Zellwände bestehen im wesentlichen aus dem Hefeglucan. Stärke ist nicht vorhanden, sondern durch Hefeglykogen ersetzt, das dem tierischen Glykogen sehr ähnlich ist. Zu nennen sind ferner Lipide, Nucleotide, Nucleoside und Purine.

Von den medizinisch interessanten Wirkstoffen sind besonders die Vitamine zu erwähnen. So sind in 100 g trockener Bierhefe u. a. enthalten: 10—15 mg Vit. B_1; 5—8 mg Vit. B_2; 5—10 mg Vit. B_6; 0,5 mg Biotin, 1 mg Folsäure, 10—25 mg Pantothensäure.

Hefe enthält etwa 2,5% Ergosterin. Durch UV-Bestrahlung geht dieses Sterin teilweise in Vitamin D_2 über. In der galenischen Pharmazie verwendete man nicht mehr gärfähige Hefe als Pillenmasse, und der früher offizinelle Extr. Faecis spissum wurde für ähnliche Zwecke aus frischer untergäriger Bierhefe bereitet.

Medizinisch verwendet man Hefe bei einer Reihe von Hautkrankheiten, wie Akne und Furunkulose und früher auch äußerlich zur Wundbehandlung und bei Fluor albus.

10. Algen und ihre Inhaltsstoffe

Allgemeines

Die große Zahl bislang beschriebener Algenarten repräsentiert einen kaum überschaubaren Bestand unterschiedlicher morphologischer Formen. Ihre Temperaturanpassung ist erstaunlich: Algen wachsen sowohl unter polaren Bedingungen als auch in heißem Quellwasser. Die Braunalge *Macrocystis pyrifera* wird über 100 m lang und gehört damit zu den längsten Pflanzen der Erde. Man hat geschätzt, daß durch die photosynthetische Aktivität der weitverbreiteten Braun- und Rotalgen jährlich ca. 10^{11} t Kohlenstoff gebunden werden, ebensoviel wie durch alle Landpflanzen der Erde zusammen.

Tange werden seit Jahrtausenden vom Menschen genutzt. Sie dienen der menschlichen Ernährung, als Viehfutter und Düngemittel, in früherer Zeit auch zur Gewinnung von Pottasche, Soda und Jod. Die jährliche (auch maschinell mögliche) Ernte von Meeresalgen, besonders Rot- und Braunalgen, beträgt gegenwärtig ca. 2 Millionen Tonnen. Diese werden u. a. für die Produktion der Phykokolloide Agar (früher: Agar-Agar), Carrageen und Alginsäure verwandt.

Agar

Zur Gewinnung von Agar dienen verschiedene Rotalgen der Gattungen *Gelidium*, *Gracilaria* und *Euchema* als Ausgangsmaterial. Die Algen enthalten bis zu 40% Agar. Das wichtigste Erzeugerland ist Japan. Weitere Produzenten sind Korea, Vietnam, Südafrika, Spanien und die UdSSR. Zur Gewinnung verwendet man die vom Meeresboden losgerissenen Algen. Der Membranschleim wird daraus durch mehrstündiges Kochen mit Wasser unter Zusatz von wenig Schwefelsäure gewonnen. Dieses Agargel läßt sich durch Ausfrieren und Wiederauftauen trocknen. Agar kommt meist fadenförmig in den Handel. Agar quillt in kaltem Wasser und löst sich beim Erhitzen auf 80—90 °C. Hauptbestandteil dieser Droge sind Polysaccharide. Das vorliegende Polygalaktan besteht zu 70% aus Agarose und zu 30% aus Agaropektin. Agarose ist aus Agarobiose aufgebaut, einem Disaccharid, bestehend aus D-Galaktose und 3,6-Anhydro-L-galaktose. Agaropektin besteht aus D-Galaktoseresten, die zum Teil mit Schwefelsäure verestert sind.

Agar wird therapeutisch als mildes Laxans verwandt. In der galenischen Pharmazie findet sich Agar als Arzneimittelträger. In der Mikrobiologie spielen Agar-Nährböden eine große Rolle. Die Lebensmittelindustrie nutzt dieses Gelierungsmittel in vielfältiger Weise.

Carrageen

Das sog. Irländische Moos stellt den getrockneten Thallus von *Chondrus crispus* und *Gigartina mamillosa* dar. Die 10—15 cm großen Rotalgen kommen an den

Atlantikküsten von Europa und Nordamerika vor. Hauptinhaltsstoff der Rotalgen ist das heterogen zusammengesetzte Carrageenan, welches wesentlich sulfatreicher ist als Agar.

Hauptkomponente dieses Schleimstoffs ist D-Galaktose. In der Medizin wird die Droge als Mucilaginosum verwendet und in der Galenik das Carrageenan als Pseudoemulgator.

Inhaltsstoffe von Braunalgen

In den Interzellularen der Braunalgen befindet sich als charakteristische Schleimsubstanz die Alginsäure. Zur Gewinnung werden besonders die im nördlichen Teil des Atlantik und Pazifik vorkommenden Algen *Macrocystis pyrifera* und *Nereocystis luetkeana* sowie *Fucus-* und *Sargassum*-Arten herangezogen. Der Gehalt an Alginat schwankt jahreszeitlich zwischen 15—35%. Die Gewinnung der Schleimsubstanz erfolgt durch sodaalkalische Extraktion. Alginsäure ist ein Polyuronid, das kettenförmig 1,4-β-glykosidisch aus D-Mannuronsäure und 1,4-α-glykosidisch aus L-Guluronsäure aufgebaut ist. Das MG liegt zwischen 12000—120000. Alginsäure wird in der Galenik und in beträchtlichem Umfang in der Lebensmittelindustrie und Technik verwendet. Alginsäure ist Hauptbestandteil der *Stipites laminariae*. Diese werden aus dem stengelartigen Anteil des Thallus der Braunalge *Laminaria cloustoni* gewonnen. Neben Alginaten enthält die Droge bis zu 20% Fucoidin. Laminariastifte finden Anwendung in der Gynäkologie und zur Erweiterung von Wundkanälen.

Der Blasentang *Fucus vesiculosus* findet Anwendung in der Volksmedizin und ist Bestandteil von Entfettungstees.

Seit einigen Jahren stehen Meeresorganismen, u. a. Algen, als mögliche Proteinquelle für die menschliche Ernährung sowie als potentielle Rohstofflieferanten im Blickpunkt biotechnologischer Forschung.

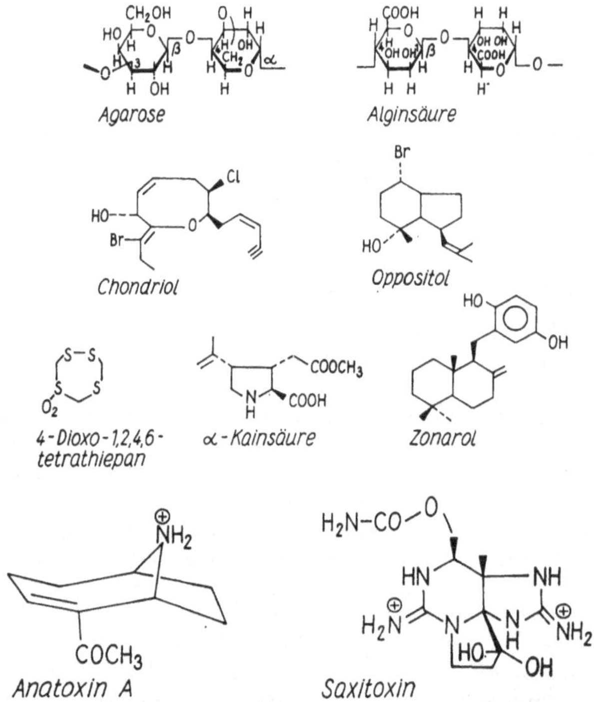

Abb. 44. Verschiedene Algen-Inhaltsstoffe

So sind aus Algen zahlreiche Verbindungen mit teils ungewöhnlicher Struktur isoliert worden, die als Basis für weiterführende Arbeiten das Interesse der pharmazeutischen Industrie beanspruchen. Nachstehend sind einige Beispiele aufgeführt.

Die Rotalge *Chondria oppositiclada* bildet das antiviral wirkende Chondriol und *Laurencia subopposita* das antibiotisch wirksame Oppositol. Antibakteriell wirksam ist auch das 4-Dioxo-1,2,4,6-tetrathiepan. Fungistatische Wirkung besitzt das Zonarol aus *Dictyopteris*-Arten, und anthelmintisch aktiv ist die α-Kainsäure.

Besondere Aufmerksamkeit verdienen die hochtoxischen Verbindungen gewisser Algen. Das Anatoxin A von *Anabaena flosaquae* blockiert die Erregungsübertragung. Das Saxitoxin ist ein Neurotoxin des Dinoflagellaten *Gonyaulax catenella*. 0,5—3 mg Saxitoxin sind für den Menschen tödlich; es zählt damit zu den giftigsten Naturstoffen überhaupt.

11. Flechteninhaltsstoffe

Bei den Flechten bilden die Algen und Pilze eine morphologische und physiologische Einheit. Die auf Fels, Erdboden, Rinden von Laub- und Nadelbäumen, totem Holz, in Süß- und Meerwasser wachsenden ca. 20000 Flechtenarten lassen sich u. a. in Gallert-, Faden-, Krusten-, Laub- und Strauchflechten einteilen. Charakteristisch für viele sind zahlreiche Flechteninhaltsstoffe, wie Depside, Depsidone, Depsone, Chinone, Dibenzofurane, Anthrachinone und Xanthone. Zahlreiche dieser Substanzen verleihen den Flechten z. B. ihre charakteristische Farbe. Es sind auch Beispiele bekannt, bei denen es gelang, Pilz und Alge zu trennen und sie in Reinkultur zu ziehen. Dabei zeigt sich, daß z. B. bestimmte „Flechtensäuren" auch vom Pilz allein (ohne Algenpartner) produziert werden können.

„Flechtensäuren" ist eine Sammelbezeichnung für aromatische Säuren und Phenole unterschiedlicher Konstitution. Biosynthetisch handelt es sich um Polyacetate mit einem Benzolring, die durch Depsid-b zw. Depsidonbildung oder durch C-C-Verknüpfung und eine zusätzliche Etherbrücke verbunden sind.

Typische Inhaltsstoffe medizinisch verwendeter Flechten sind Cetrar- und Strictinsäure, Lecanorsäure und besonders die Usninsäure. Letztgenannte Verbindung findet sich in *Usnea-*, *Cetraria-*, *Alectoria-* und *Ramalina*-Arten.

Der Usningehalt beträgt in *Alectoria ochroleuca* bis zu 8%. Die zitronengelbe kristalline Substanz ist ein stark saures Enol mit den Eigenschaften einer einbasischen Säure.

Usninsäure hemmt zahlreiche grampositive Keime sowie bestimmte Hefen. Man benutzt sie äußerlich in Form von Salben und Pudern bei Furunkeln und infizierten Wunden.

Lichen islandicus

Das Isländische Moos ist Bestandteil mancher Arzneibücher. Die Droge bildet der getrocknete Thallus der etwa 15 cm großen Strauchflechte *Cetraria islandica.* Sie findet sich in den arktischen Ländern sowie im Mittel- und Hochgebirge der gemäßigten Zonen. Als Inhaltsstoffe wurden neben Usninsäure die Glucane Lichenin und Isolichenin sowie die bitter schmeckende Fumarprotecetrarsäure nachgewiesen. Anwendung findet die Droge als Mucilaginosum bei Katarrhen, Hustenreiz und Gastroenteritis. In der Volksmedizin wurde sie gegen Tuberkulose gegeben.

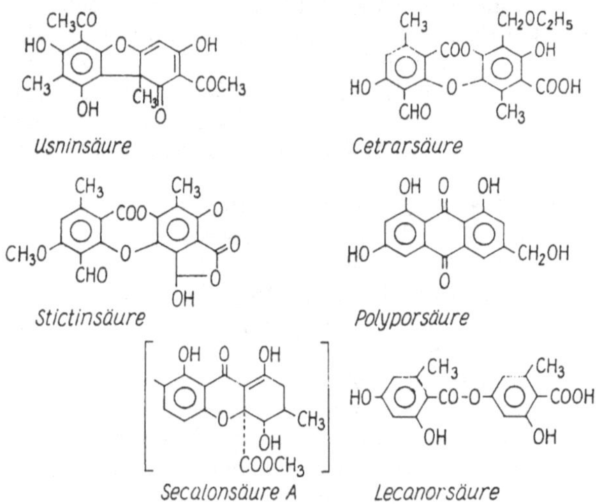

Abb. 45. Flechteninhaltsstoffe

Einige weitere Flechtenstoffe wurden als Virusinhibitoren erkannt. Polyporsäure und einige Flechtenglucane besitzen in bestimmten Testsystemen eine tumorhemmende Wirkung; therapeutisch sind sie ohne Bedeutung; Pulvinsäurelacton zeigt cardiotonische Aktivität. Vulpinsäure soll blutzuckerregulierend wirken. Die auch aus der Flechte *Parmelia entotheiochroa* isolierte Secalonsäure A ist antibakteriell und antiphlogistisch wirksam. *Letharia vulpina*, eine gelbe epiphytische Strauchflechte arktisch-alpiner Verbreitung, ist die einzige Giftflechte Europas; sie diente früher zum Vergiften der Wölfe.

Der Farbstoff des viel gebrauchten Säure-Basen-Indikators Lackmus wird in *Roccella-*, *Lecanora-* und *Variolaria-*Arten gefunden und besonders aus *Roccella fuciformis* gewonnen. Dabei wird das Chromogen zunächst durch Abbau (zerkleinerte Flechten werden mit Harn, Kalk, Pottasche „vergoren") aus anderen Flechtenstoffen gewonnen. Das Handelsprodukt ist chemisch nicht einheitlich. Der Grundbaustein und zugleich Chromophor ist das 7-Hydroxy-4,5-dimethyl-phenoxazon-(2).

Bereits im Mittelalter wurde der getrocknete Thallus von *Lobaria pulmonaria* bei Lungenleiden und Erkrankungen der Atemwege verwandt. In dieser Flechte ist Stictinsäure als Inhaltsstoff vorherrschend.

Hinderlich für eine breite therapeutische Anwendung von Flechtenstoffen ist die Tatsache, daß Flechten im allgemeinen sehr langsam wachsen, daß sie nur schwer kultivierbar sind und die Totalsynthese der Inhaltsstoffe ökonomisch bisher noch nicht realisierbar ist.

12. Impfstoffe und Heilseren

12.1. Grundbegriffe der Immunologie

Die Immunologie ist die Lehre von den spezifischen Abwehrreaktionen im menschlichen oder tierischen Organismus gegen fremde Strukturen. Das Immunsystem ist in der Lage, zwischen „eigen“ und „fremd“ zu unterscheiden. Es kann sich dabei um von außen eingedrungene, körperfremde Stoffe (Viren, Bakterien) bzw. deren Toxine handeln, aber auch um körpereigene Substanzen, die z. B. nach Mutationen strukturell verändert vorliegen und dann als „fremd“ erkannt werden. Das Immunsystem ist für die Erhaltung der Individualstruktur der Lebewesen von entscheidender Bedeutung.

Seit Jahrhunderten ist bekannt, daß der Mensch ein natürliches Abwehrsystem gegenüber ansteckenden Krankheiten besitzt, welches beim Infekt anspricht und Schutz bietet sowie bei bestimmten Infektionskrankheiten vor Neuerkrankungen schützt, also immun macht. Die klassische Immunologie am Ende des 19. und zu Beginn des 20. Jahrhunderts stand ganz im Zeichen der Erkennung, Verhütung und Behandlung von Infektionskrankheiten. Als ein Vorläufer dieser Periode gilt der Engländer E. Jenner, der 1798 den exakten Beweis erbrachte, daß Kuhpocken gegen Menschenpocken schützen. Er ersetzte die Variolation durch die Vakzination. R. Koch isolierte 1876 den Milzbrandbacillus und im folgenden Jahrzehnt verschiedene andere Erreger und gilt als Begründer der Infektionstheorie. Louis Pasteur ist als „Vater“ der Immunitätsforschung anzusehen, der in der gleichen Zeit Impfstoffe gegen verschiedene Krankheiten entwickelte und den Begriff der Vakzination auf alle Immunisierungsverfahren übertrug. Die Lehre von der zellulär bedingten Immunität (Phagozytentheorie) begründete der große russische Forscher E. Metschnikoff (1883). Durch E. v. Behring und S. Kitasato wurde 1890 die passive Immunisierung mit Heilseren gegen Diphtherie und Tetanus entwickelt. L. Deutsch prägte 1899 den Ausdruck Antigen für antikörperbildende Substanzen. Durch Bordet und Gengou (Brüssel) wurde ein Jahr später die Komplementbindungsreaktion zum Nachweis von Antigen-Antikörper-Reaktionen erarbeitet. Um die Jahrhundertwende entwickelte P. Ehrlich in Frankfurt/M. die sog. Seitenkettentheorie: Er postulierte das Vorhandensein von Seitenketten an den Membranen der Zellen. So soll z. B. in den Körper gelangtes Toxin sich mit den Seitenketten verbinden, deren „haptophore“ Gruppen komplementär zu seiner eigenen Struktur gebaut sind („Schlüssel-Schloß-Prinzip“). Diese Blockierung wirkt als Reiz auf die Zelle, und es kommt zur „Überproduktion“ derartiger Seitenketten. Diese von den Zellen abgegebenen Seitenketten sind die „Antitoxine“ oder allgemein formuliert Antikörper.

Das Zeitalter der Serologie begann mit der Entdeckung der menschlichen Blutgruppen durch K. LANDSTEINER in Wien (1900). Die wisenschaftlichen Grundlagen der Allergieforschung schufen RICHET und PORTIER (1902) und v. PIRQUET (1906).

In den letzten 25 Jahren hat die Immunologie einen starken Aufschwung genommen und neue Forschungsschwerpunkte haben sich entwickelt, wie etwa Immunchemie, Immunpathologie, Immungenetik, Tumorimmunologie und Transplantationsimmunologie (u. a. Immunsuppression).

Das Immunsystem

Auf immunogene Reize kann der Organismus mit zwei Immunantworten reagieren.

Man unterscheidet die zelluläre und die humorale Immunität. Für die zelluläre Immunität sind die thymusabhängigen T-Lymphozyten verantwortlich (Killerzellen) und erfüllen eine Helferfunktion bei der humoralen Immunität. (Friemel und Brock, 1979) Die zelluläre Immunität ist besonders bei Transplantationen, bei Autoimmunerkrankungen sowie zur Aufrechterhaltung der Immunität gegen interzellulär überlebende Mikroorganismen von Bedeutung.

Die humorale Immunität beruht auf dem Vorhandensein der Immunglobuline oder Antikörper im Immunserum. Die Antikörper werden von den knochenmarkabhängigen B-Lymphozyten gebildet und sezerniert. Ganz allgemein nehmen die Lymphozyten eine zentrale Rolle bei der Immunantwort ein. Lymphozyten sind Zellen, die spezifisch Antigene bzw. deren Determinanten erkennen, und sie werden deshalb als ,,immunkompetent‘ bezeichnet. Der Ursprung dieser Zellen liegt im Knochenmark. Für die Prägung bzw. Proliferation dieser Stammzellen sind die primären lymphoiden Organe (Thymus, Bursa FABRICII der Vögel) sowie die sekundären Lymphorgane (Milz, Lymphknoten und das lymphoepitheliale System) von besonderer Bedeutung.

Die Lymphozyten und Antikörper durchströmen den Körper und erreichen die meisten Gewebe, indem sie den Blutstrom durch die Kapillarwände verlassen. Der menschliche Körper beherbergt ungefähr 2×10^{12} Lymphozyten und etwa 10^{20} Antikörpermoleküle, die von Lymphozyten sezerniert werden. Das ganze Immunsystem wiegt 1 kg und wird immer wieder erneuert. Pro Minute produziert der menschliche Körper etwa 10^7 neue Lymphozyten und 10^{15} Antikörper.

Makrophagen sind mononukleäre Zellen, welche die Fähigkeit zur Phagozytose besitzen und ebenfalls an der Antikörperbildung beteiligt sind.

Antigene

Als Antigene werden jene Stoffe bezeichnet, die nach ihrer Einverleibung in einem Organismus eine spezifische Immunantwort hervorrufen und mit den Produkten dieser Immunantwort spezifisch reagieren.

Bei einem Antigen sind bestimmte Bezirke für die Immunogenität verantwortlich. Ferner existieren Gruppen, die die Spezifität bestimmen. Diese spezifischen Determinanten induzieren die Bildung der Immunoglobuline.

Haptene sind Substanzen, die mit entsprechenden Immunprodukten reagieren, aber ihre Bildung nicht bewirken können. Das Hapten wird nach Kupplung an einen Träger (z. B. Protein) zum Vollantigen.

Die Antigenität einer Substanz hängt wesentlich von der Molekülgröße und der Struktur ab. Glucagon (MG 4200) wirkt immunogen, aber nicht andere ähnliche makromolekulare Stoffe gleicher Größenordnung. Die kleinsten der synthetischen Polypeptid-Antigene haben ein MG von 4000–5000. Im allgemeinen sind Proteine und Polysaccharide (z. B. Kapselantigene und Lipopolysaccharide der Bakterien) gut immunogen wirksam. Häufig sind korpuskuläre Antigene (Viren, Bakterien,

Erythrozyten) stärker immunogen als molekulare Antigene. Man führt dies auf eine verstärkte Phagozytose der korpuskulären sowie hochmolekularen Antigene zurück. Der Nachweis der Immunogenität wird meist im Tierversuch erbracht. Dosis und Applikationsform beeinflussen die Wirkung. Durch Adjuvantien werden die Immunreaktionen verstärkt oder überhaupt erst möglich. Bekannte Adjuvantien sind $Al(OH)_3$, gewisse makromolekulare Verbindungen (Dextrane) sowie Freunds Adjuvans. Dabei handelt es sich um dünnflüssiges Mineralöl und einen Emulgator (inkomplettes Freundsches Adjuvans). Nach Zusatz von abgetöteten und getrockneten Mycobakterien erhält man das komplette Freundsche Adjuvans.

Antikörper

Antikörper oder Immunglobuline sind Plasmaproteine, welche spezifisch mit den Antigenen reagieren, die ihre Bildung induziert haben. Die Spezifität der Immunglobuline (Ig) wird durch ihre N-terminale Sequenz bestimmt. Die Gesamtmenge der Ig beträgt 1—8% des Gesamtserumproteins. Immunglobuline sind aus mindestens 4 Polypeptidketten aufgebaut, von denen jeweils zwei identisch sind. Durch Disulfidbrücken sind die Ketten miteinander verknüpft. Auf Grund des MG unterscheidet man leichte Ketten (L-Ketten = light chains) und schwere Ketten (H-Ketten = heavy chains). Eine L-Kette besteht aus etwa 220 Aminosäureresten und eine H-Kette aus 430 Aminosäureresten. Die Peptidketten sind aus einem konstanten Teil (C-Region) und einem variablen Teil (V-Region) aufgebaut.

Man kennt fünf Klassen von H-Ketten (γ, μ, α, δ und ε) sowie zwei verschiedene L-Ketten ($\varkappa$ und λ). Die H-Ketten bestimmen die Klassenzugehörigkeit: Immunglobulin G (Ig G); M (Ig M); A (Ig A); D (Ig D) und E (Ig E).

Die fünf Immunglobulinklassen des Menschen sind chemisch, physikalisch und biologisch unterschiedlich. Die

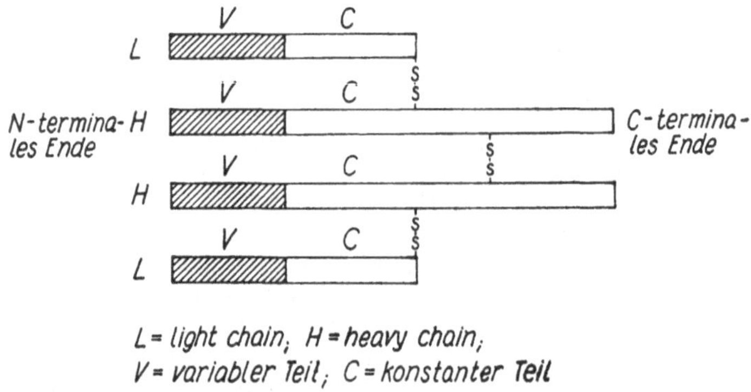

Abb. 46. Schematischer Aufbau eines Immunglobulin-Moleküls
Nach: LENNON, E. S. und M. COHN, Ann. Rev. Biochem. **36**, 365 (1967)

Molekulargewichte variieren zwischen 160000 (Ig G) und 900000 (Ig M). Das Immunglobulin G ist der Antikörper mit der höchsten Serumkonzentration, dem eine besondere biologische Bedeutung zukommt.

Eine einheitliche Theorie der Antikörperbildung, die alle experimentellen Befunde widerspruchsfrei einschließt, ist bislang nicht entwickelt worden. Im wesentlichen existieren zwei Gruppen von Hypothesen. Nach den instruktiven Theorien sollen alle immunkompetenten Zellen von jedem Antigen zur Bildung von Antikörpern angeregt werden können. Das Antigen dient gewissermaßen als Matrize. Nach den selektiven Theorien ist jeder Lymphozyt so determiniert, daß er nur eine Art von Antikörpern bilden kann. Durch das Antigen werden die immunkompetenten Zellen selektiv zur Proliferation und Bildung eines Zellklons angeregt.

Antigen-Antikörper-Reaktionen

Die in vitro-Methoden zum Nachweis von Antigen-Antikörper-Reaktionen liefern wertvolle diagnostische Hinweise bei Infektionskrankheiten. Bei den *Präzipi-*

tationsreaktionen entstehen durch die Reaktion löslicher Antigene mit entsprechenden spezifischen Antikörpern in Gegenwart von Elektrolyten pulverartige oder flockige Niederschläge.

Bei der *Agglutination* reagieren partikuläre Antigene (Bakterien, antigen beladene Trägerpartikel, Erythrozyten) mit mindestens bivalenten Antikörpern. Die *Agglutination* ist empfindlicher als die *Präzipitation*. Zusammengesetzte Antigen-Antikörper-Reaktionen sind die sog. Immunolysereaktionen. Die zweite Stufe der Antigen-Antikörper-Reaktion wird ausgelöst, wenn Komplement durch diesen Komplex aktiviert wird. Komplement ist ein System von etwa 10 Proteinen im Normalserum von Warmblütern, welches mit Immunglobulinen und gewissen Zellelementen kooperiert.

Ferner kennt man noch sogenannte Neutralisationsreaktionen und Opsonierungsreaktionen.

12.2. Gewinnung von Impfstoffen und Seren

Der Siegeszug der Schutzimpfungen mit Vakzinen sowie die Serumprophylaxe und -therapie zur Bekämpfung von Infektionskrankheiten begann vor etwa 100 Jahren.

Bei der *aktiven Immunisierung* = Schutzimpfung werden Impfstoffe verwendet, die Erreger (Bakterien, Viren) oder deren Produkte (Toxine) in abgeschwächter, abgetöteter oder inaktiver Form enthalten. Der Körper wird dadurch stimuliert, mit der Bildung spezifischer Antikörper zu reagieren. Die dadurch erworbene Immunität bleibt monatelang und zum Teil einige Jahre bestehen und kann durch eine Wiederholungsimpfung erneuert werden.

Bei der *passiven Immunisierung* werden Schutz- und Heilseren parenteral verabreicht, welche vorgebildete Antikörper enthalten. Es werden entweder Tierseren oder menschliche γ-Globulinpräparate eingesetzt. Die passive

Immunisierung hat den Vorteil der Sofortwirkung; nachteilig ist, daß die Antikörper verhältnismäßig schnell (20 bis 30 Tage) abgebaut werden.

In der Definition des Arzneimittelgesetzes der DDR (1964) heißt es: „Impfstoffe sind Arzneimittel, die aus Krankheitserregern, aus anderen Erregern oder deren Teilen oder Stoffwechselprodukten oder aus anderen Stoffen hergestellt sind und als Antigen dazu dienen, bei Menschen oder Tieren eine Antikörperbildung gegen das Antigen oder andere Faktoren auszulösen."

Der Kom. DAB 7 – DDR 65 stellt fest: Von anderen Arzneimitteln unterscheiden sich Impfstoffe durch die Besonderheit, daß sie am gesunden Menschen auf Grund eines vorausschauenden Programmes angewendet werden (Impfkalender: territoriale epidemiologische Gegebenheiten, Ein- oder Ausreiseimpfungen für bestimmte Länder und Gebiete der Erde).

Einteilung der Impfstoffe

Impfstoffe = Vakzine sind zur Bekämpfung bakterieller Infektionen und von Virusinfekten entwickelt worden. In der Humanmedizin werden u. a. folgende durch Viren hervorgerufene Krankheiten behandelt: Pocken, Poliomyelitis, Virusgrippe, Mumps, Masern und Tollwut.

Die wichtigsten bakteriellen Infektionskrankheiten sind: Diphtherie, Pertussis, Tetanus, Typhus, Ruhr, Cholera und Tuberkulose.

Im wesentlichen gibt es drei Arten von Impfstoffen:

a) **Lebend-Impfstoffe,** b) **Tot-** bzw. **Inaktivierte Impfstoffe** und c) **Toxoid-Impfstoffe**.

Die meisten Impfstoffe werden parenteral verabreicht, jedoch sind in den letzten Jahren auch Oralimpfstoffe (Poliomyelitis, Typhus, Cholera) entwickelt worden. Neben den Einzelimpfstoffen gibt es Kombinations-Impfstoffe, die Antigene mehrerer Erreger enthalten, z. B. Diphtherie-Pertussis-Tetanus-Adsorbat-Impfstoffe (DPT-Impfstoff).

Fluid-Impfstoffe enthalten keine zusätzlichen Hilfsstoffe. Bei den Adsorbat-Impfstoffen ist das Antigen an ein Adsorptionsmittel gebunden, um eine verstärkte Antikörperbildung zu erreichen.

a) Lebend-Impfstoffe:

Als Lebend-Impfstoffe werden virulenzgeschwächte Bakterien sowie modifizierte bzw. virulenzgeminderte = attenuierte Viren eingesetzt. Als Beispiele seien genannt der Poliomyelitis-Impfstoff nach SABIN und Impfstoffe gegen Pocken, Masern, Tollwut und der BCG-Impfstoff (**B**acterium **C**almette-**G**uérin) gegen Tuberkulose. Beim BCG-Impfstoff wurde ein primär virulenter Stamm von *Mycobacterium bovis* durch mehrere hundert Passagen auf einen Rindergalle-haltigen Nährboden so attenuiert, daß er nicht mehr in der Lage ist, beim Menschen oder dem hochempfindlichen Meerschweinchen eine Tuberkulose zu erzeugen.

Virale Lebend-Impfstoffe werden u. a. so gewonnen, daß man Viren durch zahlreiche Passagen an Zellen bestimmter Tierarten adaptiert, so daß dadurch ihre Virulenz für den ursprünglichen Wirt verlorengeht. Die Attenuierung beim oralen Poliomyelitis-Impfstoff nach SABIN wird durch Passagen über Nagetiere und Affennieren-Gewebe-Kulturen erzielt. Das Masernvirus wird an Gewebekulturen von Hühnerembryonalgewebe adaptiert und verliert dabei stufenweise seine Menschenpathogenität.

Die Lebendvakzine sind leicht applizierbar und geben in der Regel einen starken, langanhaltenden Schutz. Nachteilig ist ihre schwierige Standardisierbarkeit. Allgemein ist streng darauf zu achten, daß ausreichend attenuierte, genetisch stabile Impfstämme eingesetzt werden, um Rückmutationen und damit fatale Folgen für den Impfling auszuschließen.

b) Tot- bzw. Inaktivierte Impfstoffe:

Zu den Tot-Impfstoffen gehören abgetötete Bakterien sowie inaktivierte Viren. Zu nennen sind hier Vakzine gegen Typhus, Cholera, Keuchhusten sowie den Poliomyelitis-Impfstoff nach Salk. Zur Inaktivierung der Erreger verwendet man häufig Wärme in Verbindung mit einer Formaldehyd- oder Phenolbehandlung. Ferner werden zur Zellzerstörung Ultraschall, UV-Bestrahlung, Gefrier-Tau-Verfahren sowie Behandlung mit Ethanol und Aceton eingesetzt. Totvakzine werden überwiegend parenteral, aber auch oral verabreicht. Ihre Schutzdauer ist meist kürzer als die der Lebend-Impfstoffe. Vorteilhaft ist ihre leichtere Standardisierbarkeit und die Möglichkeit der genaueren Dosierung sowie die längere Haltbarkeit.

c) Toxoid-Impfstoffe:

Toxoid-Impfstoffe enthalten gereinigte und entgiftete Ektotoxine von Bakterien. Besonders die Erreger von Diphtherie, Botulismus und Tetanus werden genutzt. Die Bakterien werden in halbsynthetischen Caseinhydrolysatmedien kultiviert und geben ihre Toxine in die Nährlösung ab (Ektotoxine!). Diese behandelt man etwa 4 Wochen bei einer Temperatur von 30—40 °C mit Formaldehyd (0,4%). Dabei wandelt sich das Toxin in das ungiftige Toxoid um. Nach Reinigung von Begleiteiweiß wird meist ein Adjuvans zugegeben, und man erhält einen Adsorbat-Impfstoff mit verstärkter antigener Wirksamkeit. Im allgemeinen sind sie sehr gut verträglich.

Gewinnung bakterieller Impfstoffe

Zur Gewinnung der bakteriellen Vakzine werden die eingesetzten Bakterien hinsichtlich Identität und Antigenität genau bestimmt und laufend überwacht. Die Anzucht der Erreger-Stämme kann emers und submers, auf festen oder flüssigen Nährböden erfolgen. In den letzten Jahren wird aber bevorzugt submers in Tanks gearbeitet, die bis zu 1000 l Nährmedium fassen.

Natürliche Nährstoffe, wie Blut, Bouillon, Peptone usw. werden weitestgehend vermieden, um eine Sensibilisierung durch eingeschleppte Fremdantigene aus der Nährlösung zu verhindern. Häufig werden halbsynthetische Casein-Hydrolysat-Nährböden eingesetzt. Angestrebt wird die Verwendung vollsynthetischer Medien, bestehend aus Aminosäuren, Mineralsalzen und spezifischen essentiellen Zusatzstoffen. So soll z. B. für Diphtherie- und Tetanustoxin der Eisengehalt 0,1—0,15 mg/l betragen.

Nach der Ernte werden die Bakterien von Nährbodenresten befreit. Für die Herstellung der Lebend-Impfstoffe werden die Bakterien in Stabilisatorlösung suspendiert und anschließend lyophil getrocknet.

Bei den Tot- und Toxoid-Impfstoffen werden die Bakterien in der oben erwähnten Weise abgetötet bzw. die Toxine durch Formaldehydbehandlung in die unschädlichen Toxoide überführt. Zur Reinigung der Toxoide werden die Fremdeiweiße durch Fällungen mit Salzen bzw. Alkoholen oder Aceton sowie Gelfiltration z. B. mit Sephadex entfernt.

Diphtherie-Toxoid-Adsorbat-Impfstoff: Das Diphtherietoxin wird von lysogenen Diphtheriestämmen gebildet. Meist wird der von PARK und WILLIAMS 1896 isolierte PW8-Stamm eingesetzt. Dieser Stamm ist praktisch avirulent, bildet aber in der Nährlösung sehr viel Toxin. Der PW8-Stamm und daraus erhaltene Selektanten werden zur Verhinderung von Degeneration lyophil gelagert. Die Toxinbildung in Submerskultur unter Einsatz von Casein-Hydrolysat-Medien ist nach 36 h mit optimalen Ausbeuten abgeschlossen. Die Toxoidbildung mittels Formalin erfolgt unter strikter pH-Kontrolle (pH 7,1—7,3). Zur Abtrennung von Fremdproteinen vom Toxoid werden meist kombinierte Reinigungsverfahren eingesetzt. Als Adjuvans hat sich $Al(OH)_3$ in der γ-Modifikation nach WILLSTÄTTER besonders bewährt.

Pertussis-Impfstoff: Der Erreger des Keuchhustens *Bordetella pertussis* kann serologisch und morphologisch in 4 Phasen vorliegen. Die Phase I entspricht den von Kranken frisch isolierten Stämmen, in der Phase IV befinden sich die alten Laboratoriumsstämme. Die Virulenz nimmt von I → IV ab. Zur Vakzinegewinnung müssen unbedingt Bakterien der Phase I eingesetzt werden. Zur Anzucht wird der bluthaltige BORDET-Agar verwendet. Als „Hauptkultur" dient ein Caseinhydrolysat-Nährmedium mit Stärkezusatz. Die Stärke oder die manchmal eingesetzte Aktivkohle dient zur Adsorption von Hemmfaktoren. Nach 3tägiger Bebrütung bei 35°C werden die Bakterien abzentrifugiert und durch Erhitzen oder Zusatz von Thiomersal abgetötet. Gemäß WHO-Empfehlungen wird der Pertussis-Impfstoff auf einen Gehalt von 10×10^9 Keimen eingestellt.

Gewinnung viraler Impfstoffe

Viren vermehren sich nur in lebenden Zellen. Dies erfordert eine spezielle Technologie bei der „industriellen" Virusgewinnung. Prinzipiell kann die Vermehrung in Tieren, ferner in animalischen Zellkulturen (Primärkulturen und diploide Zell-Linien) und in bebrüteten Hühnereiern erfolgen. Bei der Virusvermehrung ist das Vorhandensein von Fremdviren, Mykoplasmen und Bakterien auszuschließen. Besondere Sorgfalt ist notwendig bei der Auswahl der Tiere als Virusspender (Pockenlymphe, Tollwutimpfstoff) und der Auswahl von Spendertieren, deren Organe zu Zellkulturen verarbeitet werden sollen.

Gewebe oder Organe sollen nicht später als 24 bis 48 Stunden nach dem Tode des Organismus verarbeitet werden. Bevorzugt sollen SPF-Tiere (spezifisch pathogenfrei) eingesetzt werden. Häufig werden Nierenzellen zur Anlage primärer Zellkulturen herangezogen und zur Virusvermehrung genutzt (Poliomyelitis, Masern, Mumps). Dabei wird nach Ausbildung der Zellkultur und Zugabe des Erhaltungsmediums mit Saatvirus beimpft. Das Impfmaterial wird dabei an die Kulturen adsorbiert. Nach der Bebrütung erfolgt die Ernte, wobei meist Zellen und Medium gemeinsam verarbeitet werden. Zur Aufbewahrung wird lyophilisiert.

Das Gelbfiebervirus und die Influenzaviren werden meist in bebrüteten Hühnereiern vermehrt. Die Eier sollten vor der Bebrütung nicht älter als 5 Tage sein und müssen von Tierzuchten stammen, die frei sind von dem Leukoservirus und der Hühnerlähme. Bebrütet wird meist bei 37 °C und unterschiedlicher Luftfeuchtigkeit. Es sind verschiedene Beimpfungstechniken entwickelt worden. So kann beimpft werden: der Dottersack, die Amnionhöhle und die Allantois-Höhle.

Ist der Höhepunkt der Virusvermehrung erreicht, so beginnt die Aufarbeitung. Bei Influenzaviren benutzt man die Allantoisflüssigkeit und beim Gelbfiebervirus ganze Embryonen.

Poliomyelitis-Impfstoff nach SABIN:

Bei diesem Präparat handelt es sich um einen Lebend-Impfstoff, der durch Passagen über Nager und verschiedene Zellkulturen attenuiert wurde. Mit Hilfe der Plaque-Technik von DULBECCO und VOIGT wurden reine Linien gezüchtet und diejenigen mit der geringsten Neuropathogenität ausgewählt. Diese Stämme besitzen einige Marker, die sie vom Ausgangsmaterial eindeutig unterscheiden. Die Vermehrung der Typen I, II und III erfolgt getrennt auf primären Affennieren-Zellkulturen. Die verwendeten Tiere werden streng, hinsichtlich Freisein von Fremdviren, geprüft, und die angelegte Zellkultur wird ebenfalls auf Fremdviren getestet. Sind alle Bedingungen erfüllt, wird nach 7tägiger Inkubation mit Saatvirus beimpft und anschließend 2—4 Tage bei 33 °C bis zur maximalen Virusvermehrung weiter bebrütet. Der monovalente Impfstoff wird auf Sterilität geprüft. Dabei müssen aerobe und anaerob angelegte Kulturen bei 20 und 37 °C mindestens 10 Tage steril bleiben. Ferner wird das Freisein von Fremdviren durch Einsatz verschiedener Gewebekulturen und Versuche am lebenden Tier (Meerschweinchen, Kaninchen, Maus) gesichert. Die Endkontrolle der Prüfung auf Neuropathogenität erfolgt am Affen. Nach Ablauf von 21 Tagen werden Gehirn und Rückenmark untersucht. Gleichzeitig werden die „Marker" im Zellkultur-Test überprüft. Durch diese sich ergänzenden Verfahren wird die Gefahr einer möglichen Impfpoliomyelitis mit Sicherheit ausgeschlossen.

Danach wird die Gebrauchsdosis eingestellt. Zur besseren Temperaturstabilität des Impfstoffes wird 1 mol Magnesiumchlorid-Lösung zugefügt. Die Anwendung erfolgt oral entweder in flüssiger Form oder als Dragee. Die einzelnen Serotypen werden monovalent in Abständen von jeweils 6-8 Wochen verabreicht. Mit dem SABIN-Material wurde in der Sowjet-Union ab 1959 Impfstoff gewonnen und erstmalig bei einer Massenanwendung die Ungefährlichkeit und die ausgezeichnete Wirkung nachgewiesen (TSCHUMAKOV und SMORODINZEV).

Poliomyelitis-Impfstoff nach SALK:

Bei den SALK-Vakzinen handelt es sich um einen inaktivierten Impfstoff, der in den 50er Jahren entwickelt wurde. Es war der erste Impfstoff, mit dem auf breiter Basis die spinale Kinderlähmung bekämpft werden konnte. Vorangegangen waren die Pionierarbeiten von BURNET und MC NAMARA 1931 und vor allem die Entwicklung von Gewebekulturverfahren zur effizienten Vermehrung der drei serologisch unterscheidbaren Poliomyelitisviren unter Verwendung von Zellen aus verschiedenen tierischen und menschlichen Organen. ENDERS, WELLER und ROBBINS war es 1949 gelungen, Techniken zur Virusvermehrung zu entwickeln, ohne auf Nervenzellen zurückzugreifen. Die Inaktivierung der Viren wurde durch SALK mit Formalin durchgeführt. In der Praxis benutzt man einen trivalenten Impfstoff, der nicht mehr vermehrungsfähige Polio-Viren Typ I, II und III enthält. Als Adjuvans läßt sich $Al(OH)_3$ verwenden.

Gewinnung von Seren

Die Serumtherapie wurde durch die klassischen Arbeiten von E v. BEHRING und S. KITASATO (1890) eingeleitet. Die erste praktische Anwendung bei der Behandlung diphtheriekranker Kinder erfolgte 1893 in der Charitê in Berlin.

Durch die passive Immunisierung, bei der mit spezifischen Antikörpern angereicherte Seren verwendet werden, ist eine unmittelbare Hilfe z. B. bei ausgebrochenen Infektionskrankheiten möglich, da die Wirkung praktisch sofort eintritt (Heilserum). Auch bei einer unmittelbaren Infektionsgefährdung, wenn die Zeit zur Bildung eigener Antikörper nicht ausreicht, ist die Anwendung angezeigt (Serumprophylaxe).

Die Antikörper der Seren richten sich entweder gegen die Toxine bakterieller oder tierischer Herkunft. Man bezeichnet sie dann als Antitoxine. Ferner gibt es Seren, die sich gegen Bakterien oder Viren richten.

Wichtige antitoxische Seren sind: Botulismus-, Diphtherie-, Gasödem-, Tetanus- und Schlangengift-Serum.

Antibakterielle Seren sind: Milzbrand- und verschiedene Pasteurella-Seren. Einige antivirale Seren werden

u. a. in der Veterinärmedizin benutzt, Maul- und Klauenseuche-, Tollwut- und Staupe-Serum.

Im 2. AB—DDR sind folgende Definitionen enthalten: Antikörperhaltige Stoffe und Zubereitungen: „Antikörperhaltige Stoffe und Zubereitungen sind native Immunseren oder durch Adsorption sowie Aufschluß- oder Fällungsverfahren gereinigte bzw. konzentrierte Immunserumderivate, die aus dem Blut von Menschen und Tieren gewonnen werden.

In der Prophylaxe und Therapie dienen sie der passiven Immunisierung von Menschen und Tieren und als Testserum in der Laboratoriumsdiagnostik z. B. der Feststellung von Blutgruppeneigenschaften von pathogenen Mikroorganismen, dem Nachweis der Artspezifität von Eiweißen und der Differenzierung von Plasmaeiweißen in der Immunelektrophorese sowie als Standard- und Kontrollseren ..."

Antitoxine: „Antitoxine sind native Immunseren oder durch Aufschluß- und Fällungsverfahren gereinigte und konzentrierte Zubereitungen aus Immunserum, die der Therapie oder Prophylaxe von Erkrankungen dienen, welche durch verschiedenartige Toxine hervorgerufen werden. Sie enthalten spezifische antitoxische Antikörper, die die Eigenschaft besitzen, Toxine von Mikroorganismen oder höheren Tieren und Pflanzen zu neutralisieren.

Tierische Seren

Für die Gewinnung von Immunseren eignen sich Pferde am besten. Sie sind leicht immunisierbar und haben keine für Menschen pathogene Erkrankungen. Man kann bei 5—8jährigen Pferden wiederholt 5—6 l Blut entnehmen. Im Jahr lassen sich etwa 60—100 l Rohserum gewinnen.

Als Serumspender werden auch Rinder und Schafe und seltener andere Tiere herangezogen. Seren verschiedener Tierarten sind erforderlich, da die Patienten bei parenteraler Applikation Antikörper gegen artfremde Eiweiße bilden und es zu unerwünschten Nebenreaktionen kommen kann (Serumkrankheit).

Die Immunisierung der Tiere erfolgt stufenweise durch wiederholte Antigenapplikation, wobei das Immunisierungsschema bei verschiedenen Seren unterschiedlich ist. Als Antigen dienen Exotoxine sowie deren Entgiftungsprodukte, die Toxoide, keimfreie und gereinigte Kulturfiltrate von Bakterien sowie Suspensionen inaktivierter Bakterien und Viren.

Aus der Halsvene der Tiere wird das Blut entnommen, das Serum abgetrennt, anschließend gereinigt und konzentriert. Die Gesamtglobulinfraktion läßt sich durch Salzfällung anreichern und von den Albuminen abtrennen. Durch eine gelenkte Proteolyse u. a. mit Trypsin und Pepsin lassen sich Begleitproteine schneller abbauen als Antikörper. Die antikörperhaltige Globulinfraktion wird gespalten, ohne daß ein Wirkungsverlust eintritt (Fermo-Serum®). So gelingt es, Immunseren 3—5facher Konzentration spezifischer Antikörper und besserer Verträglichkeit zu gewinnen.

Seren enthalten zur Konservierung einen Zusatz von 0,5% Phenol.

Gewinnung von Human-Immunglobulinen

Die Antikörper des Menschen haben bei der Prophylaxe von Infektionskrankheiten, verglichen mit tierischen Seren, den Vorteil, daß sie als arteigene Globuline nicht sensibilisieren. Ausgangsmaterialien sind Blut, Retroplazentarserum und Serum aus Plazenten. Durch besondere Aufarbeitungsverfahren des Blutes gelingt es, die antikörperenthaltende Eiweißfraktion zu isolieren und in Form von Immunglobulinen eine etwa 20fache Anreicherung von spezifischen Antikörpern gegenüber Normalserum zu erreichen. Das sogenannte Normalimmunglobulin wird aus dem Pool menschlicher Seren von 1000 und mehr Spendern hergestellt. Dadurch wird gesichert, daß im Serum Antikörper gegen eine Vielzahl viraler und bakterieller Erreger vorhanden sind, u. a. gegen Poliomyelitis-, Masern-, Mumps-, Hepatitis- und Pockenviren sowie Pneumokokken, Staphylokokken, Streptokokken und *Closteridium tetani*. Derartige Präparate werden bevorzugt gegen Hepatitis A eingesetzt und dürfen nur intramuskulär appliziert werden. Spezifische Humanimmunglobulin-Präparate lassen sich aus Plasmen von Rekonvaleszenten oder aus dem Serum freiwilliger Spender gewinnen, die gezielt immunisiert wurden. Gemäß ihrer Antikörperspezifität werden diese Präparate als Humanimmunglobulin-„Anti-X" bezeichnet. In jüngster Zeit hat das Antitetanus-Globulin die tierischen Anti-Tetanus-Seren weitgehend verdrängt. Im 2. AB-DDR sind Human-Immunoglobulin „Anti-Vaccinia" und Human-Immunglobulin „Anti-D" aufgeführt. Für letzteres werden Ausgangsplasmen nach Erst- oder Wiederimmunisierung an gesunden Rh-negativen Männern oder Frauen durch Plasmapherese gewonnen. Dazu werden mindestens 10 Einzelplasmen verschiedener Spender zum Ausgangspool vereinigt. Das entsprechende Ig G wird durch Gelchromatographie an DEAE-Sephadex A-50 isoliert. Das Human-Immunglobulin „Anti-D" dient zur Immunprophylaxe des durch Rhesus-Inkompatibilität bedingten Morbus haemolyticus neonatorum. Die Rh-Immunprophylaxe wurde bislang an Hunderttausenden von Frauen erfolgreich angewandt.

Standardisierung und Prüfung der Impfstoffe

Impfstoffe und Seren sind biogene Arzneistoffe. Zu ihrer Prüfung werden chemisch-analytische sowie physikalische Methoden mit herangezogen (z. B. pH-Wert, Eiweißkonzentration, Bestimmung von Konservantien). Von besonderer Bedeutung aber sind biologische Prüfverfahren für die Kontrolle der Reinheit und Wirksamkeit. Bakterielle Impfstoffe werden im Tierversuch geprüft. Virusimpfstoffe lassen sich mit Hilfe von embryonierten Hühnereiern, Zellkulturen, Tierorganen oder Tieren testen. Beim BCG-Impfstoff prüft man die Wirksamkeit in einem Allergietest und in einem Wachstumstest.

Die im Tierversuch ermittelte Verträglichkeit ist nur

bedingt für den Menschen gültig. Deshalb wird jede neue Impfstoffcharge an 10—20 freiwilligen Probanden überprüft.

Zur Standardisierung werden von der WHO Standards und Referenzpräparate abgegeben. Davon abgeleitet werden nationale Standards entwickelt.

Ein staatliches Prüfinstitut erteilt die Genehmigung für die entsprechenden Herstellungsverfahren und übernimmt neben der Kontrolle im Herstellerbetrieb die Kontrolle der Testprodukte und setzt z. B. die Verfallsdaten bei Seren fest. Es wird die Identität des Impfstoffes überwacht. Bei bakteriellen Impfstoffen kann eine Lysotypie und ein serologischer Test wertvolle Aufschlüsse geben. Alle charakteristischen Marker beim Saatvirus, z. B. für die Gewinnung der Lebendvirusimpfstoffe, müssen vorhanden sein. Ferner muß der Ausschluß von Rückmutationen gesichert sein.

Neben der Prüfung auf Pyrogenfreiheit der Vakzinen kommt der Sterilitätsprüfung eine besondere Bedeutung zu. Bei Lebendvakzinen dürfen keine fremden Keime vorhanden sein. Bei Totvakzinen muß außerdem gesichert sein, daß alle Impfkeime beim Abtötungsprozeß erfaßt werden. Kontrolliert wird das Freisein von vermehrungsfähigen Bakterien und Pilzen. Bei den Virusimpfstoffen dürfen ferner keine vermehrungsfähigen Impf- und Fremdviren nachweisbar sein. Bei Zellkulturen werden während der Produktion 10% des Gesamtansatzes unbeimpft entnommen und das Material noch einige Wochen nach Beimpfung der Produktionskultur beobachtet.

12.3. Interferon

Interferone sind körpereigene, artspezifische Wirkstoffe, die 1957 von Isaacs und Lindemann entdeckt wurden. Chemisch gesehen, handelt es sich um Glykoproteine, von denen einige ein Mol.-Gew. von 20000—30000 Dalton besitzen. Sie sind gegen extremen Wechsel des pH-Werts der Lösung sowie gegen Netzmittel beständig. Interferone werden durch proteolytische Fermente, aber nicht durch Nucleasen abgebaut. Mit der Aufklärung der Aminosäurensequenz des Proteinteils hat man begonnen. Interferone werden von vielen tierischen Zellen nach Infektion mit Viren gebildet. Die gebildeten Interferone hemmen die Replikation von Viren in Zellen und verhindern so die Ausbreitung der Virus-Infektion. Auch zugeführtes Interferon schützt die Zellen einer Tierart gegen Viren, d. h. Interferon hemmt in unterschiedlichem Ausmaß die Replikation aller geprüften DNA- und RNA-Viren unabhängig davon, wie seine Bildung induziert wurde. Bedingt durch die Artspezifität können menschliche Virusinfektionen nur durch Human-Interferon gehemmt werden.

Die Bildung der Interferone wird in vivo und unter in vitro-Bedingungen durch infektiöse und inaktive Viren in der Zelle angeregt. Als auslösendes Agens ist die virale Doppelstrang-RNA anzusehen. Daneben gibt es noch zahlreiche andere „Induktoren" wie Bakterien, Pilzprodukte (Antibiotica), natürliche und synthetische Nukleinsäuren, basische Farbstoffe und weitere niedermolekulare Stoffe (z. B. Tiloron).

Zur immer noch sehr aufwendigen technischen Gewinnung des Interferons kann man Leukozyten-Zelllinien mit geeigneten Induktoren zur Interferonbildung anregen und die gewonnenen Rohprodukte anreichern und reinigen. Dies geschieht im wesentlichen durch die Affinitätschromatographie und die SDS-Dissoziierung. Beim erstgenannten Verfahren werden Interferon-Antikörper oder Lektine an Trägermaterialien gekuppelt. Filtriert man eine Rohinterferonlösung über eine damit gefüllte Säule, so wird Interferon selektiv adsorbiert und anschließend von der Matrix abgelöst. Die reinsten Interferon-Präparate besitzen eine Aktivität von 10^9 Einheiten/mg Protein.

Bedeutsam für die Zukunft scheint die Interferongewinnung mittels „genetic engineering". Dazu kann man ein Interferon-Gen aus dem Genom des Menschen gewinnen oder nach Isolierung der reifen Interferon-Messenger-RNA die komplementäre DNA darstellen. Das Interferon-Gen wird danach an ein Plasmid gekoppelt und mit diesem Vektor in Bakterien (*E. coli*) eingeschleust. Ein Durchbruch mittels genchirurgischer Methoden ist kürzlich der Arbeitsgruppe um Ch. Weissmann in der Schweiz gelungen. Die Autoren beschrieben erstmalig die mikrobielle Gewinnung menschlichen Leukozyten-Interferons mittels „umprogrammierter" *E. coli*-Bakterien.

Bei der Interferon-Induktion in menschlichen Zellen wird ein bestimmtes Gen im Chromosom Nr. 5 dereprimiert, so daß eine spezifische m-RNA-Synthese und nachfolgend Proteinbiosynthese in Gang gesetzt wird. Das gebildete Protein heißt Interferon. Die molekularbiologischen Mechanismen der Hemmung der Virus-Replikation durch Interferon werden zur Zeit intensiv untersucht. Man weiß, daß gebildetes Interferon nicht direkt mit einem Viruspartikel reagiert. Vielmehr reagiert Interferon mit einem Rezeptor einer anderen Zelle, wodurch die Synthese einer neuen zellulären RNA und eines spezifischen Proteins eingeleitet wird. Dieses antivirale Protein ist das eigentliche hemmende Agens, welches beim Eindringen eines neuen Virus die virale Genexpression der infizierten Zelle unterdückt. Unklar ist noch, wie das antivirale Protein zwischen Virus- und Wirtsproteinsynthese unterscheidet.

Die sich abzeichnende große therapeutische Bedeutung der Interferone ist auf deren ausgeprägte Antitumor-Wirkung, die tierexperimentell und bei Humanversuchen nachgewiesen wurde, zurückzuführen.

Ferner werden mit Interferon Rhinoviren, Röteln-Viren sowie chronische Hepatitis B erfolgreich bekämpft.

13. Verschiedenes

13.1. Mycotoxine

Allgemeines

Mycotoxine sind sekundäre Stoffwechselprodukte, die von Schimmelpilzen während ihres Wachstums auf einer Vielzahl von Futter- und Nahrungsmitteln gebildet werden können. Sie werden in die Umgebung abgegeben oder als Endotoxin gespeichert. Man kennt etwa 200 Mycotoxine bildende Arten, insbesondere Vertreter der Gattungen *Aspergillus, Penicillium* und *Fusarium.* Ein Teil der bisher etwa 120 strukturell bekannten Verbindungen ist für Tiere und den Menschen giftig; auch eine biologische Wirkung auf andere Mikroorganismen und Pflanzen wurde nachgewiesen. Die Mycotoxine besitzen ein geringes Molekulargewicht. Dies bedingt das Fehlen einer Immunreaktion beim Säugetier. Mycotoxine gehören unterschiedlichsten Strukturklassen an: Cumarine, Chinone, Pyrone, Macrolide, ringförmige Peptide u. a. Erkrankungserscheinungen werden als Mycotoxikosen bezeichnet, wobei die Palette der Symptome bzw. Syndrome sehr vielfältig ist.

Nach Feuell (1966) ist eine Mycotoxikose wie folgt gekennzeichnet:

a) Die Krankheit ist nicht übertragbar.

b) Arzneimittel einschließlich der Antibiotica haben keinen oder nur einen geringen Wert bei der Behandlung.

c) Der Ausbruch der Krankheit wird durch einen bestimmten Nahrungsstoff verursacht.

Über die Kontamination von arzneilich verwendeten Drogen mit Pilzen bzw. ihren Stoffwechselprodukten ist bisher wenig bekannt. Es muß das Ziel verantwortungsbewußter Drogenverarbeitung sein, die Keimzahl in Drogen wie auch in den Galenika niedrig zu halten. Verschimmelte Drogen oder galenische Zubereitungen sind für eine pharmazeutische Verwendung strikt abzulehnen, nicht zuletzt wegen der Gefahr der Vergiftung durch Mycotoxine.

Aflatoxine

Neben dem am längsten bekannten Mycotoxinbildner *Claviceps purpurea* (s. S. 133) ist *Aspergillus flavus* als der wichtigste Produzent der Aflatoxine von großer Bedeutung. 1960 starben in englischen Geflügelfarmen in kürzester Zeit über 100000 Truthühner an einer bis dahin unbekannten, „turkey X disease" genannten Krankheit. Sie äußerte sich in schweren Leberschädigungen. Ursache war die Verfütterung von mit *A. flavus* verunreinigtem (verschimmeltem) Erdnußmehl. Es zeigte sich, daß es sich bei diesen Substanzen um eine Reihe gut unterscheidbarer Difurocumarine handelt: Aflatoxine der B-Reihe besitzen einen Pentenon- und die der G-Reihe einen sechsgliedrigen Lactonring. Inwzischen kennt man ca. 15 Aflatoxine, die z. T. eine blaue oder grüne Fluoreszenz zeigen. In verschimmeltem Erdnußmehl liegen die Aflatoxine B_1, B_2, G_1, G_2 etwa im Verhältnis 40:1:50:1 vor. Erhitzen auf 160 °C/1 h inaktiviert die Toxine nicht, erst bei Temperaturen über 300 °C findet eine Zersetzung statt. In Wasser, Methanol, Ethanol und DMSO sind die vier wichtigsten Aflatoxine gut löslich. In wäßriger Lösung werden sie durch Licht leicht zerstört. Sie werden — außer von *A. flavus* — von zahlreichen Pilzen gebildet, wobei nicht alle Stämme von *A. flavus* und anderen Species zur Aflatoxinproduktion befähigt sind. Toxinbildende und harmlose Stämme lassen sich morphologisch nicht unterscheiden! Eine Voraussetzung für den Befall von z. B. Erdnüssen mit *A. flavus* scheint eine Verletzung der Schalen zu sein: in lebendem Pflanzengewebe bzw. frisch geernteten Nüssen lassen sich keine Aflatoxine nachweisen. Obwohl bisher nicht alle Nahrungsmittel auf Aflatoxine untersucht sind, ist bekannt, daß

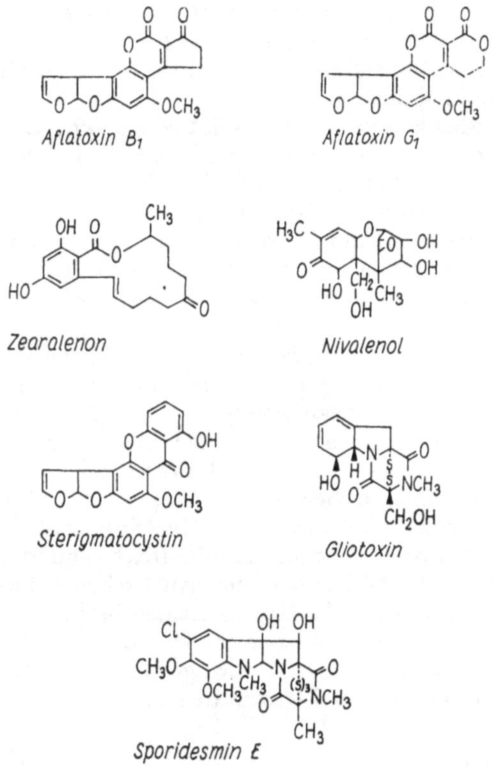

Abb. 47. Struktur einiger Mycotoxine

auch Baumwollsamen, Maniok, Kokosnüsse, Pfeffer, Mais u. a. Aflatoxine enthalten können.

Die fermentative Gewinnung dieser Toxine z. B. mit *A. flavus* wurde intensiv bearbeitet und Ausbeuten von mehr als 1 g/l erreicht. Gebräuchlich sind sowohl feste Nährsubstrate (Reis, Weizen) als auch Flüssigkeitskulturen. Geeignete C-Quellen sind Glucose, Saccharose, Fructose, als N-Quellen sind Aspartat, Glycin, Glutamin und

Glutamat einsetzbar. Ein Zusatz von Maisquellwasser ist günstig. Essentielle Spurenelemente sind Fe, Zn und Mn. — Auch die chemische Synthese der Aflatoxine wurde erfolgreich durchgeführt.

Die Empfindlichkeit gegenüber Aflatoxinen schwankt bei den einzelnen Tierarten und hängt stark vom Alter, Geschlecht und Ernährungszustand ab. Sehr junge oder trächtige Tiere und embryonales Gewebe sind am empfindlichsten. Kaninchen, Hunde und Meerschweinchen sind empfindlicher als Mäuse und Schafe. Aflatoxin B_1 gilt als eines der stärksten bisher bekannten natürlich vorkommenden Leber-Canzerogene.

Die Frage, in welchem Umfange der menschliche Organismus durch Aflatoxine gefährdet ist, läßt sich gegenwärtig nicht erschöpfend beantworten.

Die zahlreichen Untersuchungen zur biochemischen Wirkungsweise (Metabolismus) der Aflatoxine haben den Wirkungsmechanismus bisher nicht völlig geklärt. Der eigentliche Angriffspunkt liegt im Nucleinsäurestoffwechsel. Die Aflatoxine werden an die DNS gebunden und stören damit die Weitergabe der genetischen Information. Damit wird auch die RNS-Synthese beeinträchtigt und die Bildung verschiedener Enzyme unterdrückt. Das endoplasmatische Retikulum wird gestört, und auch andere Zellpartikel erleiden Veränderungen.

Weitere Mycotoxine

In den Gattungen *Fusarium* und *Alternaria* gibt es Species, die in Arzneipflanzenkulturen von *Althaea, Saponaria, Artemisia, Brassica,* bei Minzen und Dill zu Ausfällen führen. *Fusarium graminaerum* produziert auf Getreide das Zearalenon (D-2), das eine starke Vergrößerung und Verlagerung des Uterus bei Haustieren bewirkt. Nach dem Genuß von mit *Fusarium* kontaminiertem Brot kommt es beim Menschen zu Diarrhoe u. a. Beschwerden. *Fusarium sporotrichoides* u. a. Pilze bilden die toxischen Trichothecene T-2-Toxin, Solaniol, Nivalenol und Fusarenon-X. Diese Toxine haben in zahlreichen Ländern zu Krankheitsfällen geführt. Eine gewisse strukturelle Ähnlichkeit mit den Aflatoxinen besitzen die Sterigmatocystine (aus *Aspergillus versicolor* u. a.). Die Produzenten isolierte man aus lagerndem Getreide, überaltertem Käse und Pökelfleisch. Bei Tieren führen diese Mycotoxine zu Sarkomen und Lebertumoren.

Gliotoxin (aus *Aspergillus-* und *Penicillium*-Arten) besitzt ausgeprägte antifugale Eigenschaften auch gegen phytopathogene Pilze. Es hemmt viele grampositive Bakterien und verhindert z. B. das Wachstum von *Micrococcus*-Arten, Salmonellen und Corynebakterien. Auch die Vermehrung verschiedener RNA-Viren (Polio, Herpes) wird verzögert. Wiederholt fand dieses schwefelhaltige 2,5-Diketopiperazinderivat Verwendung bei der Bekämpfung von Schorf- und Brandpilzen.

Die Vertreter der Sporidesmingruppe sind toxische Metabolite des Pilzes *Pithomyces chartarum*. Diese schwefelhaltigen Indolopyrrolopyrazin-Derivate sind offenbar allein oder mit verantwortlich für das Auftreten des „facial eczema", das auf Grund einer verstärkten Photosensitivität unbehaarter Körperteile entsteht und zu schweren Leberschäden bei Schafen und anderen Weidetieren in Neuseeland, Australien und Kanada führt. Die Sporidesmine hemmen das Wachstum von tierischen Zellen in vitro ganz außerordentlich. Sporidesmin E ist wohl die am stärksten toxische Substanz gegenüber tierischen Zellkulturen. 0,4—3 ng/ml unterdrücken das Wachstum verschiedener Zell-Linien (Hela-Zellen) vollständig. Nur das Gift des kolumbianischen Krallenfrosches zeigt einen ähnlichen Effekt.

Die dimeren, gelb- oder rotgefärbten Anthracenderivate Rugulosin, Luteoskyrin u. a. werden von *Penicillium islandicum* u. a. Pilzen gebildet. Sie sind für die Färbung des „gelben" Reises verantwortlich. In Tierexperimenten wurden Leberzirrhose, Leberblutungen u. a. beobachtet.

Aus der Vielzahl weiterer biologisch aktiver Mycotoxine

seien schließlich noch die Ochratoxine (aus *Aspergillus ochraceus* und *Penicillium viridicatum*, parasitierend auf Getreide) genannt, welche ebenfalls leberschädigend wirken.

13.2. Mikrobiologische Reinheit von Arnzeistoffen und ihren Zubereitungen

Vor mehr als 10 Jahren wurden durch die Weltgesundheitsorganisation (WHO) Richtlinien für die Herstellung von Arzneimitteln und zur Sicherung ihrer Qualität veröffentlicht („GMP"-Richtlinien).

Die Beachtung der Anforderungen an mikrobielle Reinheit in Abhängigkeit von den Erfordernissen — steril bis keimarm sowie frei von spezifischen Keimen — ist dabei von erstrangiger Bedeutung. Die Sicherung einer mikrobiologisch einwandfreien Qualität der Arzneimittel und Spezialitäten läßt sich durch betriebshygienische Vorkehrungen sowie durch mikrobiologische Inprozeß- und Abschlußkontrolle weitestgehend realisieren.

Als Kontaminationsquelle bei der Herstellung von Arzneimitteln kommen der Mensch, die Produktionsräume (Luft), die Ausgangsstoffe sowie die Herstellungsverfahren in Betracht. Spezifische Maßnahmen, angepaßt an Art und Umfang der Herstellungsprozesse, sind erforderlich, um ein keimarmes Arbeiten zu ermöglichen. So lassen sich die vom Menschen ausgehenden Kontaminationsgefahren z. B. durch Tragen von Kopfschutz, Mundschutz, Handschuhen, Einrichtung von Schleusensystemen sowie Einhaltung von Waschvorschriften stark herabsetzen. Im industriellen Bereich sollte auf Keimträger (Salmonellen) besonders geachtet werden.

Die Herstellung von Arzneimitteln hat in dafür geeigneten Räumen zu geschehen. Der Keimgehalt darf bestimmte Richtwerte nicht überschreiten, in Abhängigkeit von den hier angefertigten Produkten. Ursachen der Kontamination können sein: die aerogene oder direkte Übertragung der von Menschen ausgehenden Keime, Verbreitung von Keimen aus der Klimaanlage sowie Einschleusung von Keimen durch Packmittel, Handwerkszeug, Behälter usw. (KRÜGER, 1978).

Bei den Ausgangsstoffen müssen Produkte pflanzlichen, mikrobiellen und tierischen Ursprungs besonders sorgfältig untersucht werden. Das gleiche trifft zu für das zur Arzneibereitung einzusetzende Wasser (Pyrogenitätskontrolle bei „Wasser für Injectabilia").

In den letzten Jahren hat sich die FIP wiederholt über die mikrobiologische Reinheit von Arzneimitteln, die nicht steril sein müssen, geäußert. Nach deren Vorschlag werden die pharmazeutischen Präparate hinsichtlich ihrer mikrobiologischen Reinheit in drei Kategorien eingeteilt (Tab. 6).

Die Injektionspräparate werden gemäß den Richtlinien der jeweils gültigen Pharmakopöen geprüft. Zur Kontrolle der mikrobiellen Reinheit der Produkte der Kategorie 2 und 3 hat die FIP spezielle Prüfvorschriften angegeben. Insbesondere werden die Untersuchungstechnik, die Methoden der Keimzahlbestimmung, die Methoden für den Nachweis bestimmter Keimarten sowie die Nährmedien und Lösungen beschrieben.

Die Bemusterung muß unter Beachtung antimikrobieller Vorsichtsmaßnahmen erfolgen und mengenmäßig ausreichen. Vorgesehen ist eine Materialmenge von 10 g. Bei sehr teuren Präparaten kann die Bemusterungsmenge auf 1 g reduziert werden. Zur Keimzahlbestimmung werden die Gußplattentechnik, Filtration und Kultur auf Membranfiltern sowie die Reihenverimpfung in Röhrchen mit statistischer Auswertung („Most probably number = MPN") empfohlen. Die letztgenannte Methode eignet sich besonders bei geringgradig kontaminierten Präparaten (weniger als 100 Keime pro g.)

Beim Nachweis bestimmter Keimarten steht die qualitative und quantitative Ermittlung von Enterobakterien, u. a. von *Escherichia coli* und Salmonellen sowie der Nachweis von *Pseudomonas aeruginosa* und *Staphylococcus*

Tabelle 6:

Grad der mikrobiologischen Reinheit gemäß den Kategorien pharmazeutischer Präparate (nach einem Vorschlag der FIP, 1975; Pharm. Acta Helv. 51, 41, 1976)

Kategorie	Produkte	Anforderungen
1a	Injektionspräparate	Sterilität im Sinne der Pharmakopöen
1b	Augenpräparate Präparate zur Anwendung in normalerweise keimfreien Körperhöhlen, auf Verbrennungen und schweren Ulcera	Abwesenheit von vermehrungsfähigen Keimen in 1 g oder 1 ml
2	Präparate zur lokalen Anwendung z. B. auf Hautverletzungen, in Nase, Rachen, Ohr usw. (Präparate mit erhöhtem Risiko)	Grenzwert an vermehrungsfähigen Keimen: 10^2/g oder ml, darunter: – keine Enterobakterien – kein *Pseudomonas aeruginosa* – kein *Staphylococcus aureus*
3	Andere Präparate	Grenzwert an vermehrungsfähigen Keimen: – 10^3 – 10^4 aerobe Bakterien/g oder ml – 10^2 Hefen oder Schimmelpilze/g oder ml Anforderungen für bestimmte Keimarten: – Abwesenheit von *E. coli* in 1 g oder ml in bestimmten Fällen: – Abwesenheit von Salmonellen in 1 g oder ml – Andere Enterobakterien höchstens 10^2/g oder ml – Abwesenheit von *Staphylococcus aureus* in 1 g oder ml

aureus im Vordergrund. Für derartige Untersuchungen wird die Methodik der Anreicherung, Isolierung, Bestätigung mittels ausgewählter Tests sowie gegebenenfalls vollständiger Identifizierung der vorliegenden Keimart beschrieben.

Im 2. AB-DDR sind genaue Vorschriften zur Prüfung auf Sterilität erhalten:

Durch die Prüfung auf Sterilität wird festgestellt, ob die geprüften Stoffe, Zubereitungen oder Gegenstände frei von Mikroorganismen sind, die unter den angegebenen Bedingungen nachgewiesen werden können. Bei Stoffen oder Zubereitungen, die bestimmte vermehrungsfähige Bakterien oder Viren enthalten sollen, bezieht sich die Prüfung auf Sterilität nur auf die Feststellung, daß keine andersartigen vermehrungsfähigen Bakterien und keine vermehrungsfähigen Pilze vorhanden sind.

Für den Stichprobenumfang folgt das 2. AB-DDR den Empfehlungen der WHO. Ferner sind die Probenmengen sowie Ansatz der Kulturgefäße festgelegt.

Es werden zwei Bebrütungstemperaturen gefordert. Einmal wird auf Bakterien (30—32 °C) und zweitens auf Pilze (22—24 °C) geprüft. Die Bebrütungsdauer beträgt jeweils 10 d.

Besondere Aufmerksamkeit wird dem Ausschluß von Hemmwirkungen geschenkt. Die geprüfte Charge ist als steril zu bezeichnen, wenn während der gesamten Bebrütungszeit in keinem der Kulturgefäße Wachstum von Mikroorganismen festgestellt wird.

Zur Prüfung auf mikrobiologische Reinheit schreibt das 2. AB-DDR die Bestimmung der Keimzahl sowie Prüfung auf Abwesenheit spezieller Keime vor. Praktisch erfolgt die Keimzahlbestimmung auf der Basis des Kochschen Plattengußverfahrens oder durch Verwendung von Membranfiltern, die zur Bebrütung auf Nähragar aufgelegt werden. Die Bebrütung erfolgt bei 30—32 °C. Variiert wird die Bestimmungsmethode, sofern in den mit den Proben angesetzten Petrischalen das Wachstum der Mikroorganismen gehemmt ist. Die Auszählung der Keime erfolgt nach 48 h und nach 5 d.

Bei den speziellen Keimen, die nach dem Arzneibuch der DDR in den Proben abwesend sein müssen, handelt es sich um *Enterobacteriaceae*, *Pseudomonas aeruginosa* und *Staphylococcus aureus*.

Eine Reihe von Arzneizubereitungen ist besonders kontaminationsgefährdet. Sie werden deshalb mit einem konservierenden Agens versehen, und ihre Verwendungsdauer wird begrenzt. Augentropfen werden durch Thiomersal konserviert und bestimmte flüssige Oralia mit Aqua conservans bereitet.

13.3. Pflanzliche Zellkulturen zur Gewinnung pharmazeutisch wichtiger Sekundärmetabolite

Isolierte Zellen höherer Pflanzen lassen sich nach mikrobiologischen Methoden unter sterilen Bedingungen in Nährlösungen kultivieren. Zur Anlage von Zellkulturen werden differenzierte Gewebepartien in sterilem Zustand auf einen meist mit Agar verfestigten Nährboden übertragen. Nach einigen Wochen oder Monaten geht aus dem Gewebeverband ein Zellhaufen (undifferenziertes Gewebe) hervor, den man als Kallus bezeichnet. Die einzelnen Zellen werden durch Pektinsubstanzen der Mittellamelle zusammengehalten. Dieses Kallusgewebe kann jahrzehntelang durch Übertragen auf einen geeigneten Nährboden emers weiterkultiviert werden. Überträgt man ein Kallusstück in ein flüssiges Nährmedium, so erhält man Suspensionskulturen, die aus einzelnen Zellen oder kleinen Zellaggregaten bestehen. Suspensionskulturen wachsen also submers und müssen belüftet werden. Dies kann entweder auf Schüttelmaschinen oder in Fermentern in Rührkultur erfolgen.

Wie Mikroorganismen wachsen auch pflanzliche Zellkulturen in der Regel heterotroph, d. h., ihr C-Bedarf wird aus organischen Verbindungen — meist Saccharose — gedeckt. Die Nährlösungen zur Kultivation pflanzlicher Zellen enthalten C- und N-Quellen, Mineralsalze, Vitamine und Phytohormone. Hier sind insbesondere Auxine, Kinetin und die Gibberelline zu nennen. Im allgemeinen benötigt man für pflanzliche Zellkulturen anspruchsvollere Nährmedien als in der industriellen Mikrobiologie. Mit geeigneten Nährlösungen, die eine gut abgestimmte Hormonkombination enthalten müssen, gelingt es heute, fast jede Pflanzenart als Zellkultur zu erhalten. Wesentliche Unterschiede zwischen Mikroorganismen und pflanzlichen Zellkulturen bestehen u. a. in der Wachstumsgeschwindigkeit. Die optimalen Bedingungen, um schnell wachsende, homogene Zellsuspensionen zu erhalten, müssen in jedem Fall ermittelt und auf das Objekt abgestimmt werden.

Wie in der technischen Mikrobiologie sind meist die Parameter, die ein gutes Wachstum ermöglichen, von denen, die hohe Produktbildungsraten garantieren, außerordentlich verschieden. Gegen mechanische Einflüsse wie Rühren oder Mischen sind pflanzliche Zellen wesentlich empfindlicher als Mikroorganismen. Dies ist bei der Biotechnologie zu berücksichtigen.

Der Botaniker G. HABERLANDT versuchte um 1900 in Berlin Kulturen pflanzlicher Zellen anzulegen. Er beobachtete Zellwachstum, aber keine Zellteilung, da die eingesetzten Nährmedien nicht die notwendigen Phytohormone enthielten. Kalluskulturen erhielt erstmalig GAUTHERET (1934) von der Weide und Pappel und zur gleichen Zeit WHITE (1939) von Tomatenwurzeln. Einen erheblichen Fortschritt brachten die Arbeiten von MUIR et al. (1954), denen die Gewinnung der ersten pflanzlichen Suspensionskultur gelang.

Pflanzliche Zellkulturen sind in mehrfacher Hinsicht für die Arzneimittelforschung von Bedeutung. So kann mit Hilfe der Zellkultur die Ganzpflanze „verbessert" werden (Ertragssteigerung, virusfreies Pflanzenmaterial, Klonierung usw.). Dabei nutzt man u. a. die Regenerationsfähigkeit pflanzlicher Einzelzellen bzw. der daraus herstellbaren Protoplasten. Von großer züchterischer Bedeutung ist die Gewinnung haploider Zellkulturen und nachfolgend haploider Ganzpflanzen. Ausgangsmaterial sind hierfür unreife Pollenkörner. Bei den „Pflanzen aus Gonen“ lassen sich angestrebte Zuchtziele mit oder ohne Mutationen wesentlich schneller erreichen als mit konventionellen Methoden.

Pflanzliche Zellkulturen können auch direkt zur Naturstoffgewinnung herangezogen werden. Angestrebt wird eine wirtschaftliche Massenzüchtung von Suspensionskulturen in Fermentern unter Einsatz hochproduktiver Zell-Linien. Mit der gleichen Technik lassen sich Biotransformationen durchführen. Hier wird das enzymatische Potential der Pflanzenzelle genutzt, um gezielte stereospezifische Umsetzungen an Naturstoffen durchzuführen. Weiterhin bietet der Einsatz geeigneter pflanzlicher Zellkulturen erhebliche Vorteile zur Aufklärung von Biosyntheseketten und deren Regulation sowie für das Studium kataboler Stoffwechselwege. Seit etwa 10 Jahren wird die Möglichkeit der Produktion sekundärer Pflanzenstoffe mittels Zellkulturen intensiv und mit zunehmendem Erfolg untersucht.

Lange Zeit war umstritten, ob pflanzliche Zellkulturen zur gleichen biochemischen Leistung fähig sind wie die differenzierten Ganzpflanzen. Man weiß heute, daß die Pflanzenzellen in Zellkulturen durch ihre Autonomie und ihre Totipotenz ausgezeichnet sind. Autonomie bedeutet, daß sie ähnlich wie Mikroorganismen unter günstigen Bedingungen unbegrenzt wachsen. Totipotenz bedeutet, daß eine einzige Zelle unter geeigneten Bedingungen in der Lage ist, einen intakten Organismus, d. h. eine differenzierte Pflanze zu bilden. Die genetische Information „Sekundärstoffbildung“ ist also im Elementarorganismus „Zelle“ vorhanden, aber meist reprimiert. Durch geeignete Maßnahmen muß man versuchen, die latent vorhandenen Informationen abzurufen, um auch in der Zellkultur die biochemischen Leistungen der Ganzpflanze zu erreichen oder sie noch zu übertreffen.

Als ein auslösender Effektor, der in der Lage ist, das Programm „Sekundärstoffbildung“ im Genom der Zellen abzurufen, wird in manchen Fällen Licht benötigt, wie bei der Anthocyan- und Flavonoidbildung gezeigt werden konnte (GRISEBACH und HAHLBROCK, 1977). Eine zweite Möglichkeit besteht im Einsatz bestimmter Phytohormone. Ein eindrucksvolles Beispiel ist die Anthrachinonsynthese in *Morinda citrifolia*-Zellkulturen (ZENK, 1975). 1-Naphthylessigsäure (NES) erwies sich hier als Schlüsselverbindung. NES und 2,4-D fördern in gleichem Maße das Wachstum, aber nur in NES supplementierten Kulturen werden Anthrachinone gebildet!

Zur Gewinnung hochproduktiver Zell-Linien höherer Pflanzen ist praktisch die gleiche Strategie wie bei der Suche industriell einsetzbarer Mikroorganismen erforderlich. Der erste Schritt besteht in der Auffindung von produzierenden Einzelkolonien (Kalli auf Agarnährboden). Zum Nachweis der Sekundärstoffbildung eignen sich besonders der Radioimmunoassay (RIA) und die Hochdruckflüssigchromatographie (HPLC)-Technik. Dann erfolgt die Anlage von Suspensions-Kulturen und die Untersuchung der Metabolitbildung unter submersen Bedingungen. Entscheidend für gute Ausbeuten ist ein geeignetes Produktionsmedium. Die Nährstoffansprüche der einzelnen Kulturen sind außerordentlich unterschiedlich und müssen jeweils durch ein sehr aufwendiges screening ermittelt werden. Häufig beobachtet man eine Instabilität der produzierenden Zell-Linien. Dieses Problem ist noch nicht befriedigend gelöst. Bei der Gewinnung therapeutischnützlicher Wirkstoffe mittels pflanzlicher Zellkulturen ließen sich beachtliche Erfolge erzielen, wie Tabelle 7 aufweist. Bei vielen anderen pflanzlichen Arzneistoffen steht dies allerdings noch aus. Die Massenzucht pflanzlicher Zellen in Fermentern wird gegenwärtig intensiv untersucht. Als geeignetes System hat sich der Airlift-Fermenter bewährt.

Die Umwandlung von Naturstoffen durch Mikroorganismen ist seit langem bekannt. Biotransformationen lassen sich auch mit pflanzlichen Zell- und Gewebekulturen durchführen. Es werden z. B. Cardenolide durch *Digitalis*-Suspensionskulturen in 12-Stellung hydroxyliert. Glyko-

Tabelle 7:

Zellkulturen, die die gleichen Menge an Wirkstoff oder mehr als die intakte Ganzpflanze bilden. Nach M. H. ZENK in „Frontiers of plant tissue culture“ 1978 published by The International Association for Plant Tissue Culture 1978.
C = Kallus; S = Suspensionskultur

Wirkstoff	Pflanze	Kultur-beding.	Zellkultur % Trocken-gew.	Ertrag g/l	Pflanze % Trocken-gew.	Faktor
Ginsengosid	*Panax ginseng*	C	27	—	4,5	6
Anthrachinon	*Morinda citrifolia*	S	18	2,5	2,2	8
Rosmarinsäure	*Coleus blumei*	S	15	3,6	3	5
Shikonin	*Lithospermum*	C	12	—	1,5	8
Anthrachinon	*Cassia tora*	C	6	—	0,6	10
Diosgenin	*Dioscorea deltoidea*	S	2	—	2	1
Biscolaurin	*Stephania cepharantha*	C	2,3	—	0,8	3
Coffein	*Coffea arabica*	C	1,6	—	1,6	1
Ajmalicin	*Catharanthus roseus*	S	1,0	0,26	0,3	3
Paniculid B	*Andrographis paniculata*	C	0,9	—	0	00
Serpentin	*C. roseus*	S	0,8	0,16	0,5	1,6
Serpentin	*C. roseus*	C	0,5	—	0,5	1
Protopin	*Macleaya microcarpa*	C	0,4	—	0,32	1,25
Visnagin	*Ammi visnaga*	C	0,31	—	0,1	3,0
Glutathion	*Nicotiana tabacum*	S	—	0,22	0,1	10
Ubichinon-10	*Nicotiana tabacum*	S	0,036	0,045	0,003	10

side der A-Reihe werden so zu den therapeutisch wichtigen Vertretern der C-Reihe umgewandelt: Digitoxin wird zu Digoxin, Lanatosid A in Lanatosid C und β-Methyldigitoxin zu β-Methyldigoxin umgesetzt.

14. Umwandlung von Naturstoffen durch Mikroorganismen

14.1. Allgemeine Prinzipien

Neben der Fähigkeit der Mikroorganismen zur Novo-Synthese zahlreicher Naturstoffe unterschiedlichster Struktur ist die Tatsache bemerkenswert, daß gewisse Mikroorganismen in der Lage sind, auch bestimmte chemische Reaktionen an artfremden, also nicht genuin vorliegenden Substanzen durchzuführen. Meist handelt es sich dabei um ein- oder wenigstufige — durch Enzyme katalysierte — Umsetzungen. Eine Variante dieser Methodik ist die chemische Umwandlung mit immobilisierten Enzymen. Darunter versteht man die Bindung oder Einschließung von Enzymen an oder in bestimmten Trägern, z. B. Cellulose, Dextrane, Polystyrole, Glas. Ein wichtiger Vorteil der unlöslichen trägerfixierten Enzyme ist, daß sie wiederholt verwendet werden können. Es ist auch möglich, Mikroorganismen in Trägermaterialien einzubetten, um sie für bestimmte Transformationsreaktionen einzusetzen. Beide Verfahren gewinnen zunehmend an Bedeutung.

Bei der fermentativen mikrobiologischen Transformation sind die zugesetzten Ausgangssubstanzen für das Wachstum der Mikroben nicht lebensnotwendig. Die Zellen werden lediglich als katalytisches System genutzt. Die Abgrenzung des Begriffs Umwandlung = „Transformation“ ist nicht eindeutig: z. B. stellt auch die Oxidation von Ethanol zu Essigsäure eine Transformation (unter Substratnutzung) dar. Bei den meisten der hier zu behandelnden Transformationen von zellfremdem Material ist deren Bedeutung für die Zellen unklar. Es kann sich dabei um Abbau- oder Detoxifikationsreaktionen handeln.

Die mikrobiellen Enzyme katalysieren sehr verschiedenartige chemische Umwandlungen. Tab. 8 zeigt die Vielfalt der durch Mikroorganismen möglichen Transformationen in bezug auf den Reaktionstyp. Klassifiziert nach ihrer Struktur wurden bisher derartige Reaktionen insbesondere bei alicyclischen Verbindungen, Terpenoiden, aromatischen Verbindungen, O-, S- und N-Heterocyclen, Al-

Tabelle 8:

Einige Reaktionstypen von mikrobiellen Umwandlungen

Oxidation:	z. B. $-CH_2OH, -CH_3 \rightarrow -CHO$
	$-CHOH-, -CH_2- \rightarrow -CO-$
	$-CHO, -CH_2OH, -CH_3, =CH_2 \rightarrow -COOH$
	$-C(OH)=C(OH)- \rightarrow -C(=O)-C(OH)=$
	Hydroxylierung, Epoxidation, Dehydrierung, oxydative Ringspaltung.
Reduktion:	z. B. $-CHO \rightarrow CH_2OH$
	$-CO- \rightarrow -CH(OH)-$
	$-COOH \rightarrow -CHO$
	$-COOH \rightarrow -CH_2OH$
	Dehydroxylierung: $-CH_2OH \rightarrow -CH_3$
Hydrolytische Reaktionen:	$-CH=CH- \rightarrow -CH_2-CH(OH)-$
	$-COOR \rightarrow -COOH$
Wasserabspaltung und Kondensationsreaktionen:	$-CH_2-CH(OH) \rightarrow -CH=CH-$
Abbaureaktionen:	$-C-COOH \rightarrow -CH$
	$-CO-COOH \rightarrow -CHO$

Bildung neuer C–C– oder C–Heteroatom-Bindungen, z. B. Methylierung, Halogenierung, Isomerisierungen, Umlagerungen u. a.

kaloiden und Kohlenhydraten durchgeführt. Entsprechend ihrem enzymatischen Charakter verlaufen zahlreiche mikrobiologische Umwandlungen bei Zimmertemperatur im neutralen und wäßrigen Medium. Die mikrobiellen Enzyme können als „chemische Reagenzien" angesehen werden, die sich durch eine hohe Selektivität und Stereospezifität auszeichnen. Meist ist eine ausgeprägte Regiospezifität (von mehreren Reaktionszentren reagiert nur eines) vorhanden, was die Bildung von unerwünschten Nebenprodukten stark einschränkt. Ein weiterer beachtlicher Vorteil ist, daß durch eine Verringerung der Akti-

Tybelle 9:
Häufig verwendete Mikroorganismen zur Umwandlung von Naturstoffen

Phycomycetes:	*Cunninghamella*
	Mucor
	Phycomyces
	Rhizopus
Fungi imperfecti und *Ascomycetes:*	*Alternaria*
	Aspergillus
	Calonectria
	Cephalothecium
	Curvularia
	Fusarium
	Neurospora
	Ophiobolus
	Penicillium
	Pestalotia
	Saccharomyces
	Trichothecium
Basidiomycetes:	*Lenzites*
Actinomycetes:	*Nocardia*
	Streptomyces
Bakterien:	*Bacillus*
	Corynebacterium
	Escherichia coli
	Flavobacterium
	Mycobacterium
	Pseudomonas

vierungsenergie bei den enzymatisch ablaufenden mikrobiellen Transformationen auch solche Reaktionen durchzuführen sind, welche auf chemischem Wege bisher nicht oder schwierig zu realisieren sind.

Tab. 9 zeigt eine Auswahl der häufig für Umwandlungen verwendeten Mikroorganismen.

14.2. Mikrobielle Umwandlung von Steroiden

Steroide sind im Tier- und Pflanzenreich weit verbreitete terpenoide Verbindungen mit dem Grundskelett des Cyclopentano-perhydro-phenanthren, das auch Gonan (Steran) genannt wird. Dazu zählen z. B. Sterine, Gallensäuren, Sexualhormone, Nebennierenrindenhormone, Cardenolide, Bufadienolide, Saponine und auch einige Alkaloide. Zahlreiche dieser Substanzen sind physiologisch hochaktiv. Das im tierischen Organismus am weitesten verbreitete Steroid ist das Cholesterin, an dem A. Windaus die Strukturuntersuchungen an Steroiden begann. Diese Arbeiten wurden ergänzt durch H. Wieland, der die Struktur der Gallensäuren untersuchte. Die verschiedenen Steroide unterscheiden sich besonders durch Art, Anzahl, Stellung und Konfiguration der Substituenten sowie durch Anzahl und Stellung von Doppelbindungen. Die Schwierigkeiten bei der Strukturuntersuchung der Steroide lag in der Tatsache begründet, daß die vier Ringe unterschiedlich verknüpft sein können. Die Steroide gehören 3 Gruppen an, wobei in den natürlichen Steroiden die Ringe B/C stets trans-verknüpft sind. Analog den sterischen Verhältnissen beim Dekalin sind die alicyclischen Ringe nicht eben, sondern befinden sich in einer Sessel- oder Wannenform. Die Sesselform ist etwas energieärmer und damit stabiler als die Wannenform. Eine weitere Komplikation ergibt sich daraus, daß die Substituenten sowohl parallel zu einer Symmetrieachse stehen (axial, a) oder in der Ebene des Ringes liegen können (äquatorial, e).

Axiale Substituenten sind sterisch stärker gehindert, so daß z. B. eine äquatorial angeordnete Hydroxylgruppe leichter verestert und eine solche Estergruppe auch wieder leichter hydrolysiert werden kann. Axial angeordnete Hydroxylgruppen sind dagegen leichter oxidierbar, weil der Angriff am äquatorialen Wasserstoff erfolgen kann. Die sechs asymmetrischen C-Atome, die bei der Verknüpfung von vier alicyclischen Ringen vorliegen, lassen die Existenz von $2^6 = 64$ Isomeren zu. Unter diesen hat die Natur jedoch eine Auswahl getroffen, und die natürlich vorkommenden Steroide lassen sich in die folgenden Typen einordnen:

A/B: trans B/C: trans C/D: trans	cis trans trans	cis trans cis
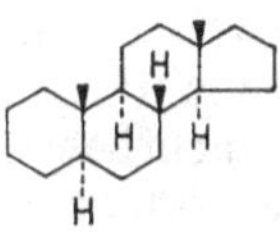 5α-Cholestan-Reihe	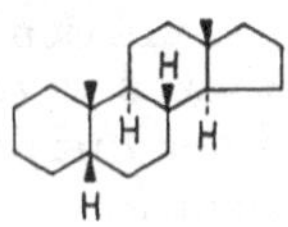 5β-Cholestan-Reihe	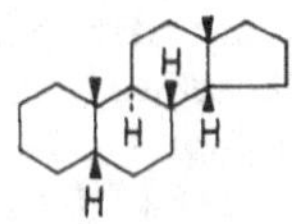 Cardenolid-Reihe

Abb. 48. Grundstrukturen der Steroide

Es wurde errechnet, daß es über eine Million Möglichkeiten gibt, das Steroidmolekül zu verändern. Bisher wurden aber „nur" ca. 80000 realisiert.

Da sich unsere Kenntnisse über den sterischen Ablauf chemischer Reaktionen in den letzten Jahrzehnten enorm erweitert haben, ist auch die Gewinnung einheitlicher, biologisch aktiver Steroide durch Totalsynthese möglich (u. a. Oestron: Miescher 1948; W. S. Johnson 1950; Androsteron: R. Robinson 1951, Johnson 1953; Cholesterin: Woodward 1951, Cortison: Woodward, Sarett 1951).

Die ersten mikrobiologischen Steroidumwandlungen wurden von Mamoli und Vercellone (1937) beschrieben. Sie stellten Testosteron aus Dehydroepiandrosteron mit einem *Corynebacterium* und einer Hefe dar.

1948 veröffentlichten Kramli und Horváth ihre Ergebnisse über die Hydroxylierung des Cholesterins in 7-Stellung mit *Proactinomyces*. Eine enorme wirtschaftliche Bedeutung erhielt diese Arbeitsrichtung, nachdem man gefunden hatte (Hench, Kendall, 1949), daß die Glucocorticoide die stärksten Antiphlogistica sind, die wir kennen. Die Totalsynthese des Cortisons verlief aber zum damaligen Zeitpunkt über mehr als 30 Stufen! Ein wichtiger Durchbruch wurde 1952 erreicht: PETERSON und MURRAY berichteten über die Hydroxylierung von Progesteron in 11 α-Stellung mit Hilfe von *Rhizopus nigricans* (oder *Rh. arrhizus*) in fast quantitativer Ausbeute. Aus 11 α-Hydroxyprogesteron kann man auf chemischem Wege via 11-Ketoprogesteron zum Cortison und zum Cortisol gelangen. Durch die mikrobielle Einführung der Sauerstoff-Funktion am C-11 wurde der Syntheseweg zum Cortison und verwandten Präparaten erheblich verkürzt und der Preis dieser unentbehrlichen Pharmaka drastisch reduziert. Auch 9-α-Fluor-hydrocortison sowie das entsprechende Prednisolon-Derivat lassen sich in 16 α-Stellung mikrobiell hydroxylieren. Man kommt so zum Triamcinolon. Es wurde festgestellt, daß sich (neben Diterpenen, bicyclischen Monoterpenen und zahlreichen weiteren Verbindungsklassen) fast alle Stellungen der Steroidmolekel mikrobiell hydroxylieren lassen. (s. Formelbild Seite 187)

Diese allgemein als Oxigenierung bezeichnete Reaktion kann sowohl am Steroidskelett, an den angulären Methylgruppen als auch an der Seitenkette erfolgen. Es werden nicht nur aktivierte C-Atome — wie bei den Δ^4-3-Ketonen das allylische C-6, C-17 oder C-21 — sondern auch nichtaktivierte, primäre, sekundäre und tertiäre C-Atome angegriffen.

Biochemisch ist interessant, daß die Hydroxylgruppe aus dem molekularen Sauerstoff der Luft (nicht aus dem Wasser des Nährmediums!) stammt. Ihre Einführung schließt einen reduktiven NADHP-abhängigen Schritt ein und verläuft unter Retention der Konfiguration. Auch über die Hydroxylierung an zwei C-Atomen (z. B. zu 6β, 11 α oder 6 β, 14 α-Dihydrosteroiden) wurde wiederholt berichtet. — Besitzt das Ausgangsmaterial eine isolierte Doppelbindung — z. B. zwischen C-9 und C-11, so ist eine mikrobielle stereoselektive Epoxidierung möglich. —

Als Ausgangsmaterial zur Gewinnung therapeutisch

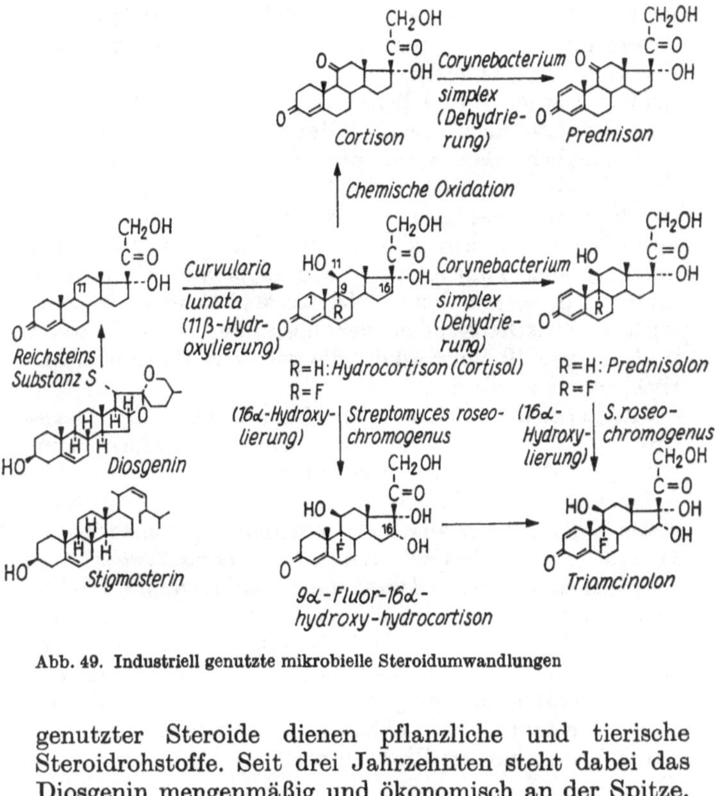

Abb. 49. Industriell genutzte mikrobielle Steroidumwandlungen

genutzter Steroide dienen pflanzliche und tierische Steroidrohstoffe. Seit drei Jahrzehnten steht dabei das Diosgenin mengenmäßig und ökonomisch an der Spitze. Dieses Steroidsapogenin wird vornehmlich aus verschiedenen *Dioscorea*-Arten u. a. D. *composita* (Barbasco) gewonnen, die in Mexiko, Guatemala, Indien, Afrika und China vorkommen. Weitere genutzte Sapogenine sind Hecogenin aus Agaven und das Sarsapogenin aus Yucca-Arten. Immer mehr an Bedeutung als Rohstoffquelle für die Steroidproduzenten gewinnt die Sojabohne. Das Steringemisch der Sojabohne besteht zu etwa 1/3 aus Stigmasterin und der Rest ist Sitosterin. Beide Komponenten werden genutzt. Eine gewisse wirtschaftliche Bedeutung hat die Gewinnung von Solasodin aus Solanum-Arten. Für die Gewinnung von Vit. D_2 ist das Ergosterin der Hefe von Interesse. Von den tierischen Rohstoffquellen werden die Gallensäuren sowie das Cholesterin (aus Wollfett oder Fischöl) industriell genutzt. So ist es z. B. möglich, Cholesterin mit Hilfe eines mikrobiellen Seitenkettenabbaues in das $\Delta^{1,4}$-Androstadien-3,17-dion zu überführen, das leicht in Oestron umgewandelt werden kann. Dieses Androstadien-Derivat kann übrigens auch aus Progesteron mit Kulturen von *Streptomyces lavendulae* und aus Sitosterin hergestellt werden. Oestron ist eine wichtige Zwischenstufe bei der Gewinnung von Ethisteron und anderer 19-Norsteroide, die weltweit als Contraceptiva eingesetzt werden.

Sitosterin läßt sich andererseits mikrobiell in Δ^4-Androsten-3,17-dion überführen, welches chemisch zum wichtigen Diureticum Spironolacton umgesetzt wird.

Die mikrobielle Hydroxylierung von REICHSTEINS Substanz S (erhältlich aus Diosgenin oder Stigmasterin) zu Hydrocortison (Cortisol) durch *Curvularia lunata* oder *Cunninghamella blakesleeana* und anschließende 1,2-Dehydrierung durch *Corynebacterium simplex* zu Prednisolon besitzen eine große technische Bedeutung. Dies trifft auch zu auf die mikrobiologische Dehydrierung von 9α-Fluor-16α-hydroxy-hydrocortison zum Triamcinolon, einer Verbindung mit hoher glucocorticoider und entzündungshemmender Wirksamkeit.

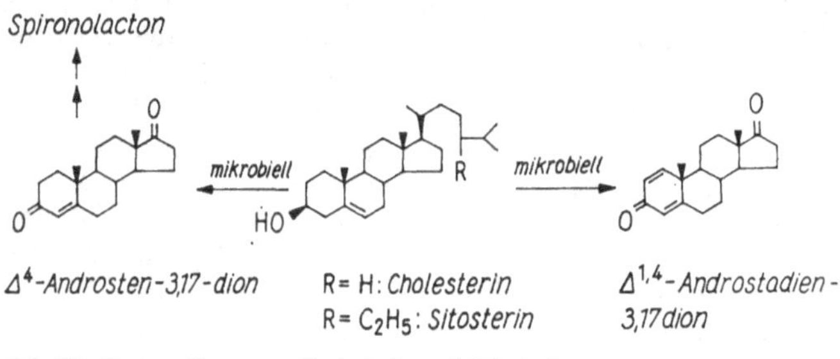

Abb. 50. Umwandlung von Cholesterin und Sitosterin

Die Dehydrierung verläuft mit ausgezeichneter Ausbeute. Kürzlich wurde das Verfahren durch Verwendung von „immobilisierten“ *Corynebacterium simplex*-Zellen verbessert: Der Biokatalysator wurde durch Polymerisation von Acrylamid in Gegenwart eines Vernetzungsmittels und frisch gezüchteter Zellen des Mikroorganismus in Form von Körnern hergestellt. Die Reaktion führt bei 22 °C und pH 7 bereits in 2 h zu einer fast quantitativen Ausbeute an Prednisolon. Überhaupt stellt die Steroid-Dehydrierung einen technisch sehr wichtigen Typ von Transformationsreaktionen dar. Ausgehend von alkoholischen Hydroxylgruppen z. B. an C-3 und C-17 gelangt man zu den entsprechenden Ketonen. So läßt sich Pregnenolon mit diversen *Streptomyces* Species, *Aspergillus niger*, *Penicillium chrysogenum* u. v. a. in Progesteron überführen. Die mikrobielle Dehydrierung einer gesättigten Kohlenstoffkette unter Bildung einer olefinischen Doppelbindung macht neben der bereits o. g. Überführung von Hydrocortison in Prednisolon auch die von Cortison zu Prednison (1,2-Dehydrierung) in einem einzigen Schritt mit *Corynebacterium simplex* möglich. Die Überführung von Methyltestosteron zum Anabolikum 1-Dehydromethyltestosteron ist ebenfalls von großem praktischem Interesse. Die Dehydrierung kann auch zu einer Aromatisierung des Ringes A führen: z. B. läßt sich 19-Nortestosteron über 1,4-Oestradien-3,17-dion in Oestron überführen.

Unter den Reduktionsreaktionen sind von besonderem Interesse die durch Bakterien, *Ascomyceten*, *Basidiomyceten*, *Phycomyceten* und Fungi imperfecti bewirkte Reduktion von Carbonylgruppen bzw. die Hydrierung von Doppelbindungen.

VISCHER und WETTSTEIN fanden, daß bei der Reduktion von Progesteron und Cortexon durch *Streptomyces griseus* zuerst die C=C-Doppelbindung und in einem zweiten Schritt die Carbonylgruppe reduziert wird. Auch über eine selektive Reduktion, z. B. an der Δ^4-Doppelbindung des Prednisolons (mit *Streptomyces*) wurde berichtet.

Flavobacterium dehydrogenans var. *hydrolyticum* vermag Ester zu hydrolysieren (11β-,21-Acetoxygruppe). Die umgekehrte Reaktion, also eine Esterbildung von C-21 wurde z. B. mit *Trichoderma glauca* erreicht.

Totalsynthetisch hergestellte racemische Steroide können mit speziellen Heferassen in die beiden enantiomeren Formen getrennt werden. Dieses Problem wird bei der asymmetrischen Synthese mit Hilfe mikrobiologischer Methoden umgangen. Damit ist in einzelnen Fällen die Totalsynthese von Steroiden auch ökonomisch vertretbar.

Als Beispiel sei die Synthese des Oestradiols genannt: Bei der leicht zugänglichen Verbindung 3-Methoxy-8,14-seco-1,3,5(10),9(11)-oestratetraen-14,17-dion wird mit *Saccharomyces uvarum* eine der beiden Carbonylgruppen stereospezifisch reduziert. Die sich im Syntheseweg anschließende Cyclisierung führt in hoher Ausbeute zu optisch reinem Oestradiol (mit fünf chiralen C-Atomen). —

Auch die einen aromatischen Ring A besitzenden oestrogenen Hormone sind mikrobiologischen Transformationen zugänglich, ebenso wie Gallensäuren, z. B. Cholsäure. — Unter den bei Cardenoliden und Bufadienoliden untersuchten Reaktionen ist z. B. die 12β-Hydroxylierung von Digitoxigenin — der einfachste Vertreter der cardiotonisch wirksamen digitaloiden Lactone — mit *Fusarium lini* bemerkenswert. Der Mikroorganismus ist auch in der Lage, in glucosehaltigen Glykosiden entständig β-glykosidisch gebundene D-Glucosereste zu entfernen, unabhängig davon, ob sie mit einem weiteren Zucker oder direkt mit dem Aglykon verknüpft sind. Auch Saponine lassen sich so in Aglykon und Zucker spalten.

Technische Durchführung

Die Organismen werden in einem geeigneten Medium ohne Steroid angezogen. Das Substrat (Steroid) wird häufig am Ende der logarithmischen Wachstumsphase in einer Konzentration von ca. 0,1% hinzugegeben. Da die meisten Steroide schwer wasserlöslich sind, wird z. B. Methanol als Lösungsvermittler zugesetzt. Die Fermentationsdauer ist sehr unterschiedlich, häufig beträgt sie 1—3 Tage. Die Ausbeuten bewegen sich zwischen 60 und 95%. Unerläßliche Hilfsmittel bei der Verfolgung der Umsetzung sind chromatographische Verfahren. Die Endprodukte werden mit organischen Lösungsmitteln aus den Kulturfiltraten extrahiert und durch Säulenchromatographie u. a. Methoden getrennt und nachfolgend kristallisiert.

Es ist zu erwarten, daß mit zunehmender Beherrschung mikrobieller Prozesse Mischfermentationen (Anwesenheit verschiedener Mikroorganismen, welche unterschiedliche Reaktionen durchführen) an Bedeutung gewinnen.

14.3. Physiologische Aktivität und Verwendung einiger Steroid-Derivate

Alle natürlichen und partialsynthetischen Sexualhormone leiten sich von den 3 Grundkörpern Oestran, Androstan und Pregnan ab. Die natürlichen Sexualhormone werden in den männlichen oder weiblichen Keimdrüsen erzeugt und sind für die Entwicklung und die normale Funktion der Geschlechtsorgane (z. B. die cyclischen Veränderungen der Uterusschleimhaut) sowie für die Ausbildung der sekundären Geschlechtsmerkmale verantwortlich. Man unterscheidet zwischen männlichen (Androgene) und weiblichen Hormonen (Follikelhormone = Oestrogene und Hormone des Gelbkörpers = Gestagene), wobei sich die Bezeichnungen „männliche" oder „weibliche" nur auf die physiologischen Wirkungen, nicht auf ihr Vorkommen beziehen. Die wichtigsten männlichen Sexualhormone sind Testosteron (17β-Hydroxy-androst-4-en-3-on), Androsteron und 5-Dehydroandrosteron. Die drei wichtigsten Follikelhormone sind das genuine Oestradiol und die daraus im Körper entstehenden Oestron und Oestriol. Im Gegensatz zu den männlichen Keimdrüsenhormonen besitzen die Oestrogene einen aromatischen Ring A mit einer phenolischen Hydroxylgruppe. Das Fehlen der Methylgruppe am C-10 ist mit dem Auftreten einer Doppelbindung verbunden. Am C-17 befindet sich eine Keto- bzw. eine sekundäre Alkoholgruppe. Das spezifisch weibliche Gelbkörper- oder Schwangerschaftshormon ist das Progesteron (Pregn-4-en-3,20-dion) (abgeleitet vom Grundkohlenwasserstoff Pregnan). Zusammen mit 20α- und 20β-Hydroxypregnenolon bildet es die sog. gestagenen Hormone.

Oestrogene werden vorwiegend zur Behandlung entsprechender hormonaler Ausfallerscheinungen verwendet. Progesteron wird bei drohendem Abort und bei Cyclusanomalien verschiedener Art angewandt. In der tierischen Reproduktion wird es in zunehmendem Maße zur Brunstauslösung und Cyclussynchronisation eingesetzt.

19-Nortestosteron-Derivate wie Norethisteron, Norgestrel und Lynestrenol können in Kombination mit Oestrogenen auf Grund der durch sie erzeugten Ovulationshemmung zur oralen Konzeptionsverhütung verwendet werden.

Neuere Berechnungen ergaben, daß für eine hormonale Kontrazeption der gegenwärtig ca. 500 Millionen Frauen im reproduktionsfähigen Alter 6,5 t eines Oestrogens und 32 t eines Gestagens ausreichen würden, um sie ein Jahr lang vor unerwünschten Schwangerschaften zu schützen. Auch heute läßt sich schon feststellen, daß noch niemals in der Geschichte der Menschheit hochwirksame Pharmaka in einem solchen Umfang nicht zu therapeutischen Zwekken, sondern zur Beeinflussung eines normalen physiologischen Vorganges an gesunden Menschen angewendet wurden.

Kombinationspräparate aus Oestrogenen und Gestagenen dienen aber auch zur Schwangerschaftsdiagnose. Bestimmte Derivate des 19-Nortestosteron (Oxymesteron), sowie Metenolon zeichnen sich durch starke anabole (eiweißaufbauende) Wirkungen aus (Anabolika). In der Nebennierenrinde werden Mineralcorticoide (Aldosteron) und

Glucocorticoide gebildet. Hydrocortison (Cortisol) und davon abgeleitete partialsynthetische Derivate werden wegen ihrer antiphlogistischen, antirheumatischen sowie immunsuppressiven Wirkung weltweit therapeutisch eingesetzt. Prednison, Prednisolon und Triamcinolen sind etwa 4—5mal stärker antiphlogistisch wirksam, verglichen mit dem natürlichen Cortisol. Noch stärker wirksam als Triamcinolon ist Dexamethason mit einer Methylgruppe anstelle von -OH am C-16. Triamcinolon und Dexamethason beeinflussen den Kalium- und Natrium-Haushalt weit weniger als natürliche Glucocorticoide. Spironolacton ist ein K-sparendes Diureticum mit einem gewissen positiven inotropen Effekt am Herzen. Zur Steigerung der Kontraktionskraft werden 200—500 mg pro Tag benötigt.

14.4. Weitere mikrobielle Umwandlungen verschiedener Naturstoffe

Nach den großen Erfolgen bei den Steroidhormonen lag es nahe, auch die Umwandlung anderer Verbindungsklassen zu untersuchen. Es besteht so die Möglichkeit, zu modifizierten Produkten zu gelangen, welche die Ausgangsverbindungen in ihrer pharmakologischen Wirkung übertreffen oder ganz neue Wege für die Therapie eröffnen.

Unter den durch Mikroorganismen bewirkten Additionsreaktionen sei die technologisch wichtige Synthese von (R)-1-Phenyl-1-hydroxy-2-propanon (Phenyl-acetylcarbinol), einem Zwischenprodukt für Ephedrin, genannt. Dieses in *Ephedra vulgaris* vorkommende Alkaloid wirkt (ähnlich Adrenalin) blutdruckerhöhend und wird gegen Kreislaufschwäche, Asthma, Heufieber und Bronchitis angewandt. Neben der aufwendigen Isolierung aus pflanzlichem Material kann man es synthetisch, z. B. ausgehend von Propiophenon, das bromiert, dann mit Methylamin umgesetzt und anschließend reduziert wird, gewinnen.

Da Ephedrin zwei asymmetrische C-Atome enthält, erhält man ein Gemisch von 4 Stereoisomeren. Die Abtrennung des pharmakologisch aktiven (1 R, 2 S)-Ephedrins bereitet zusätzliche Probleme. In Anlehnung an Arbeiten von NEUBERG wird mit Hilfe von *Saccharomyces cerevisiae* Benzaldehyd nach Zugabe zu einer glucosehaltigen Nährlösung zu (R)-1-Phenyl-1-hydroxy-2-propanon umgesetzt (Abb. 51).

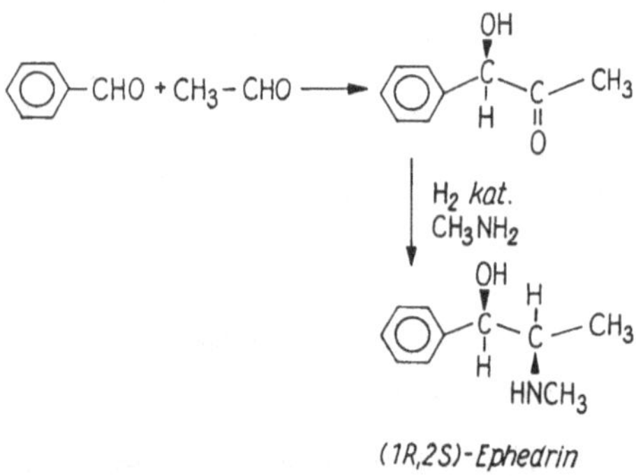

Abb. 51. Gewinnung von Phenylacetylcarbinol zur Ephedrinsynthese

Die katalytische Hydrierung in Gegenwart von Methylamin führt in Anlehnung an HILDEBRANDT und KLAVEHN zu (1R, 2S)-Ephedrin. Der „aktive" Acetaldehyd wird im Verlauf der Glykolyse durch die sog. Carboligase-Reaktion gebildet.

Der mikrobiellen Transformation von Heterocyclen ist erst in den letzten Jahren größere Aufmerksamkeit gewidmet worden. Indol — als Grundkörper zahlreicher biologisch aktiver Verbindungen — wird durch *Claviceps purpurea* trimerisiert. Die mikrobielle Hydroxylierung von einigen pharmakologisch wirksamen Indol- und Chinolinderivaten erfolgt in p-Stellung zum N-Atom. So wird Tryptophan durch *Bacillus subtilis* (ATCC 21733) quantitativ in das 5-Hydroxyderivat überführt; das carcinostatisch wirksame Acronycin (ein Acridinalkaloid) durch *Cunninghamella echinulata* (NRRL 3655) in 9-Stellung hydroxyliert und das dimere Indolalkaloid Vincaleukoblastin durch *Streptomyces spec.* (A 17178) in die 10-Hydroxyverbindung überführt. Im Zusammenhang mit der Entwicklung von antiviralen Substanzen gelang z. B. auch die zweifache Hydroxylierung von N-substituierten Adamantan-Aminen.

Auch andere Alkaloide (z. B. die Steroidalkaloide Solasodin, Tomatidin, Conessin, aber auch die pharmakologisch interessanten Alkaloide Aconitin, Ajmalin, Brucin, die Ergoline, Nicotin, Strychnin, Thebain, Reserpin, Yohimbin u. a.) sind einer mikrobiellen Transformation zugänglich. Abschließend sei darauf hingewiesen, daß die mikrobielle Umwandlung einer Vielzahl weiterer biologisch aktiver Substanzklassen untersucht wurde.

15. Genetic engineering: Neue Möglichkeiten der Arzneimittelsynthese

Die Desoxyribonucleinsäure (DNA), die sich im wesentlichen in den Chromosomen befindet, ist die genetische Substanz aller Lebewesen. Die erblichen Eigenschaften werden durch die Sequenz der vier verschiedenen Nucleotide bestimmt. Man bezeichnet bestimmte Abschnitte des fadenförmigen DNA-Moleküls als Gene. Sie sind durch ihre Fähigkeit zur Reduplikation und Mutation charakterisiert. Außerdem bestimmen sie die Ausprägung von Merkmalen, indem sie den Bauplan für die Proteine liefern. Die Proteine wiederum bestimmen die physiologischen Leistungen der Zelle.

Zur Illustration sei kurz auf das Bakterium *Escherichia coli* eingegangen. *E. coli* ist ein ellipsoidales Bakterium (ca. 1,5 × 5 μm), das ein zu einem Ring geschlossenes fadenförmiges, doppelhelicales DNA-Molekül von 1,4 mm Länge besitzt. Darauf sind ca. 2000–3000 Gene codiert, wovon ca. 700 identifiziert sind. Neben diesem Bakterienchromosom kommt in der Zelle auch eine variable Anzahl von Plasmiden vor. Das sind kleinere, zirkuläre DNA-Moleküle, die je nach Größe bis 100 Gene enthalten und sich unabhängig vom Chromosom vermehren und mit deren Hilfe ebenfalls Eigenschaften übertragen werden können.

Neukombination von Erbanlagen, wie sie z. B. bei sexuellen Prozessen entstehen, bezeichnet man als Rekombinationen. Dabei werden zwei von verschiedenen Individuen stammende Nucleinsäuremoleküle durchtrennt und über Kreuz vereint.

Im letzten Jahrzehnt ist es nun gelungen, Neukombinationen von DNA im Reagenzglas nachzuvollziehen und diese rekombinante DNA wieder in die Zelle einzuführen, dort zu vermehren und ihre genetischen Informationen zur Expression zu bringen.

Grundlagen für die Neuverknüpfung von DNA-Molekülen (rekombinante DNA-Technik) sind drei biochemische Prozesse:

- Durchtrennung eines DNA-Moleküls an einer bestimmten Stelle mittels sog. Restriktionsenzyme
- Verbindung zweier DNA-Fragmente in vitro, wovon das eine ein vermehrungsfähiges Molekül, den sog. „Vektor", das andere ein zu untersuchendes oder zu verwertendes DNA-Fragment darstellt.
- Einführung der rekombinanten DNA in eine Zelle, wo sie vermehrt und zur Expression gebracht wird.

Mit der Entdeckung der Restriktionsenzyme, welche zu den Nucleasen gehören und die in der Lage sind, spezielle Nukleinsäuresequenzen zu erkennen und zu lösen, lassen sich so Bruchstücke von Erbmaterial herstellen. Diese Enzyme erkennen bestimmte symmetrisch auf beiden „Leiterholmen" der DNA verlaufende Abfolgen von vier bis sechs Nucleo-Basen. Dort setzen die Restriktionsenzyme einen Schnitt – und zwar so, daß die Schnittstelle in einem DNA-Leiterholm um zwei bis vier Nucleasen gegenüber der Schittstelle im anderen „Leiterholm" versetzt ist.

Wird nun mittels einer Restriktionsendonuklease ein Plasmid behandelt, so wird die zirkuläre DNA durchtrennt, und es bildet sich ein lineares Doppelstrangmolekül mit überstehenden Einzelstrangenden. Hat man weiterhin mit dem gleichen Restriktionsenzym ein DNA-Fragment einer anderen Art bzw. eines anderen Organismus (Bakterium, Zellkern höherer Organismen) erzeugt, so kann dies mittels einer DNA-Ligase kovalent mit dem plasmidischen DNA-Molekül verknüpft werden. Dies ist die Grundlage zur Schaffung hybrider DNA. Dieses hybride DNA-Molekül kann nun durch einen Kunstgriff wieder in ein Bakterium eingeführt und dort beliebig vermehrt werden. Man spricht von „klonieren".

Genetic engineering gestattet also:

- in vitro auf enzymatischem oder chemischem Wege DNA-Abschnitte mit definierten Informationsinhalten zu synthetisieren bzw. entsprechende DNA-Abschnitte zu isolieren,
- in vitro DNA-Segmente unterschiedlichster (viraler, plasmidaler, mikrobieller, pflanzlicher, tierischer und humaner) Herkunft miteinander zu verbinden, die in der Natur normalerweise nicht miteinander rekombinieren,
- mittels DNA-Vektoren die rekombinierten DNA-Moleküle in Zellen einzubringen, dabei einzelne DNA-Moleküle auszusondern (zu klonieren) und
- diese in der Wirtszelle zu vermehren.

Die in vivo-Expression klonierter Gene, d. h. die durch klonierte Gene nach Wiedereinführung in eine lebende Zelle gesteuerte DNA- und Proteinsynthese ist von überragender Bedeutung. So lassen sich u. a. durch die Gentechnik tiefe Einblicke in den Mechanismus der Expression eukaryotischer Gene gewinnen. Für die Arzneistoffproduktion ist ein zweiter Aspekt von eminenter Wichtigkeit: Es wird der Weg zur Synthese eukaryotischer Proteine in Bakterien eröffnet, d. h. die ökonomische Gewinnung biologisch hochaktiver Substanzen, die anderweitig nur schwer zugänglich sind. In erster Linie handelt es sich um Hormone, Impfstoffe, Interferon (s. S. 218), aber auch um die rationelle Herstellung von Pharmaka mit Hilfe von Enzymen.

Die Expression prokaryotischer hybrider DNA in Prokaryonten, insbesondere bei taxonomisch nahestehenden Organismen ist vielfach gelungen. Erhebliche Schwierigkeiten bereitet dagegen die Expression eukaryotischer DNA in Bakterien. Dafür gibt es eine Reihe von Ursachen. Häufig sind die fremden Gene nicht stabil und gehen während der Vermehrung des Bakteriums zu Grunde.

Ferner sind prokaryotische Ribosomen meist nicht fähig, die mRNA höherer Organismen korrekt zu erkennen.

Vereinzelt ist es dennoch gelungen, die Synthese von Polypeptiden und Proteinen höherer Organismen in *E. coli*, wenn auch in sehr geringer Menge, zu realisieren.

So gelang Riggs 1977 die Produktion des menschlichen Wachstumshormons Somatostatin durch genetisch manipulierte *E. coli*-Bakterien. Arbeitsgruppen um Riggs und Crea berichteten 1978 über die erste Synthese von menschlichem Insulin mittels E. coli. Dabei werden die A- und B-Kette getrennt synthetisiert, isoliert und dann chemisch zum doppelsträngigen effektiven Insulin zusammengefügt. Auch die Interferon-Synthese ist Ch. Weissmann 1979 (s. S. 220) mit dieser Technik geglückt.

Intensiv werden weiterhin die Gewinnung von ACTH, β-Lipotropin und Endorphin bearbeitet. Angestrebt werden ferner neue Techniken zur Gewinnung von Impfstoffen gegen infektiöse Gelbsucht und gegen tierische Dysenterie. Eine kommerzielle Gewinnung verschiedener Hormone mittels der Gentechnologie ist innerhalb der nächsten fünf Jahre zu erwarten.

Ganz allgemein versucht man mit Hilfe des genetic engineering Kapazität und Leistungsfähigkeit der eingesetzten Mikroorganismen quantitativ und/oder qualitativ wesentlich zu verbessern. Denkbar sind u. a. die Übertragung bestimmter Pilz-Gene zur Antibioticaproduktion in schnell wachsende Bakterien sowie die rationelle Gewinnung von Enzymen, die nachfolgend in Bioreaktoren zur Stoffwandlung Verwendung finden können.

Von besonderem Vorteil ist folgender Aspekt: Die normale Bakterienzelle enthält im allgemeinen jedes Gen in einfacher Ausfertigung. Plasmide vermehren sich im Bakterium um das 25—100fache. Eine manipulierte Bakterienzelle, die ein Plasmid besitzt, welches ein industriell interessantes Gen enthält, ist also wesentlich effizienter als die unbehandelte Ausgangsform.

Zukünftig zeichnen sich also neue Produktionsverfahren ab und mit denen es gelingen dürfte, pflanzliche und tierische Substanzen *in Bakterien* zu synthetisieren.

Ungleich schwieriger ist die Aufgabe, Gene in Pflanzen, Tiere oder Menschen einzuschleusen. So fehlt es meist an geeigneten Vektoren. Zum anderen ist über die komplexen Vorgänge, die zur Ausbildung eines vielzelligen Organismus führen und zur Steuerung seiner komplexen Lebensvorgänge notwendig sind, zu wenig bekannt, um gezielte Eingriffe mittels der Gentechnologie durchzuführen.

Abschließend sei noch darauf hingewiesen, daß die nun gegebene Möglichkeit tiefgehender Eingriffe in die Lebensvorgänge verschiedenartigster Organismen den Wissenschaftlern und der Gesellschaft eine hohe Verantwortung auferlegt. Deshalb existieren für derartige wissenschaftliche Untersuchungen bereits sehr konkrete Sicherheitsvorkehrungen, z. T. auf gesetzlicher Grundlage. Die Gesellschaft hat dafür zu sorgen, daß die neuen Erkenntnisse und die daraus resultierenden Möglichkeiten ausschließlich zum Wohle des Menschen eingesetzt werden.

16. Hinweise auf weiterführende und vertiefende Literatur bzw. Originalveröffentlichungen

I. Allgemeine und industrielle Mikrobiologie

Brock, T. D.: Biology of Microorganisms (2. Auflage). Prentice Hall, New York 1974.

v. Denffer, D., W. Schumacher, K. Mägdefrau und F. Ehrendörfer: Lehrbuch der Botanik für Hochschulen (31. Auflage). VEB Gustav Fischer Verlag, Jena 1978.

Drews, J.: Grundlagen der Chemotherapie. Springer-Verlag, New York—Wien 1979.

Fritsche, W.: Biochemische Grundlagen der industriellen Mikrobilogie. VEB Gustav Fischer Verlag, Jena 1978.

Gottschalk, G.: Bacterial metabolism. Springer-Verlag, Berlin—Heidelberg—New York 1979.

Hesseltine, C. W. und C. Haynes: Sources and management of micro-organisms for the development of a fermentation industry. Progress in Industrial Microbilogy, **12**, 1 (1973).

Köhler. W. und H. Mochmann: Grundriß der medizinischen Mikrobiologie. (4. Auflage) VEB Gustav Fischer Verlag 1979.

Müller, E. und W. Loeffler: Mykologie (2. Auflage). Georg Thieme Verlag, Stuttgart 1971.

Rehm, S.: Industrielle Mikrobiologie (2. Auflage). Springer-Verlag, Berlin—Heidelberg—New York 1980.

Rehm, S.: Einführung in die industrielle Mikrobiologie. Heidelberger Taschenbücher; Springer-Verlag, Berlin—Heidelberg—New York 1971.

Rose. A. H.: Industrial Microbiology. Butterworth, London 1961.

Schlegel. H. G.: Allgemeine Mikrobiologie (4. Auflage). Georg Thieme Verlag, Stuttgart 1976.

Stanier, R. Y., M. Doudoroff und E. A. Adelberg: General Microbiology (4. Auflage). Macmillan, London 1971.

Wallhäusser. H. K.: Sterilisation-Desinfektion, Konservierung Keimidentifizierung — Betriebshygiene (2. Auflage). Georg Thieme Verlag, Stuttgart 1978.

WEIDE, H. und H. AURICH: Allgemeine Mikrobiologie. VEB Gustav Fischer Verlag, Jena 1979.
WIESMANN, E.: Medizinische Mikrobiologie (3. Auflage). Georg Thieme Verlag, Stuttgart 1974.

II. *Mikrobielle Produktion von Arzneistoffen*

1. Antibiotica

ARCAMONE, F.: New antitumor anthracyclines. Lloydia **40**, 45 (1977).
BERDY, J.: Recent developments of antibiotic research and classification of antibiotics according to chemical structure. Applied Microbiol. **18**, 309 (1974).
BRUNNER, R. und G. MACHEK (Hrsg.): Die Antibiotica. I, II, III Verlag Hans Carl, Nürnberg 1962, 1965, 1970.
EHRHART, G. und H. RUSCHIG (Hrsg.): Arzneimittel Entwicklung, Wirkung, Darstellung. Bd. 4, Chemotherapeutica, Teil 1. Verlag Chemie, Weinheim 1972.
GALE, E. F., E. CUNDLIFFE, P. E. REYNOLDS, M. H. RICHMOND und M. J. WARING: The molecular basis of antibiotic action. J. Wiley & Sons, London—New York—Sydney—Toronto 1972.
GRISEBACH, H.: Biosynthesis of sugar components of antibiotic substances. Adv. Carbohydrate Chem. a. Biochem. **35**, 81 (1978).
KATZ, E. und A. L. DEMAIN: The peptide antibiotics of bacillus: chemistry, biogenesis and possible functions. Bact. Rev. **41**, 449 (1977).
KELLER-SCHIERLEIN, W.: Chemie der Makrolid-Antibiotica. Fortschr. Chem. org. Naturstoffe **30**, 313 (1973).
KLEINKAUF, H.: Antibiotic polypeptides — biosynthesis on multifunctional protein templates. Planta med. **35**, 1 (1979).
KORZYBSKI, T., Z. KOWSZYK-GINDIFER und W. KURYLOWICZ: Antibiotics Origin, Nature and Properties, I, II, III. American Society für Microbiology, Washington 1978.
LANCINI, G. und R. J. WHITE: Rifamycin fermentation studies. Process Biochem. **8**, 14 (1973)
LANCINI, G. C. und F. PARENTI: Rifamycin-biogenesis in „Antibiotics and other secondary metabolites" FEMS SYMPOSIUM No. 5. (Hrsg. R. HÜTTER, T. LEISINGER, J. NUESCH und W. WEHRLI.) Academic Press, London—New York—San Francisco 1978.

Martin, J. F. und L. E. Mc Daniel: Production of polyene macrolide antibiotics. Adv. Appl. Microbiol. **21**, 1 (1977).

Masamune, S., G. S. Bates und J. W. Corcoran: Makrolide. Neuere Fortschritte ihrer Chemie und Biochemie. Angew. Chem. **89**, 602 (1977).

Queener, S. W., O. K. Sebek und C. Vézina: Mutants blocked in antibiotic synthesis. Ann. Rev. Microbiol. **32**, 593 (1978).

Reiner, R.: Antibiotica und ausgewählte Chemotherapeutica. Georg Thieme Verlag, Stuttgart 1974.

Umezawa, H.: Recent studies on bleomycin. Lloydia **40**, 67 (1977).

Walter, A. M. und L. Heilmeyer: Antibiotica-Fibel. Georg Thieme Verlag, Stuttgart 1975.

Zähner, H.: Biologie der Antibiotica. Springer-Verlag, Berlin—Heidelberg—New York 1965.

Zähner, H.: Wirkungsmechanismen antimikrobieller Wirkstoffe. Zbl. Bakt. Hyg. I, Abt. Orig. B. **168**, 73 (1979).

2. Mutterkornalkaloide, Mycotoxine, Algen- und Flechteninhaltsstoffe

Ciegler, A.: Mycotoxins: occurence, chemistry, biological activity. Lloydia **38**, 21 (1975).

Frank, H. K.: Entwicklung, Schwierigkeiten und Trends der Mykotoxinforschung. Naturwiss. Rundschau **32**, 433 (1979).

Floss, H. G.: Biosynthesis of ergot alkaloids and related compounds. Tetrahedron **32**, 873 (1976).

Glombitza, K.-W.: Pilzgifte auf Nahrungsmitteln und Drogen. Dtsch. Apotheker Ztg. **113**, 165 (1973).

Grant, P. T. und A. M. Mackie: Drugs from the sea — fact or fantasy? Nature (London) **267**, 786 (1977).

Gröger, D.: Chemische Rassen bei Alkaloidpflanzen. Planta med. **28**, 269 (1975).

Gröger, D. und S. Johne: Mutterkorn — Quelle vielfältiger Arzneistoffe. Wiss. u. Fortschr. **28**, 95 (1978).

Hoppe, H. A., T. Levring und Y. Tanaka (Hrsg.): Marine algae in pharmaceutical science. Walter de Gruyter, Berlin — New York 1979.

Huneck, S.: Chemie und Biosynthese der Flechtenstoffe. Fortschr. Chem. org. Naturstoffe **29**, 209 (1971).

Kupchan, S. M. und H. L. Koppermann: L-Usnic acid: tumor inhibitor isolated from lichens. Experientia (Basel) **31**, 625 (1975).

REISS, J.: Gefährliche Stoffwechselprodukte von Pilzen auf Futter- und Nahrungsmitteln. Naturw. Rdsch. **22**, 203 (1969).

RUTSCHMANN, J. und P. A. STADLER: Chemical background in „Handbuch der experimentellen Pharmakologie" Bd. 49. „Ergot alkaloids and related compounds". p. 29 (1978).

WYLLIE, T. und L. G. MOREHOUSE (Hrsg.): Mycotoxic fungi, mycotoxins, mycotoxicoses. Vol. I: Mycotoxic fungi and chemistry of mycotoxins. Marcel Dekker, Inc., New York und Basel 1977.

3. Aminosäuren, organische Säuren, Enzyme, Vitamine, Dextran

BEHRENS, U. und M. RINGPFEIL: Mikrobielle Polysaccharide. Akademie-Verlag, Berlin 1964.

BUCHTA, K.: Die biotechnologische Gewinnung von organischen Säuren. Chemiker-Ztg. **98**, 532 (1974).

FRIEDRICH, W.: Vitamin B_{12} und verwandte Corrinoide. Georg Thieme Verlag, Stuttgart 1975.

FROMMER, W., B. JUNGE, L. MÜLLER, D. SCHMIDT, E. TRUSCHEIT: Neue Enzyminhibitoren aus Mikroorganismen Planta med. **35**, 195 (1979).

IZUMI, Y., I. CHIBATA und T. ITOH: Herstellung und Verwendung von Aminosäuren. Angew. Chem. **90**, 187 (1978)

KULHÁNEK, M.: Fermentation process employed in vitamin C synthesis. Adv. Appl. Microbiol. **12**, 11 (1970).

LEISINGER, Th. und J. MÜLLER: Acetic acid bacteria — properties and applications. Process Biochemistry p. 1 (1967).

RUTTLOFF, H., J. HUBER, F. ZICKLER und K. H. MANGOLD: Industrielle Enzyme. VEB Fachbuchverlag, Leipzig 1978.

SAKAGUCHI, K., T. NEMARA und S. KINOSHITA (Hrsg.): Biochemical and industrial aspects of fermentation. Kodansha Ltd., Tokyo 1971.

SCHINDLER. P.: Enzyme inhibitors of microbial origin. Phil. Trans. R. Soc. London B **290**, 291 (1980)

SLODKI. M. E. und M. C. CADMUS: Production of microbial polysaccharides. Adv. Appl. Microbiol. **23**, 19 (1978).

4. Impfstoffe und Heilseren

AMBROSIUS, H. und W. RUDOLPH (Hrsg.): Grundriß der Immunbiologie. VEB Gustav Fischer Verlag, Jena 1978.

Behring Codex, Impfstoffe-Heilseren. Wiss. Verlagsgesellschaft Stuttgart 1964.

BINZ, H.: Membranrezeptoren lymphatischer Zellen in der Informationsübermittlung antigener Reize. Klin. Wochenschrift 57, 625 (1979).

FRIEMEL, H. und J. BROCK: Grundlagen der Immunologie (4. Auflage) Akademie-Verlag, Berlin 1979.

HERRLICH, A. (Hrsg.): Handbuch der Schutzimpfungen. Springer-Verlag, Berlin — Heidelberg — New York 1965.

WILDFÜHR, G.: Medizinische Mikrobiologie, Immunologie und Epidemiologie (2. Auflage) Bd. I. VEB Georg Thieme, Leipzig 1976.

5. Pflanzliche Zell- und Gewebekulturen

GRISEBACH, H. und K. HAHLBROCK: Pflanzliche Zellkulturen zur Aufklärung von Biosynthesewegen. Biol. in unserer Zeit 7, 170 (1977).

OVERTON, K. H. und D. J. PICKEN: Studies in secondary metabolism with plant tissue cultures. Fortschr. Chem. org. Naturstoffe 34, 249 (1977).

Planta medica, Supplement 1975.

ZENK, M. H.: Das physiologische Potential pflanzlicher Zellkulturen. Rheinisch-Westfälische Akad. d. Wissenschaften. Vortrag N. 257, 1975.

6. Mikrobielle Umwandlung von Naturstoffen

ČAPEK, A., O. HANČ und M. TADRA: Microbial transformations of steroids. Academia, Publishing house of the Czechoslovak Academy of Sciences, Prag 1966.

CHARNEY, W. und H. L. HERZOG: Microbial transformation of steroids, a handbook. Academic Press, New York and London 1967.

FONKEN, G. S. und R. A. JOHNSON: Chemical oxidations with microorganisms. Marcel Dekker, New York 1972.

KIESLICH, K.: Microbial transformations of non-steroid cyclic compounds. Georg Thieme Publishers, Stuttgart 1976.

MOSBACH, K.: FEBS Lett. 62, Suppl. E. 80 (1976).

TAMM, Ch.: Transformation of organic compounds by microbial enzymes. FEBS Lett. 48, 7 (1974)

7. Genetic engineering

WEISSMANN, Ch.: Genetische Manipulation: Errungenschaften und Aussichten. Neujahrsblatt der Naturforscher Gesellschaft in Zürich, 1979

SCHULTZE, H.: Blinde Passagiere als wertvolle Produzenten. Nutzen und Risiken der Gentechnologie. Umschau **79**, 664 (1979)

BAUTZ, F. A.: Therapeutische Möglichkeiten und Grenzen der Gentechnologie. Arzneimittel-Forsch./Drug Res. **30**, Nr. 3a, 575 (1980)

17. Sachregister

Tafel I

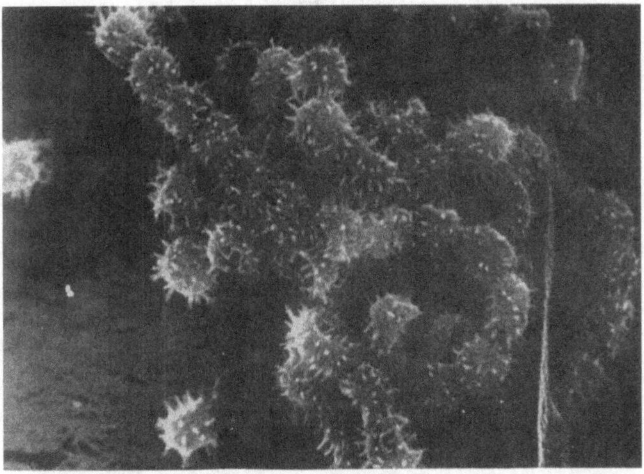

Tafel 1. Sporen von *Streptomyces melanochromogenes*. Rasterelektronenmikroskopische Aufnahme

(Dr. C. STRUNK, Akademie der Wissenschaften der DDR, Zentralinstitut für Mikrobiologie und Therapie, DDR-Jena)

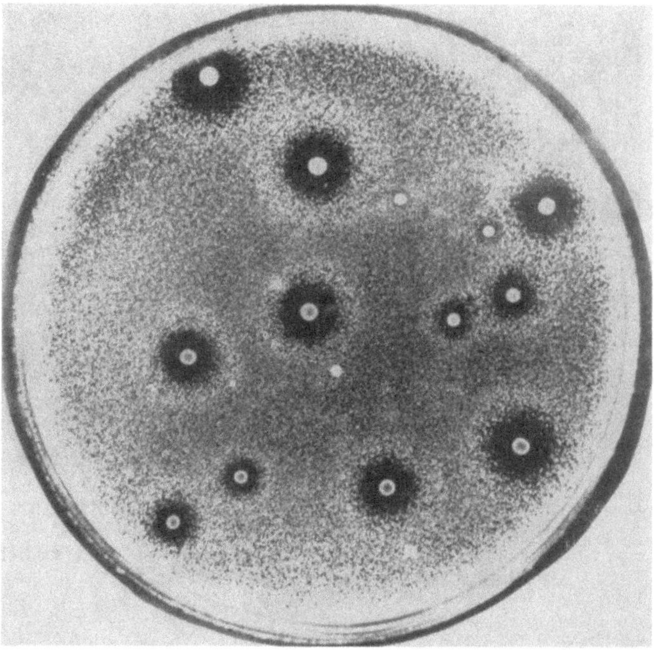

Tafel 2. Hemmung des Bakterienwachstums durch antibioticabildende Kolonien eines *Streptomyceten*

Tafel III

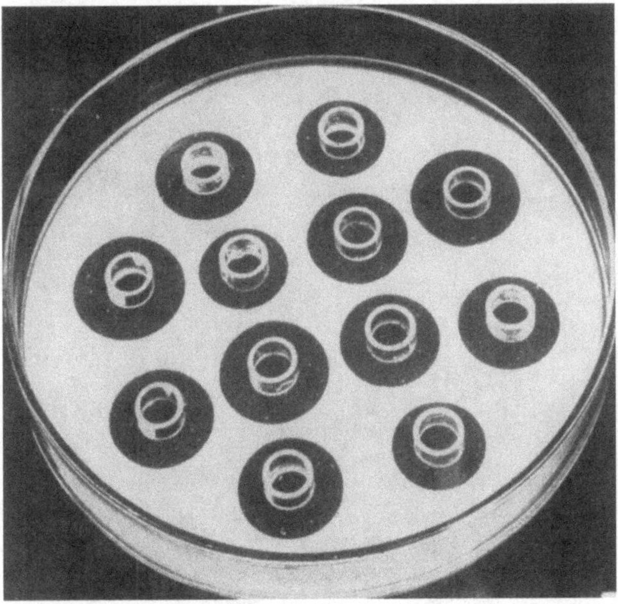

Tafel 3. Zylindertestplatte zur Antibioticabestimmung

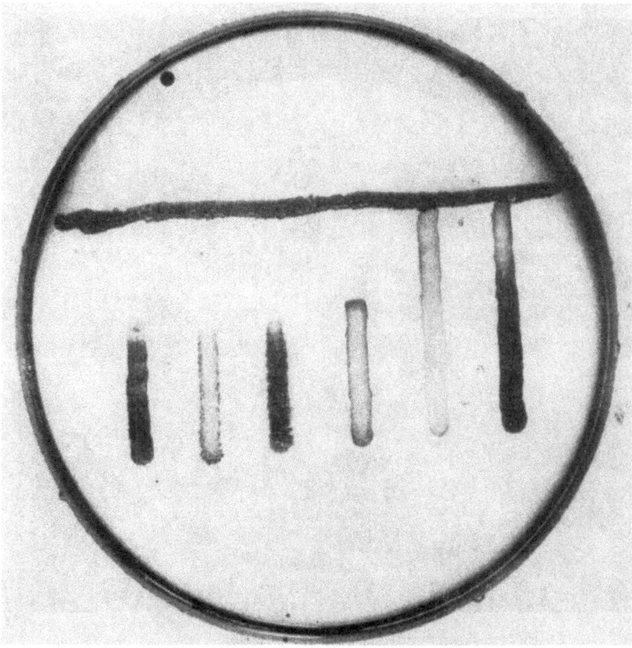

Tafel 4. Strichtestplatte zur Prüfung auf Antibioticabildung
(Taf. 2–4: Dr. H. BOCKER, Akademie der Wissenschaften der DDR, Zentralinstitut für Mikrobiologie und Therapie, DDR-Jena)

Die Verfasser

- vermitteln Grundkenntnisse über die verschiedenen Gruppen von Mikroorganismen und deren Entwicklungsbedingungen sowie die Grundlagen der Fermentation (Kultur- und Selektionsverfahren, biotechnologische Probleme)

- geben einen aktuellen Überblick über die mikrobielle Produktion von Arzneistoffen bzw. biologisch aktiven Verbindungen von pharmazeutischem Interesse

- behandeln Fragen der historischen Entwicklung des Vorkommens, der Chemie und Biochemie, der industriellen Entwicklung und Anwendung therapeutisch wichtiger mikrobiell erzeugter Produkte

- besprechen neuere Trends bei der Gewinnung pharmazeutisch wichtiger Sekundärmetabolite (z. B. durch pflanzliche Zellkulturen)

- wenden sich an Studierende der Pharmazie, Mikrobiologie, Biochemie sowie an interessierte Naturwissenschaftler

WISSENSCHAFTLICHE TASCHENBÜCHER

FSC
www.fsc.org
MIX
Papier | Fördert
gute Waldnutzung
FSC® C083411

Zeitfracht Medien GmbH
Ferdinand-Jühlke-Straße 7
99095 Erfurt, Deutschland
produktsicherheit@kolibri360.de